Lois F. Akner · Catherine Whitney

Lois F. Akner · Catherine Whitney

Abschied nehmen von den Eltern

Über den Umgang
mit Tod und Trauer

Kösel

Übersetzung aus dem Amerikanischen
von Rosemarie Altmann, München.
Die Originalausgabe erschien unter dem Titel »How to Survive the Loss of a Parent. A Guide for Adults« bei William Morrow & Company, Inc., New York.

Für meine Mutter und meinen Vater

ISBN 3-466-30368-0

Druck und Bindung: Kösel, Kempten
Umschlag: Kaselow Design, München
Umschlagophto: Mauritius

1 2 3 4 5 6 · 99 98 97 96 95 94

Gedruckt auf umweltfreundlich hergestelltem Werkdruckpapier (säurefrei und chlorfrei gebleicht)

Lois F. Akner · Catherine Whitney

Abschied nehmen von den Eltern

Über den Umgang mit Tod und Trauer

Kösel

Übersetzung aus dem Amerikanischen
von Rosemarie Altmann, München.
Die Originalausgabe erschien unter dem Titel »How to Survive the Loss of a Parent. A Guide for Adults« bei William Morrow & Company, Inc., New York.

Für meine Mutter und meinen Vater

ISBN 3-466-30368-0

Druck und Bindung: Kösel, Kempten
Umschlag: Kaselow Design, München
Umschlagophto: Mauritius

1 2 3 4 5 6 · 99 98 97 96 95 94

Gedruckt auf umweltfreundlich hergestelltem Werkdruckpapier (säurefrei und chlorfrei gebleicht)

Inhalt

Vorwort: Persönliche Anmerkung

Musik zu komponieren ist einfach. Schwierig ist es nur zu wissen, welche Noten man nehmen und welche man weglassen muß.
Johannes Brahms

Niemand, der mich gut kennt, ist überrascht, daß mein Beruf mit der Welt des Todes zu tun hat. Ken Lerer, einer meiner besten Freunde, hat mit mir lange über die Idee für das vorliegende Buch diskutiert und mir vorgeschlagen, ich sollte doch die »Frau Dr. Ruth des Todes« werden und ein Thema zur Sprache bringen, das so viele Leute am liebsten verdrängen oder an das sie nur widerwillig denken. Ich mußte über Kens Bemerkung lachen, aber dieses Argument war trotzdem der Anlaß für meine Arbeit und zeigte mir, wie wichtig ein solches Buch eigentlich ist. Auch Sexualität wurde lange totgeschwiegen, aber über das Thema »Tod« redet man immer noch ungern. Wenn ich anderen Leuten von diesem Buch erzähle, sind die ersten Reaktionen meist, daß sie »Ein Buch worüber?« fragen.

Wenn ich heute zurückblicke, wie ich zu dieser Arbeit gekommen bin, dann scheint schon in meiner eigenen Familie der Weg vorgezeichnet gewesen zu sein, wie ich dazu – oder zumindest zu meinen Ansichten darüber – gestoßen bin. (Beim Lesen dieses Buches werden Sie erfahren, daß Familienmitglieder zu unterschiedlichen Ansichten über dieses Thema kommen.)

Sehr lange glaubte ich, daß das einzige wichtige Ereignis in meiner Familie der Tod meines Vaters gewesen sei. Sein Tod beeinflußte alles, was ich tat, und entschuldigte alles, was ich nicht tun konnte. Alles andere wurde nur noch aus dieser Optik betrachtet. Bei den

Leuten, die in meine Gruppe kommen, sind die Eltern erst gestorben, als sie selbst schon erwachsen waren. Als mein eigener Vater starb, war ich selbst jedoch erst sechs Jahre alt. Seine Krankheit zwang ihn, neun Monate lang in einem Krankenhausbett zu liegen, das in unserem Eßzimmer stand. Ich war noch viel zu jung, um wirklich zu verstehen, was eigentlich geschah, aber ich erinnere mich, daß meine ganze Familie versuchte, so wie vorher weiterzuleben und »normal« zu sein. Damals sprach man nicht über den Tod und schon gar nicht über Krebs, die wahre Ursache für den Tod meines Vaters. Wie weit diese Sprachlosigkeit ging, sieht man daran, daß meine Mutter diese Art der Krankheit und ihren potentiell tödlichen Ausgang nicht einmal vor ihren fünf Geschwistern erwähnte. Obwohl es immer offensichtlicher wurde, daß er sehr krank war und daß er wahrscheinlich sterben würde, wurde nie offen darüber gesprochen.

Durch meine Arbeit weiß ich heute sehr viel besser darüber Bescheid, warum die Krankheit meines Vaters nicht erwähnt wurde. Selbst seiner eigenen Mutter hatte man verschwiegen, daß ihr Sohn krank sei und sterben würde. Was sie sich wohl dabei gedacht hat, als er sie nicht mehr besuchte? Als mein Vater im Krankenhaus lag, besuchte ihn seine Schwester; einige Male hat sie seine Mutter begleitet, die mit im Auto saß. Mir hat man erzählt, daß sie das Auto in der Nähe des Krankenhauses parkte, und ihrer Mutter erzählte sie, sie würde schnell etwas besorgen müssen oder einen kranken »Freund« besuchen. Dann ging sie ins Krankenhaus, um ihren Bruder zu besuchen, während ihre Mutter im Auto wartete, weil sie dachte, sie würde beim Krankenbesuch überflüssig sein oder nur stören. Die Mutter meines Vaters starb sechs Monate vor ihm, ohne jemals etwas von der Krankheit ihres Sohnes zu erfahren. Wir werden nie wissen, was sie sich selbst gedacht hat. Sie hat nie darüber gesprochen.

Der verzweifelte Versuch, »normal« zu bleiben, Krebs und Tod geheimzuhalten, und der Wunsch, jeden, auch meinen Vater, zu »verschonen«, wirkte sich auf uns alle aus: auf meine Mutter, die ihre Ängste und Sorgen mit niemandem teilen konnte; auf meinen Vater, der immer vorgab zu glauben, ihm würde es bald besser

gehen; auf meine Tante, die, nachdem sie ihren Bruder im Krankenhaus besucht hatte, zum Auto zurückkehrte und meiner Mutter gegenüber so tat, als sei sie beim Einkaufen gewesen, und natürlich auf mich und meinen älteren Bruder, weil wir nie die Möglichkeit bekamen, Fragen zu stellen und über unsere Angst zu sprechen.
Zugegeben: Damals gab es nur wenig Möglichkeiten, sich Rat zu holen, wie man mit Krankheit und Tod umgehen sollte. Keiner wußte, was man tun sollte, und fragen konnte man niemanden, zumindest keinen, der darüber besser Bescheid gewußt hätte. Wenn ich heute daran denke, dann wäre es sehr gut für uns gewesen, wenn wir unsere Gefühle ausgesprochen hätten und über unsere Verzweiflung geredet hätten, wenn wir Fragen gestellt hätten und den unausweichlichen Verlust erkannt hätten. Wie in so vielen anderen Familien, versuchte man auch in meiner schnell wieder, ein normales Leben zu führen, obwohl das gar nicht möglich war. Wir drei Übriggebliebenen (meine Mutter, mein Bruder und ich) redeten nie wirklich darüber, wie uns zumute war. Das Programm war vorgegeben: Wir wollten uns selbst und die anderen in Schutz nehmen. Mit der Zeit verfestigten sich diese Verhaltensmuster, bis daran gar nichts mehr zu ändern war.
Als ich nach vielen Jahren schließlich damit begann, die starre Oberfläche abzutragen und den Dingen auf den Grund zu gehen, dauerte das sehr lange und war für mich auch sehr schwer. Auf der Suche nach der Wahrheit bin ich immer der Ansicht, daß, wenn etwas mit Falschheit und Verstellung beginnt, auch alles, was darauf folgt, nicht mehr stimmen kann. Deshalb verursachen Familiengeheimnisse auch so viel Leid, weil man Informationen unter den Tisch fallen läßt, ohne die viele Dinge keinen Sinn mehr ergeben. Deshalb wußte ich auch schon lange vor dem Beginn meiner Arbeit, daß ich erst einmal meine eigenen Türen aufmachen mußte, wenn ich meinen eigenen Frieden mit meiner eigenen widersprüchlichen Vergangenheit finden wollte. Dazu gehörte auch, herauszufinden, welche Rolle ich bei diesen Verhaltensmustern in meiner Familie gespielt hatte. Für mich war es in meiner Entwicklung sehr wichtig, jeden einzelnen meiner Familie, ob tot oder lebendig, möglichst genau kennenzulernen, soweit mir das möglich war, und jeden so zu

respektieren, wie er war oder ist, und niemanden dafür verantwortlich zu machen, daß er nicht anders gehandelt hatte.
Zuerst schien das alles mit dem Tod meines Vaters gar nichts zu tun zu haben. Aber als ich immer weiter zu den wahren Ursachen vorstieß, fand ich heraus, daß sein Tod einer der wichtigsten Gründe für mein Nachforschen war. Das ist auch nicht erstaunlich. Ein Therapeut weiß, daß ein Drittel aller Klienten Schwierigkeiten hat, mit dem Verlust eines Angehörigen fertig zu werden, und daß viele oft sehr lange darunter leiden. In meinem Fall war es – wie bei vielen anderen auch – nicht der tatsächliche Verlust, der diese Suche auslöste. Aber ich erkannte bald, daß meine Arbeit nicht vollständig sein könnte, wenn ich diese alten Beziehungen nicht aufarbeiten würde.
So brachte mich meine persönliche Erfahrung dazu, als Familientherapeutin zu arbeiten. Hauptsächlich arbeitete ich in New York City in der 92. Straße im Y, einer einzigartigen Institution, deren Aufgabe unter anderem darin besteht, den Leuten Wege aufzuzeigen, wie sie mit den Schicksalsschlägen des Lebens fertig werden können. Nachdem eine meiner Kolleginnen lange beobachtet hatte, wie ihr Ehemann versuchte, sich mit dem Tod seines Vaters auseinanderzusetzen, schlug sie vor, einen Kurs für Erwachsene anzubieten, deren Eltern gestorben waren. Sieben Jahre später schrieb ich einen Kurs aus: »Einen Elternteil zu verlieren, ist in jedem Lebensalter sehr schmerzlich«.
Von Anfang an hatte ich das Gefühl, daß ich mit jeder neuen Gruppe sehr wichtige neue Erfahrungen machte. Die Leute sprachen über ihre Vorstellungen, ihre Enttäuschungen, ihre Angst, ihre Erinnerungen und ihre geheimsten Gedanken. Sehr oft redeten sie in der Gruppe über Dinge, die sie noch nie vorher vor anderen ausgesprochen hatten. Ich habe sehr großen Respekt davor, wie stark die familiären Beziehungen und wie authentisch die Erfahrungen sind. Meine eigene Aufgabe ist dabei nicht, ihnen zu sagen, was sie tun sollten oder wie sie mit ihrem »Kummer« fertig werden sollten, sondern ihnen Möglichkeiten aufzuzeigen und ihnen Anleitungen zu geben, wie sie mit ihrer eigenen Familiengeschichte umgehen sollten. Ich zeige ihnen Wege, wie sie in dunkle Ecken sehen kön-

nen, wie sie Türen öffnen und Einblicke gewinnen können, wie sie ihre Gedanken wandern lassen und sich selbst neu entdecken können. Immer wieder bin ich davon beeindruckt, wie gerne mir die Leute dabei folgen, auch wenn die Erforschung der Ursachen oft sehr schmerzhaft ist.

Ich bin aufgrund meiner eigenen Erfahrungen davon überzeugt und auch durch das Arbeiten mit anderen Leuten immer wieder zum selben Ergebnis gekommen, daß viele Familiengeschichten mit dem Verlust eines Elternteils zusammenhängen. Beides ist unentwirrbar miteinander verbunden. Der Verlust eines Elternteils heißt nicht nur, daß eine Person für immer aus unserem Leben verschwindet, sondern auch, daß alle danach folgenden Lebensumstände anders ablaufen, als wenn er oder sie noch am Leben wäre. Der Tod eines Elternteils zeigt auch die komplizierten Verhaltensmuster in einer Familie auf, die früher bestanden oder heute bestehen.

Es erfordert viel Mut, sich dafür zu öffnen, und oft bleiben mehr Fragen übrig, als es Antworten gibt. Aber ich habe bei mir selbst gesehen, daß man danach ein erfüllteres und glücklicheres Leben führen kann. Selbst die große Tragödie des Todes eines Elternteils kann zu einer solchen neuen Erfahrung führen.

Dank

Ich hätte dieses Buch ohne die Hilfe und die Unterstützung von vielen Leuten nicht schreiben können. Deshalb möchte ich vor allem meinem Lektor bei William Morrow, Paul Bresnick, für sein Vertrauen danken, meiner Agentin Jane Dystel, die mir viele gute und freundliche Ratschläge gegeben hat, und meiner Mitarbeiterin Catherine Whitney, mit der ich meine Vorstellungen und mein Manuskript immer wieder diskutierte.

Danken möchte ich auch meinen guten Freunden und Kollegen, die mich sehr unterstützt haben: Marlaine Walsh Selip, die ihren Freunden alles zutraut und ohne die dieses Buch nur eine Idee geblieben wäre, Dr. Roselle Kurland, die mich ermutigte, mit meiner Gruppe zu arbeiten und an meine Fähigkeiten zu glauben. Sie war für mich Mentor, Kollegin und Freundin in einem. Dr. Barbara Stimmel war immer eine wertvolle und zuversichtliche Freundin. Danken möchte ich auch Christopher Shanky, Estelle Rosen, Ken Lerer und allen Kollegen in der 92. Straße.

Auch meiner großen Familie möchte ich danken, die mir erlaubte, immer wieder endlos Fragen zu stellen, bis ich alles richtig verstanden hatte, vor allem meinen Nichten Tracy, Stephanie, die sehr an meine Arbeit glaubt, und Marisa und in treuer Erinnerung Michael und Seth Klein.

Danken möchte ich auch den Freunden, die mich immer ermutigt haben weiterzuarbeiten, und meinen Kollegen, die meine Arbeit unterstützten. Zusätzlich möchte ich allen Leuten danken, die meinen Beruf ausüben und die ich nie kennengelernt habe, aber ohne die meine Arbeit nicht möglich gewesen wäre. Wie in einer Familie haben sie mir damit eine Erbschaft hinterlassen.

Schließlich will ich allen Leuten meine Anerkennung aussprechen, die mir ihre Gedanken, ihre Gefühle, ihre Erinnerungen und Erfahrungen in meiner Gruppe mitgeteilt haben. Ich hoffe, daß sie wissen, wie wichtig ihre Beiträge für mich beruflich waren und wie sehr andere davon profitieren werden, wenn sie ihre Geschichten lesen.

Einleitung: Die Gruppe

Die Männer und Frauen, die Sie in diesem Buch kennenlernen werden, sind im folgenden einzeln aufgeführt. Jeder und jede von ihnen kämpft, wie Sie vielleicht auch, mit dem Verlust eines oder beider Elternteile.

Name:	Amanda
Alter:	50 Jahre
Familienstand:	ledig
Geschwister:	ein Bruder, 46 Jahre
Tod der Eltern:	Die Mutter starb vor sechs Monaten mit 74 Jahren an einem Herzanfall, der Vater (80 Jahre) lebt noch.

Name:	Irene
Alter:	68 Jahre
Familienstand:	seit zehn Jahren verwitwet, die Tochter, 42 Jahre, lebt in Kalifornien
Geschwister:	ein Bruder, 62 Jahre
Tod der Eltern:	Der Vater (92 Jahre) starb vor einem Jahr, die Mutter starb mit 68 Jahren vor 20 Jahren.

Name:	Jane
Alter:	42 Jahre
Familienstand:	ledig
Geschwister:	keine

Tod der Eltern:	Die Mutter (65 Jahre) hatte Asthma und starb ein Jahr zuvor an einer Überdosis Adrenalin (wahrscheinlich Selbstmord), der Vater (67 Jahre) starb sieben Monate vorher an Prostatakrebs.

Name:	Matt
Alter:	36 Jahre
Familienstand:	ledig
Geschwister:	ein Bruder, 40 Jahre
Tod der Eltern:	Die Mutter starb vier Monate zuvor mit 79 Jahren an einer Herzkrankheit, der Vater verunglückte vor 26 Jahren bei einem Betriebsunfall.

Name:	Arlene
Alter:	37 Jahre
Familienstand:	verlobt, kurz vor der Hochzeit
Geschwister:	ein Bruder, 32 Jahre
Tod der Eltern:	Der Vater starb acht Monate zuvor mit 80 Jahren bei einem Herzanfall, die Mutter (75 Jahre) lebt noch. Die Eltern waren geschieden.

Name:	Mary Ann
Alter:	45 Jahre
Familienstand:	verheiratet, ein Sohn, 22 Jahre, eine Tochter, 19 Jahre
Geschwister:	zwei Brüder, 50 und 47 Jahre, eine Schwester, 39 Jahre
Tod der Eltern:	Die Mutter starb vier Monate vorher mit 72 Jahren an Angina, der Vater starb mit 64 Jahren vor zehn Jahren an Krebs.

Name:	Patricia
Alter:	34 Jahre
Familienstand:	geschieden, ein Sohn, 5 Jahre
Geschwister:	zwei Schwestern, 38 und 29 Jahre
Tod der Eltern:	Der Vater, der den Holocaust überlebt hatte, starb sechs Monate vorher mit 72 Jahren bei einem Herzanfall, die Mutter (64 Jahre) lebt noch.

Name:	Eileen
Alter:	35 Jahre
Familienstand:	verheiratet, keine Kinder
Geschwister:	ein Bruder, 40 Jahre, eine Schwester, 38 Jahre
Tod der Eltern:	Die Mutter starb vor sechs Monaten mit 70 Jahren an Brustkrebs, der Vater (70 Jahre) starb drei Jahre zuvor an einer Leberkrankheit – wegen Alkoholismus.

Name:	Richard
Alter:	28 Jahre
Familienstand:	verheiratet, eine Tochter mit sechs Monaten
Geschwister:	ein Bruder, 33 Jahre
Tod der Eltern:	Der Vater starb mit 63 Jahren acht Monate zuvor an einem Schlaganfall, die Mutter (60 Jahre) lebt bei Richard.

Name:	Helen
Alter:	40 Jahre
Familienstand:	verheiratet, eine Tochter, 2 Jahre
Geschwister:	ein Bruder, der als Kind starb
Tod der Eltern:	Der Vater starb mit 67 Jahren zwei Jahre zuvor an Herzversagen, die Mutter starb vor 24 Jahren an Krebs.

Name:	Barry
Alter:	34 Jahre
Familienstand:	ledig
Geschwister:	zwei Schwestern, 49 und 46 Jahre
Tod der Eltern:	Der Vater starb fünf Monate zuvor mit 64 Jahren, nachdem er 20 Jahre lang an Hautkrebs gelitten hatte, die Mutter (61 Jahre) lebt noch.

Name:	Marian
Alter:	23 Jahre
Familienstand:	ledig
Geschwister:	ein Bruder, 35 Jahre
Tod der Eltern:	Die Mutter (57 Jahre) starb drei Monate zuvor bei einem Unfall, der Vater (53 Jahre) lebt noch. Die Eltern waren geschieden, der Vater ist wieder verheiratet.

Anmerkung der Verfasserinnen: Die Namen, Umstände und viele der persönlichen Daten der Gruppenmitglieder wurden geändert, um deren Privatleben zu schützen. Oft repräsentieren die einzelnen Personen verschiedene Leute, die im Laufe der Jahre an meinen Gruppentherapien teilgenommen haben.

1 Der Zugang zur Welt des Trauerns

Jeder kann mit Trauer fertig werden, nur nicht der, der selbst davon betroffen ist.
William Shakespeare

An einem kühlen Abend Ende September verlasse ich mein Büro und gehe zwölf Blocks weiter zu einem Gemeindezentrum, in dem ich eine neue Art von Gruppentherapie für Erwachsene beginnen will, die einen oder beide ihrer Elternteile verloren haben.
In den letzten sieben Jahren habe ich solche Gruppensitzungen schon dreimal jährlich veranstaltet, und man könnte meinen, daß ich mich daran inzwischen gewöhnt habe. Aber jedesmal wenn neue Sitzungen anfangen, fühle ich mich wieder genauso verunsichert. Die Leute, die zu diesen Gruppensitzungen kommen, durchleben tiefes Leid, weil ihr Vater oder ihre Mutter gestorben ist. Sie trauern, und diese Erfahrung hat allen Wind aus ihren Segeln genommen. Ihr Schmerz ist meist unüberwindbar. Eine Frau hat das ganz bildlich ausgedrückt: »Jeden Tag meines Lebens sehe ich durch einen langen, schwarzen Tunnel, aber ich sehe kein Licht am Ende.« Sie sind zu mir gekommen, in diese Gruppe, weil sie keinen anderen Weg mehr wissen, wieder zu sich selbst zu finden. Freunde, Ehepartner, Geschwister, der überlebende Elternteil – alle, die am Anfang so viel Hilfe zu geben schienen – sind inzwischen ungeduldig geworden und sagen: »Genug jetzt. Lebe dein eigenes Leben weiter.« Aber ihr Trauern ist noch spürbar und unerschütterlich, sie können einfach nicht anders.
Wenn Sie dieses Buch lesen, werden Sie (oder der, um den Sie sich Sorgen machen) wahrscheinlich die unüberwindbare Traurigkeit spüren, und Sie werden nicht wissen, was Sie tun können oder an wen Sie sich wenden können. Sie werden vielleicht nur schwer

verstehen, wie sehr die Trauer das eigene Leben bestimmen kann. Vielleicht fürchten Sie sich davor, daß die Trauer grenzenlos sein kann und daß nur Sie und sonst niemand so reagieren kann. Je nachdem, welches Verhältnis Sie zu Ihren Eltern hatten, werden Sie Ihr eigenes Verhalten vielleicht auch unerklärlich finden. Auch Sie werden vielleicht herausfinden, daß jeder in Ihrer Umgebung inzwischen die Geduld verloren hat, Ihnen nicht mehr zuhören will und auch Ihr trauriges Gesicht nicht mehr sehen will.

Wenn Sie das alles erleben, lade ich Sie ein, mit einer bestimmten Gruppe von Leuten ähnliche Erfahrungen zu machen. In diesem Buch werde ich Ihnen zwölf Männer und Frauen vorstellen, die sich darum bemühen, mit dem Verlust eines Elternteils oder beider Eltern fertig zu werden. Das sind ganz normale Leute, die ganz außergewöhnliche Erfahrungen machen werden.

Bei der Vorbereitung auf das Treffen mit der Gruppe überlege ich mir, was ich zu jedem der zwölf Teilnehmer, die heute abend diesen Raum betreten werden, sagen will. Ich glaube, sie denken, daß ich mehr vom Leben verstehe als sie selbst. Sie hoffen wahrscheinlich darauf, daß ich einen magischen Zauberstab schwinge und alles dann sofort besser sein wird. Oft möchten Teilnehmer schon eine Garantie haben, wenn sie sich für den Kurs einschreiben. Jedesmal fragen sie: »Wird mir die Gruppe helfen?« Meine Antwort fällt nicht immer so aus, wie sie es erwarten: »Nicht immer. Manchmal wird es Ihnen am Anfang auch schlechtgehen. Hier kommen viele tiefe Gefühle zur Sprache. Sie müssen sich nur darüber im klaren sein, daß sie all diese Gefühle überleben können.« Ich kann keinem versprechen, daß jeder zufrieden sein wird. Die meisten wissen auch gar nicht, welche Erwartungen sie eigentlich haben. Ich kann ihnen nur anbieten, jede Woche anderthalb Stunden lang in sechs aufeinanderfolgenden Wochen abseits von der ganzen Außenwelt über ihre Eltern nachzudenken und über ihre Gefühle zu sprechen. In dieser Zeit werden sich Türen öffnen und Einblicke in das eigene Seelenleben möglich sein, und das wird nicht immer angenehm sein.

Viele Leute, die in meine Gruppe kommen, möchten gerne glauben, daß ihr Verhältnis zu ihren Eltern natürlich und rein war – der einzig wirkliche Himmel in einer feindlichen Welt. Sie fühlen sich einsam und verlassen, wenn einer der Eltern stirbt. Sie denken, daß das die einzige Beziehung zu einem Menschen war, die absolute und unbedingte Liebe garantiert hatte. Ihre Gesichtszüge werden meist streng und ängstlich, wenn sie fragen: »Wer wird mich jemals wieder so lieben?« Diese starken, meist sehr kompetenten Erwachsenen, von denen viele selbst Familien haben, sind zutiefst verunsichert, weil sie Mutter oder Vater oder beide Elternteile verloren haben. Plötzlich haben sie eine so tiefgreifende, wesentliche Sicherheit verloren, daß sie sich selbst als erwachsene Waisen sehen. Ich habe Leute kennengelernt, die schon mit der Furcht, andere zu lieben, aufwachsen, weil sie sich schon vor dem Schmerz des Verlustes fürchten. Die Mutter einer drei Jahre alten Tochter sagte einmal voller Angst zu mir: »Wie kann ich zulassen, daß sie mich liebt, wenn ich weiß, daß sie eines Tages dasselbe empfinden wird, wenn ich sterben werde?« Die Wunden dieser Frau waren sehr tief, aber ihre Bemerkung illustriert auch genau, wie tief die Ängste und die Verletzungen gehen können.

Andere kommen zu mir, weil sie genau das Gegenteil fühlen. Das Verhältnis zu ihren Eltern war schwierig, und nie schienen sie das zu bekommen, was sie wirklich brauchten und was sie sich wünschten. Jetzt sind sie zornig oder enttäuscht, weil sie nichts mehr ändern können.

Wie kann ich ihnen helfen? Sechs Wochen sind nicht viel Zeit, um diese Wunden zu heilen. Das ist auch gar nicht mein Ziel. Ich helfe ihnen am besten, wenn ich ihnen erlaube, in dieser Zeit zu trauern, und ihnen Mut mache, über die Bedeutung dieser wichtigen Beziehungen nachzudenken.

Was ich wirklich in meiner Gruppe mache, ist eigentlich keine Therapie, obwohl einige der Gruppenteilnehmer eine Therapie machen oder sich nach meiner Arbeitsgruppe dazu entschließen, eine Therapie zu beginnen. Es ist sehr wichtig, den Unterschied zwischen einer Therapie und unterstützender Gruppenarbeit zu verstehen. Ich behaupte nicht, daß ich in sechs Wochen in neun Stunden alle tiefen und komplexen Zusammenhänge lösen kann. Für viele bedeutet die Gruppe nur einen ersten Schritt, wenn auch einen sehr wichtigen.

Obwohl die Sitzungen sehr intensiv verlaufen und meist sehr viel hervorkehren, können die Leute nicht alle ihre Probleme dabei klären. Die Unterstützung in der Gruppe hilft den Leuten nur bei der Trauerarbeit. Eine Therapie dagegen räumt alle Widerstände beiseite und fördert alles zutage.
Jetzt denke ich über die Leute in meiner neuen Gruppe nach. Ich habe bereits mit jedem ein grundsätzliches Gespräch geführt. Während der Gespräche war ich, wie immer, sehr betroffen über die Traurigkeit, den Schmerz und die Verunsicherung – und den ehrlichen Wunsch der Leute, daß es ihnen besser gehen möge. Oft bemerkt man den Kummer nicht einmal, bevor jemand anfängt, über einen Elternteil zu sprechen, der gestorben ist. Von wenigen Ausnahmen abgesehen würde man nie erraten, daß sie eine so schwere Last mit sich herumtragen, wenn man sie auf der Straße oder auf einer Party treffen würde. Aber in ganz privaten Gesprächen im sicheren Umfeld meines Büros erzählen sie ausführlich von ihrem Schmerz, ihrer Trauer, ihrer Unsicherheit und ihrem Bedauern. Alle wollen so schnell wie möglich damit zurechtkommen und legen alle ihre Karten offen auf den Tisch, um keine Zeit zu verlieren. Ich höre aufmerksam zu, was sie mir erzählen, und ich versuche selbst sowenig wie möglich zu sagen, obwohl ich immer in Versuchung komme, Ratschläge zu erteilen. Ich versuche bei der ersten Begegnung immer zu unterscheiden, was gesagt wird und was die Personen mir wohl verschweigen.
Diese ersten Gespräche sind wie oberflächliche, breite Bürstenstriche. Ich glaube am Anfang immer, daß ich über diese zwölf Leute noch sehr wenig weiß. Wenn wir gemeinsam über ihre Erfahrungen reden, erhalten die Personen immer mehr Form und Tiefe. Wenn ich mich jetzt darauf vorbereite, sie in der Gruppe wiederzusehen, kann ich mir jede Person einzeln schon sehr gut vorstellen, mich daran erinnern, was sie zu mir gesagt haben und welche ersten Eindrücke ich gewonnen habe.

Amanda ist 50 Jahre alt, groß und blond, mit strahlenden, blauen Augen und sehr gepflegtem Äußeren mit teurer Kleidung. Sie liebt großen, auffälligen Schmuck, den sie wie selbstverständlich trägt,

und attraktive, eng geschnittene Kostüme. Sie besitzt eine eigene Werbeagentur und führt ihr Geschäft sehr erfolgreich. Spricht sie jedoch über den plötzlichen Tod ihrer 74 Jahre alten Mutter, die sechs Monate vorher bei einem Herzanfall starb, verschwindet ihr Selbstbewußtsein sehr schnell. Amanda war nicht dabei – ihr Vater entdeckte den leblosen Körper ihrer Mutter auf dem Boden des Badezimmers und rief sie voller Panik an. Sie rief die Polizei an, bevor sie selbst mit dem Auto zu ihrem Vater fuhr. Ihren jüngeren Bruder Eric konnten sie erst am Abend erreichen, weshalb sich Amanda selbst um den Arzt, die Ausstellung des Totenscheins und das Bestattungsunternehmen kümmern mußte.
Jetzt erzählt sie mir folgendes: »Ich habe außergewöhnlich lange gebraucht, bis ich über den Tod meiner Mutter hinweggekommen bin. Sie starb so plötzlich. Ich war darauf überhaupt nicht vorbereitet.« Sie gibt zu, daß ihre Gefühle von Bestürzung und Verlust sehr viel damit zu tun haben, daß sie heute bedauert, zu ihrer Mutter nur eine sehr oberflächliche Beziehung gehabt zu haben. »Ich hatte immer das Gefühl, daß meine Mutter mit mir unzufrieden war, obwohl ich mit meinem Geschäft sehr viel Erfolg habe. Ich glaube, ich habe mir gewünscht, mehr Zeit zu haben und ihr zu zeigen, daß ich ihr gerne eine Freude machen würde.«
»Was, glauben Sie, hat ihr nicht gefallen?«
Amanda lacht verlegen. »Das ist einfach. Ich war nie verheiratet, obwohl ich zweimal nahe daran war. Mein Bruder Eric, der vier Jahre jünger ist als ich, hat eine Ehefrau und drei wunderbare Kinder. Das war in den Augen meiner Mutter der wirkliche Erfolg. Sie kam darüber nicht hinweg, daß ich nicht auch verheiratet war und Familie hatte. Es verletzte mich, daß sie so dachte, weil ich selbst auch am liebsten verheiratet gewesen wäre. Ich habe nur nie den richtigen Mann getroffen. Ich bin immer noch auf der Suche. Aber ich war für meine Eltern immer da und habe vieles für sie gemacht, wozu mein Bruder keine Zeit hatte.«
»Sind Sie darüber verbittert?«
Über diese Frage ist sie sehr erstaunt. »Nein, warum sollte ich das sein? Ich glaube, daß meine Eltern das Recht besaßen, Dinge von mir zu erwarten, weil ich ihre einzige Tochter war und weil ich

keine eigene Familie habe. Jetzt, da meine Mutter tot ist, fühle ich mich selbstverständlich verpflichtet, mich um meinen Vater zu kümmern, und das nehme ich wichtiger als alle meine persönlichen Bedürfnisse. Ohne meine Mutter ist er so hilflos und verloren. Er ist 80 Jahre alt und war mit meiner Mutter 55 Jahre lang verheiratet. Er kann sich kaum selbst versorgen. Eric ist keine große Hilfe, deshalb muß ich mich um ihn kümmern. Ich rufe ihn jeden Abend genau um neun Uhr an. Wenn ich nicht anrufe, wird er sehr nervös.«

»Worüber sprechen Sie dann?« frage ich neugierig.

»Lassen Sie mich nachdenken.« Sie zählt die Gesprächsthemen mit ihren Fingern auf. »Er erzählt mir, was er den ganzen Tag gegessen hat.« Sie macht seinen Tonfall nach: »›Müsli, Toast, ein bißchen Margarine, Roggenbrot mit Thunfisch und Mayonnaise – nein, Diätmayonnaise – eine saure Gurke ...‹« Ihre Aufzählung wirkt sehr komisch, und wir fangen beide an zu lachen. »Jetzt können Sie sich ein ganz gutes Bild machen. Dann erzählt er mir, was er gemacht hat – ob er beim Arzt war, mit seinen Freunden Karten gespielt hat oder was auch immer. Dann reden wir über das Wochenende – er verbringt jedes Wochenende mit mir, und das planen wir schon im voraus.«

»Verbringt er jedes Wochenende mit Ihnen?«

»Ja natürlich. Was sollte er denn sonst tun? Er ist ganz allein.«

»Wie oft verbringt er denn das Wochenende mit Ihrem Bruder und dessen Familie?«

Sie zögert. »Oh, nur ganz selten. Aber die Kinder stören ihn. Zwei sind schon in der Pubertät, und Sie wissen, wie die sich dann aufführen können. Das jüngste ist acht Jahre alt, und Dad kann nur schwer den Lärm ertragen – der Fernseher läuft immer, die Spielzeugautos surren. Kinder sind eben Kinder.«

»Und wenn Sie selbst andere Pläne fürs Wochenende haben?« frage ich sie. Ich versuche herauszufinden, ob Amanda erkennt, daß diese Freizeitgestaltung nicht die Beste ist, wenn sie sich einen neuen Partner suchen will, aber ich traue mich nicht, das auch direkt auszusprechen.

»Ich glaube, ich würde es ihm sagen, wenn ich etwas anderes vorhätte. Dann würde er zu Hause bleiben. Das ist aber noch nie vorgekommen.«

Amanda spürt die Absichten hinter meinen Worten und fügt abwehrend hinzu: »Er sagt mir immer wieder, daß ich mir um ihn keine Sorgen machen soll und daß er mich nicht besuchen würde, wenn ich etwas anderes vorhätte. Ich würde gerne mein eigenes Leben führen, und ich hätte gerne einen Freund. Ich weiß, daß er sich das auch für mich wünscht. Aber warum sollte ich mich nicht um ihn kümmern, so lange ich kann? Danach kann ich mich immer noch meinen eigenen Angelegenheiten widmen.«

Ich bemerke, daß Amanda immer wieder ihre eigenen Wünsche zurückstellt – und das macht sie schon sehr lange so, auch schon, bevor ihre Mutter tot war. Ich frage sie, was sie sich von der Gruppe verspricht, und sie antwortet, daß sie das eigentlich nicht wüßte – sie wollte einige ihrer Gefühle zu ihrer Mutter klären, zum Beispiel. Diese Aussage war sehr unbestimmt. Wir werden abwarten, was sich daraus ergibt, aber ich freue mich, daß sie bereit ist, damit zu beginnen, ihre Gefühle mitzuteilen. Das wird ihr am Anfang sehr helfen.

Irene fängt sofort an zu weinen, als sie sich mir gegenüber gesetzt hat. »Es tut mir leid«, sagt sie verlegen. »Ich habe mir fest vorgenommen, nicht zu weinen.« Ich versichere ihr, daß das ganz in Ordnung sei und gebe ihr ein Taschentuch.

Ich bin auf Irene sehr neugierig. Mit 68 Jahren ist sie ein ganzes Stück älter als die meisten anderen Leute, die zu mir kommen – und damit schon nahe am Alter der Eltern, um die die anderen trauern. Sie ist sehr schmal gebaut, sieht mit ihren kurzgeschnittenen, grauen Haaren sehr gut aus und hat ein warmes, herzliches Gesicht. Sie ist sorgfältig geschminkt. Irene sagt sehr deutlich, daß sie sich äußerst einsam fühlt. Sie ist Witwe. Ihr Ehemann starb zehn Jahre zuvor an einer Herzkrankheit. Ihre einzige, 42 Jahre alte Tochter Roberta lebt in Kalifornien, und sie erzählt, daß sie zu ihrem 62 Jahre alten Bruder Tom keine Verbindung hat, obwohl er sehr nahe bei ihr wohnt.

Mein Eindruck von Irene ist, daß sie wirklich sehr einsam und verunsichert ist. Sie versucht tapfer, ihre Tränen zu unterdrücken und ganz ruhig zu sprechen. »Wenn ich an meinen Vater denke, dann

fehlt er mir so sehr. Er war 92 Jahre alt, als er starb – das ist jetzt fast ein Jahr her. Er war bei mir zu Hause, nicht im Krankenhaus. Er hatte Krebs an der Bauchspeicheldrüse, aber er wollte nicht im Krankenhaus liegen. Der Arzt fragte mich, ob ich mich um ihn kümmern würde, und ich habe gesagt, daß ich das könnte. Ich war sehr glücklich, daß ich das tun könnte.«
»War er lange krank?« frage ich.
»Eigentlich nicht. Er lebte bei mir, seit er sich vor vier Jahren die Hüfte gebrochen hatte. Ich gab meinen Beruf als Sekretärin auf, um ihn zu pflegen. Damals ging es ihm noch sehr gut. Das war, bevor man den Krebs entdeckt hat. Jeder meinte, er würde in meinem Haus wie ein König leben, und das stimmte. Ein Freund fragte mich immer: ›Wo ist Robin Leach?‹ Sie kennen doch die Figur aus *Lifestyles of the Rich and Famous*. Ich habe ihn wirklich sehr verwöhnt.«
»Ich nehme an, Ihre Mutter lebt nicht mehr?«
»Nein, sie starb schon vor 20 Jahren, als sie etwa so alt war, wie ich jetzt bin.« Irenes Gesicht sieht plötzlich sehr zornig aus. »Ich hatte mir damals verboten, um sie zu trauern, als sie starb, aber fünf Jahre später bin ich zusammengebrochen und habe starke Depressionen bekommen. Ich will nicht, daß das noch einmal passiert.«
»Wie ist sie gestorben?«
»Sie hatte viele verschiedene Krankheiten. Sie war zuckerkrank und hatte starkes Übergewicht. Gestorben ist sie an einem plötzlichen Herzanfall – darf ich Sie etwas fragen?«
»Natürlich.«
»Ich komme mir ein bißchen komisch vor. Viele Leute haben zu mir gesagt, daß ich froh sein sollte, daß mein Vater so lange gelebt hat. Ich denke, daß die meisten Leute in Ihrer Gruppe viel jünger sind – habe ich recht?«
Ich nicke. »Also ...«
»Also passe ich wahrscheinlich gar nicht dazu. Vielleicht bin ich ein bißchen verrückt, weil ich mir deshalb so viele Sorgen mache. 92 Jahre ist ja wirklich ein hohes Alter, wenn man stirbt, nicht wahr?«
»Irene, Sie wissen doch«, sage ich bestimmt, »daß die Leute immer solche Bemerkungen machen, um Ihnen damit zu helfen. Es ist

immer sehr schmerzlich, wenn ein Elternteil stirbt. Ich denke, wenn die Leute sagen, 92 sei ein sehr hohes Alter, wenn man stirbt, daß Sie sich dann denken, daß 92 Jahre immer noch nicht alt genug ist, um zu sterben.«
Sie nickt heftig. »Ganz genau. Die Leute verstehen nicht, daß er 68 Jahre meines Lebens mit mir gelebt hat und daß er jetzt nicht mehr da ist. Meinem Bruder bin ich nur lästig. Er sagt mir immer wieder, daß ich seinen Tod akzeptieren sollte, weil Dad ein langes und erfülltes Leben gehabt hätte.« Dann kommt sie sofort auf das Wesentliche zu sprechen. »Er versteht nicht, daß ich mehr als nur einen Elternteil verloren habe. Mit Dad habe ich in den letzten Jahren mein Leben verbracht. Sein Tod hat ein großes Loch in meinem Leben hinterlassen. Ich mag es sehr, wenn ich gebraucht werde. Jetzt weiß ich nicht mehr, was ich mit mir selbst anfangen soll.«

Jane ist 42 Jahre alt und lebt allein. Im Jahr davor hat sie beide Eltern verloren. Sie arbeitet als Oberschwester in einem großen städtischen Krankenhaus. Ihr ganzes Auftreten ist das einer sehr drahtigen und energischen Person. Sie sieht sehr gesund und sportlich aus und trägt ihr schwarzes Haar kurz geschnitten. Mein Eindruck von Jane ist, daß sie zu den Frauen gehört, die sehr genau wissen, wer sie sind und was sie wollen. Jane sieht sehr vertrauenserweckend aus, vermittelt aber auch das Gefühl »Rühr mich nicht an«. In meinem Büro läßt sie ihre Maske jedoch ein bißchen fallen und gibt zu, daß sie der Tod ihrer Eltern im letzten Jahr sehr erschüttert hat. Da sie das einzige Kind ist, fühlt sie sich nun vollkommen verlassen und allein. Ich bitte sie darum, mir zu erzählen, wie ihre Eltern gestorben sind.
»Meine Mutter war 65 Jahre alt. Sie ist vor fast genau einem Jahr gestorben. Sie hatte schon ihr ganzes Leben lang Asthma, und sie hat sich trotzdem nicht geschont, was mich manchmal zur Verzweiflung getrieben hat. Ich versuchte immer wieder, mit ihr darüber zu sprechen, aber sie wollte von meinem ›Krankenschwesterngetue‹ nichts wissen, wie sie das nannte. Wir standen uns sehr nahe, aber sie hörte trotzdem nicht auf mich. Etwa einen Monat vor ihrem Tod hatte sie einen Anfall, der so schwer war, daß ihre üblichen Medikamente nicht mehr halfen. Mein Vater brachte sie ins Kran-

kenhaus, und als sie wieder entlassen wurde, wohnte sie bei mir, damit ich auf sie aufpassen und mich um sie kümmern konnte. Das war für uns alle sehr anstrengend, wie Sie sich vorstellen können. Sie war eine furchtbare Patientin. Sie wollte immer aufstehen und davonlaufen. Außerdem wollte sie die Medikamente nicht nehmen. Ich tat alles, was ich konnte, aber ich mußte ja jeden Tag zur Arbeit gehen, weshalb sie die meiste Zeit allein war.« Sie macht eine Pause und wischt sich mit einem Taschentuch die Augen. »Darüber zu sprechen fällt mir sehr schwer.«

»Ich weiß.«

Wir sitzen ruhig da, und nach einer Weile fährt sie fort. »Eines Nachts fand ich sie, als ich von der Arbeit nach Hause kam, auf dem Rücken liegend in ihrem Bett. Ich sah sofort, daß sie nicht mehr atmete. Der Sauerstofftank lief, und das Mundstück hing um ihren Hals. Auf dem Nachttisch lagen drei oder vier leere Röhrchen Adrenalin. Wie ich feststellte, hatte sie eine Überdosis genommen. Bis heute weiß ich nicht, ob sie das vorsätzlich oder aus Versehen getan hat. Das tut mir sehr weh. Ich hätte zu Hause bleiben und mich um sie kümmern sollen. In meinem Kopf versuche ich mir immer wieder ihre letzten Tage vorzustellen und frage mich, ob ich etwas anders hätte machen können.«

Sie fängt wieder zu weinen an, und ich lasse ihr einige Minuten Zeit, sich wieder zu beruhigen. Sie scheint sehr unglücklich zu sein, wenn sie weint und von ihrer Entdeckung berichtet. »Was Sie fühlen, ist nur allzu verständlich«, sage ich zu ihr. »Das muß ein großer Schock für sie gewesen sein.« Sie nickt und schneuzt sich die Nase.

»Erzählen Sie mir etwas über Ihren Vater. Wie starb er?«

Sie seufzt. »Nur zwei Monate nach dem Tod meiner Mutter stellte man bei ihm Prostatakrebs fest, der sich schon in einem fortgeschrittenen Stadium befand, und es ging ihm immer schlechter. Meine beiden Eltern haben sich sehr gerne gemocht, obwohl sie sich sehr oft gestritten haben. Ich bin sicher, daß sein schneller Verfall damit zu tun hatte, daß sie nicht mehr am Leben war und ihn aufmuntern konnte.« Dabei lächelt sie trotz ihrer Tränen. »Er war erst 67 Jahre alt, aber nach ihrem Tod sah er viel älter aus. Er starb im Krankenhaus, er schlief ganz friedlich mitten in der Nacht ein, und ich war nicht dabei. Ich hatte ihn kurz vorher am Abend noch besucht, als mein Dienst zu Ende war, und ich hatte keine Ahnung, daß sein Tod schon so bald eintreten würde. Ich war sehr erstaunt, als mich das Krankenhaus anrief. Mir war wirklich ganz schrecklich zumute, als mir klar wurde, daß ich innerhalb von wenigen Monaten meine beiden Eltern verloren hatte. Darauf war ich nicht gefaßt. Mir kam alles vor wie ein schrecklicher Alptraum.«

»Erzählen Sie mir, wie es Ihnen seitdem geht«, ermutige ich sie.

»Zuerst fühlte ich mich noch ganz gut. Mir geht es immer ganz gut. Ich bin daran gewöhnt, andere Leute zu trösten, deren Familienmitglieder sterben. Ich habe schon viele Tote gesehen. Das gehört zu meinem Beruf. Aber bei meinen Eltern habe ich diesen Abstand nicht, so sehr ich auch versuche, darüber hinwegzukommen. Hat meine Mutter wirklich Selbstmord begangen? Habe ich alles gemacht, was ich tun konnte? Haben sich meine Eltern gefürchtet, als sie allein sterben mußten? Werde ich jetzt immer ganz allein sein? Solche Fragen stelle ich mir jetzt, und ich habe keine endgültigen Antworten.« Sie rümpft etwas die Nase. »Ich weiß gar nicht, ob ich wirklich die Antworten wissen will. Bei der Arbeit versuche ich mich zusammenzunehmen, aber sobald ich zu Hause bin, fange ich an zu weinen. Keiner will das hören. Ich bin es leid, immer zu weinen. Ich fürchte mich davor, daß ich, wenn das so weitergeht, noch den Verstand verliere.«

»Hier haben Sie viele Möglichkeiten, sich darüber klarzuwerden«, sage ich ganz ernsthaft zu ihr. »Vor allem wenn Sie versuchen, die Gründe für den möglichen Selbstmord Ihrer Mutter aufzudecken. In der Gruppe damit zu beginnen, wird Ihnen sehr guttun, aber es wird vielleicht nicht ausreichen.«

Sie nickt verständnisvoll. »Ich will jetzt aus diesem Elend heraus. Ich bin daran gewöhnt, mich um andere Leute zu kümmern, und ich glaube, daß mir die Gruppe guttun wird. Das werden wir ja bald sehen ...«

Mein erster Eindruck von Matt ist, daß er gerade eine Depression durchmacht. Er ist ein großer, schwergewichtiger Mann, der mit eingezogenen Schultern geht, als müßte er sich ständig verteidigen.

Sein Gesicht ist sehr bleich, und seine Augen haben tiefe Ringe, als hätte er lange nicht mehr genügend geschlafen. Der 36 Jahre alte Computerprogrammierer erzählt mir, daß seine Mutter vor vier Monaten gestorben ist. In den letzten beiden Jahren ihres Lebens war sie sehr krank, weshalb er zu ihr zog, um sie zu pflegen. Jetzt, meint er, lebt er am liebsten ganz zurückgezogen. Er fühlt sich sehr unwohl dabei, in eine Gruppe gehen zu müssen, weil er, wie er sagt, es nicht gewohnt ist, über seine Gefühle zu sprechen. In meinem Büro rutscht er unruhig in seinem Sessel herum und kann es sich offensichtlich nicht bequem machen. Schüchtern erzählt er mir: »Meine Mutter nannte mich immer den ›Felsen von Gibraltar‹. Sie wäre sehr erstaunt, wenn sie mich so sehen würde.«

»Erzählen Sie mir von ihr«, fordere ich ihn auf.

Er fängt an, ein freundlicheres Gesicht zu machen. »Sie war eine sehr intelligente Frau – eine sehr ungewöhnliche Frau. Sie war fröhlich, witzig und charmant. Mit ihr zu leben, war sehr schön und immer wieder herausfordernd. Mein Vater starb schon vor 26 Jahren, und von da an lebte sie allein und war sehr glücklich und selbstbewußt. Ich habe die glücklichste Zeit meines Lebens mit meiner Mutter verbracht – und ich schäme mich nicht, das zu sagen. Selbst wenn ich auf Geschäftsreisen für meine Firma unterwegs war, rief ich sie jeden Abend von meinem Hotel aus an.«

»Sie war also zwei Jahre lang krank?«

»Insgesamt war sie vier Jahre lang krank. Als sie 75 Jahre alt wurde, hatte sie allmählich Probleme mit ihrem Herzen. Mein älterer Bruder Joe und seine Familie haben ein großes Haus, und sie zog zu ihnen, obwohl ich wußte, daß sie bei mir glücklicher gewesen wäre. Das bestätigte sich dann auch.« Seine Stimme klingt plötzlich sehr verbittert. »Nachdem sie zwei Jahre lang bei Joe gelebt hatte, begann sie sich bei mir darüber zu beklagen, daß sie von ihm ausgenützt werden würde. Nicht physisch, sondern psychisch. Er war sehr kritisch. Er ließ sie spüren, daß sie dort nicht willkommen war. Auf diese Art.«

»Das hat sie Ihnen gesagt?«

»Erst nicht. Aber dann fand ich heraus, daß es so war und habe das nicht mehr ausgehalten. Ich habe sie überredet, in das Landhaus zu ziehen, das unsere Familie im Staat New York besitzt. Ich bin aus der Stadt weggezogen, um dort mit ihr zu leben, und ich habe mich dort bis zu ihrem Tod um sie gekümmert.«

»Das klingt, als hätte Ihnen das viel Mühe gemacht«, sage ich teilnahmsvoll. »Sie haben ihr ganzes früheres Leben für sie aufgegeben.«

»Nein, sie war krank, und sie brauchte mich. Es machte mir nichts aus.« Er macht eine Pause, um sich die Augen zu wischen.

»Wie ist ihr Vater gestorben?« frage ich ihn.

»Er starb bei einem Arbeitsunfall, als ich zehn Jahre alt war. Meine Mutter hat uns allein großgezogen, und sie machte das, so gut sie konnte. Joe schien es immer zu fühlen, daß wir eine sehr schwere Kindheit hatten. Wir hatten nie viel Geld, und wir mußten als Kinder viel ertragen. Als wir älter wurden, konnte es Joe gar nicht erwarten, von zu Hause wegziehen zu können. Ich habe das nie so empfunden. Als sie krank wurde, saß ich jede freie Minute an ihrem Bett. Die letzten Wochen im Krankenhaus waren sehr schlimm. Ich sah, wie es ihr immer schlechter ging, und ich konnte gar nichts mehr für sie tun. Am Tag, als sie starb, wußte ich, daß es passieren würde. Das war wie ein sechster Sinn, weil wir uns so nahestanden. Ich habe mit ihr geredet, sie gehalten, sie geküßt. Sie war abwechselnd bei Bewußtsein und dann wieder bewußtlos, und wenn sie dann ihre Augen öffnete, sahen sie so leer aus. Ich wußte nie, ob sie mich auch verstand.«

Er starrt auf seine Hände.

»Und seit sie tot ist?« frage ich.

»Oh, ich hatte mir das vorher schon so oft vorgestellt, als sie noch krank war. Ich machte die schwerste emotionale Krise meines Lebens durch, aber ich wurde nicht krank. Aber seit ihrem Tod fühle ich mich ganz eigenartig. Ich staune immer noch, daß ich noch funktioniere. An jedem Wochenende fahre ich zu unserem Sommerhaus hinaus, in dem wir wohnten, und bin dort ganz allein. Ich wandere durch die Wälder, und ich lese. Ich weiß, daß mir das nicht guttut, aber wenn ich daran denke, daß das Leben weitergehen muß, wie man so schön sagt, dann kann ich mir das gar nicht vorstellen.«

Ich kann ganz deutlich erkennen, daß der Tod seiner Mutter die gestörten Familienverhältnisse erst richtig zutage gefördert hat. Ich wundere mich, wie sein Leben bis dahin verlaufen war, was dazu geführt hat, daß er und seine Mutter gegenseitig so aufeinander angewiesen waren. Hatte er immer gedacht, daß sie nie sterben würde und ihn verlassen könnte? Ich sage ihm, daß ihm die Gruppenarbeit dabei helfen würde, festzustellen, wie »gesund« seine Reaktion jetzt sei. »Die Frage ist, was Sie von jetzt an mit Ihrem Leben anfangen wollen. Wenn Sie wollen, können Sie sehr viel über Ihre Familienbeziehungen herausfinden, damit Sie besser verstehen, warum Sie sich jetzt so fühlen. Dann können Sie auch entscheiden, was sie danach machen wollen.«
Er nickt, aber er scheint nicht besonders interessiert daran zu sein, was ich ihm erzähle. Ich kann mir jetzt schon denken, daß es schwierig sein wird, Matt dazu zu bringen, aus sich herauszugehen.

Arlene ist eine schöne, feinsinnige Frau, die sehr kindlich wirkt. Obwohl sie schon 37 Jahre alt ist, trägt sie noch lange, gebauschte Kleider und zierliche, flache Schuhe. Ihr dickes, langes Haar reicht ihr bis zur Taille. Arlenes Vater starb vor acht Monaten, aber für sie ist er immer noch sehr lebendig. Einen kritischen Punkt erreichte sie erst, seit sie verlobt ist, im Frühjahr heiraten will, aber nicht mit ihrer Trauer fertig werden kann. »Das sollte jetzt eigentlich die glücklichste Zeit meines Lebens sein«, sagt sie zu mir mit ganz leiser Stimme. »Aber alles, was ich fühle, ist nur Traurigkeit, weil Daddy nicht mehr da ist, um mit mir feiern zu können. Er kann mich nicht zum Altar führen.« Wenn sie daran denkt, beginnen ihre Augen sich mit Tränen zu füllen. »Er hat Greg, meinen Verlobten, sehr gerne gehabt. Sie hatten so viel gemeinsam. Meine Mutter hat versucht, sich um die Hochzeit zu kümmern, aber ich möchte gar nicht, daß sie sich so sehr einmischt.« Ihre Stimme klingt gereizt, und ich frage mich, ob sie sich immer wie ein kleines Mädchen benimmt, wenn sie über ihre Eltern spricht.
Sie fährt fort, das Verhältnis zu ihrem Vater als sehr nahe, bis zu einem fast symbiotischen Verhältnis, zu beschreiben. »Daddy war

die meiste Zeit der einzige wirkliche Freund in meinem Leben. Er war mein guter Kamerad und mein Ratgeber. Ich bin auch beruflich in seine Fußstapfen getreten – er war ein ausgebildeter Musiker, und als ich noch ein Kind war, habe ich fünf Instrumente gelernt.«

»Sie haben sich sicher oft gesehen, nehme ich an.«

»Oh ja, mindestens zweimal die Woche. Wir haben jeden Tag miteinander telefoniert. Er wußte alles über mich. Manchmal konnte er sehr kritisch sein, aber ich dachte, daß das immer sehr gut für mich war. Er wurde fast 80 Jahre alt, aber er war noch so rüstig wie ein junger Mann.«

»Erzählen Sie mir von seinem Tod.«

»Das war ein totaler Schock. Er hatte einen Herzanfall, schon den zweiten in den letzten fünf Jahren. Man brachte ihn ins Krankenhaus, in dem er nach zwei Wochen starb. Immer waren rund um die Uhr Krankenschwestern für ihn da, aber an dem Tag, als er starb, wußte ich nicht, daß er schon so krank war. Tatsächlich glaubte ich immer, daß es ihm bald wieder besser gehen würde.«

»Und Ihre Mutter?«

Sie reagiert etwas unwirsch. »Meine Eltern wurden vor mehreren Jahren geschieden. Sie lebt allein in Brooklyn, hat aber dort schon seit einigen Jahren einen neuen Freund. Vielleicht werden sie sogar heiraten. Das weiß ich wirklich nicht. Meine Mutter und ich standen uns nie sehr nahe. Ich habe noch einen jüngeren Bruder, Edward, der in Boston lebt. Er war immer das Lieblingskind meiner Mutter, und ich war das Lieblingskind von meinem Vater. Nach der Scheidung war Edward so verbittert und hat aufgehört, mit meinem Vater zu reden. Er schlug sich ganz auf die Seite meiner Mutter, er erkannte nicht einmal, wie sie wirklich war.«

»Wie war sie?«

»Sie ist eine selbstsüchtige, materialistisch eingestellte Frau. Sie hat sich nie damit abgefunden, daß mein Vater nur ein Musiker war. Immer wieder beklagte sie sich darüber, daß sie keinen anderen Mann mit einem seriöseren und einträglicheren Beruf geheiratet hatte. Sie war ganz besessen von Geld. Ich glaube, Daddy war richtig erleichtert, als sie ihn schließlich verließ. Sie kam nicht einmal zu seinem Begräbnis. Edward kam mit dem Flugzeug aus Boston,

aber er war sehr reserviert, und er flog so schnell wie möglich auch wieder zurück.«
»Wie alt ist Edward?«
»Er ist 32. Meine Mutter ist 75 Jahre alt. Meine Eltern haben erst sehr spät geheiratet. Edward lebt nur für seinen Beruf – er ist einer von den Männern, die meine Mutter gerne geheiratet hätte. Ist das nicht komisch?«
»Ist es das?« Sie winkt mit der Hand ab, als wollte sie sagen, daß sie es mir nicht weiter erklären wolle, wenn ich es nicht von allein verstehen würde.
»Und jetzt?« frage ich sie, um das Thema zu wechseln.
»Ich habe keinen, mit dem ich über meine Trauer sprechen könnte, denn niemand hat ihn so geliebt wie ich.« Sie schüttelt theatralisch ihr langes Haar. »Oh, was würde ich darum geben, wenn er noch ein weiteres Jahr, einen Monat oder einen Tag leben würde! Wir haben nicht ein einziges Mal darüber gesprochen, daß er jemals sterben könnte. Dieses Gesprächsthema hat es nie gegeben. Er redete am liebsten immer über lösbare Probleme, und obwohl er gewußt haben muß, daß es ihm sehr schlechtging, hat er mit mir nie darüber gesprochen. Ich habe mich zu sehr davor gefürchtet, auch nur den Gedanken zuzulassen, daß er einmal nicht mehr leben würde. Deshalb konnten wir uns auch nie wirklich verabschieden.«
Arlenes Gefühl, verlassen zu sein, ist sehr real. Selbst ihr Ausdruck *Daddy* zeigt, daß sie sich wahrscheinlich von ihrem Vater nie so weit getrennt hat, daß sie sich als Erwachsene gefühlt hat. Ich wundere mich sehr darüber, welche Gründe dazu geführt haben mochten, daß sie sich so bald nach dem Tod ihres Vaters verlobt hat. Ich bin neugierig, mehr darüber zu erfahren.

»Mein Vater hat mich zu Tode geliebt«, erzählt mir Mary Ann. Sie ist eine 45 Jahre alte Künstlerin und leger mit Hosen und Pullover gekleidet. Sie ist nicht geschminkt, aber ihre Augen sind von Natur aus dunkel, ihre Haare trägt sie aus dem Gesicht nach hinten gekämmt, was sie viel jünger aussehen läßt. Mary Ann ist verheiratet und hat zwei Kinder – eine Tochter mit 19 Jahren, die auf dem College ist, und einen Sohn mit 22 Jahren, der Medizin studiert. Sie hat eine jüngere Schwester und zwei ältere Brüder – zu denen sie ein distanziertes Verhältnis hat, wie sie erzählt. Zu ihrem Ehemann und zu ihren Kindern hat sie ein sehr gespanntes Verhältnis, gibt sie zu.

»Selbst als ich verheiratet war und schon eigene Kinder hatte, war das Verhältnis zu meiner Mutter immer enger als zu meinen eigenen Kindern und zu meinem Ehemann Steve. Das erzähle ich Ihnen ganz im Vertrauen.«

»Selbstverständlich.«

»Es würde sie sehr verletzen, wenn sie das hören würden.«

»Sie müssen gewußt haben, wie gut Sie sich mit Ihrer Mutter verstehen.«

Sie schüttelt den Kopf. »Nein, niemand wird das wahrscheinlich verstehen. Unser Verhältnis wurde erst im Laufe der Jahre immer inniger. Wir haben immer sehr viel Zeit miteinander verbracht, aber seit die Kinder aus dem Haus sind, sind wir uns noch näher gekommen. Mein Vater ist vor zehn Jahren an Krebs gestorben, deshalb sind nur wir zwei übriggeblieben – und meine Schwester und meine beiden Brüder natürlich. Aber meine Schwester wohnt weit weg, und sie und meine Mutter haben sich nie in die Augen sehen können. Meine Brüder leben mit ihren Familien ihr eigenes Leben.«

»So wie Sie auch«, stelle ich fest.

»Das ist wahr, aber das war schon immer anders, weil meine Mutter und ich ein spezielles Verhältnis zueinander hatten. Sie hat einmal zu mir gesagt: ›Ich liebe alle meine Kinder, aber du liegst mir am meisten am Herzen.‹ Wir telefonierten sechs- oder zwölfmal am Tag. Jetzt können Sie sich vorstellen, wie groß mein Verlust wirklich ist.«

»Ich hoffe, Sie haben sich immer kurz gefaßt!« kann ich da nur sagen, und sie fängt an zu lachen.

»Ich weiß, daß sich das nach sehr viel anhört. Aber das war ganz selbstverständlich. Wir haben so gerne miteinander gesprochen, und sie hat mich gebraucht. Sie hätte für mich ihr Leben geopfert. So sehr hat sie mich geliebt.«

»Was hat Ihr Ehemann zum engen Verhältnis gesagt, das Sie mit Ihrer Mutter hatten?«

Sie zuckt zusammen. »Oh, Sie wissen, daß sich das erst im Laufe der Jahre entwickelt hat. Manchmal, wenn wir uns gestritten hatten, habe ich meine Mutter angerufen oder ich bin zu ihr gefahren. Das hat er nicht gerne gesehen. Aber ansonsten gab es da keine großen Probleme. Bis jetzt. Jetzt denkt er, daß ich verrückt bin.«
»Sagt er Ihnen das?«
»Auf ganz verschiedene Art und Weise. Er meint, daß ihr Tod schon vier Monate her ist und daß ich damit fertig sein sollte.«
»Und wie reagieren Sie darauf?«
»Was soll ich sagen? Ich glaube, daß er recht hat. Aber ich kann einfach nicht. Ich denke, daß mir Ihre Gruppe vielleicht dabei helfen könnte.«
»Erzählen Sie mir, wie Ihre Mutter gestorben ist.«
Sie verstummt und sieht sehr traurig aus. »Meine Mutter hatte schon seit Jahren große gesundheitliche Probleme – sie war 72 Jahre alt. Wir brachten sie zu Spezialisten, und ihre Angina wurde mit der besten medizinischen Versorgung behandelt. Ich dachte schon, es würde ihr wieder bessergehen. Sie ist im Juni gestorben. Steve und ich hatten die Stadt verlassen, um am Wochenende einige gute Freunde auf dem Land zu besuchen. Ich hatte versprochen, sie am Freitag abend anzurufen, aber da wir so spät vom Abendessen zurückgekommen sind, habe ich das nicht mehr gemacht. Als ich sie am Samstag anrief, war sie darüber sehr wütend. Sie hatte den ganzen Abend auf meinen Anruf gewartet. Ich war müde und habe ihr leider eine sehr schnippische Antwort gegeben. Sie hängte den Hörer auf. Wir sprachen wieder am Sonntag miteinander, aber sie war immer noch sehr verärgert. Am Montag ist sie gestorben. So war das. Natürlich fühle ich mich sehr schuldig.«
Ich frage sie, warum, obwohl ich mir schon vorstellen kann, was sie antworten wird.
Sie fängt an zu weinen. »Ich habe sie nicht angerufen. Verlangte sie wirklich zuviel von mir, warum konnte ich so eine Kleinigkeit nicht einfach tun? Und dann habe ich, anstatt mich zu entschuldigen, auch noch wütend reagiert.«

»Das sehe ich ein.« Ich will noch mehr sagen, aber das ist jetzt nicht der richtige Zeitpunkt dafür. »Sie fühlen sich also nicht nur traurig, sondern auch schuldig.«
Sie nickt sehr traurig. »Die Leute haben zu mir ganz freundlich gesagt: ›Wenigstens mußte sie nicht leiden.‹ Aber ich glaube, daß sie gelitten hat, und ich hatte keine Gelegenheit, das wieder gutzumachen.«
Schuld kann eine mächtige Triebkraft sein, und ich weiß, daß Entscheidungen, die aus Schuldgefühlen heraus getroffen werden, immer zu falschen Entscheidungen und zu Fehlern führen. Ich hoffe, daß die Gruppe Mary Ann helfen wird, neue Perspektiven zu gewinnen und zu erkennen, weshalb sie in jener Nacht mit ihrer Mutter nicht freundlicher telefoniert hat. Ich kann mir vorstellen, daß hinter dieser Geschichte viel mehr steckt, was wahrscheinlich in den Gruppensitzungen auch herauskommen wird.

»Die Erfahrung, Papa zu verlieren, geht sehr tief«, erzählt mir Patricia tiefbewegt. »Das geht nicht mehr weg. Niemand kann den eigenen Schmerz nachempfinden oder wissen, wie sehr man einen Elternteil vermissen kann – niemand.« Sie sitzt in meinem Büro, eine 34 Jahre alte, geschiedene Frau, Mutter eines fünf Jahre alten Sohnes. Patricia wurde in Israel geboren, und ihre Familie zog in die Vereinigten Staaten, als sie vier Jahre alt war. Ihr Vater, der den Holocaust überlebt hatte, wanderte nach dem Krieg nach Israel aus und lernte dort ihre Mutter kennen. Sie hat eine ältere Schwester, die ebenfalls in Israel geboren wurde, und eine jüngere Schwester, die bereits in den USA zur Welt kam.
Patricia ist eine hübsche, dunkelhaarige Frau mit exotischem Flair, tiefliegenden Augen und einem geschmeidigen, athletischen Körper. Sie arbeitet als Trainerin in einem Fitneßcenter in der Stadt. Sie sieht mich mit großen, traurigen Augen an und erzählt mir ihre Geschichte.
Ihr Vater – »Papa«, wie sie ihn nennt – war 72 Jahre alt, als er plötzlich nach einem Herzanfall starb. Sein Tod ereignete sich im Februar, als ihre Eltern den Winter in ihrem Ferienhaus in Florida verbrachten. Er starb an einem Sonntag abend, als er mit ihrer Mut-

ter fernsah. Patricia erfuhr seinen Tod spät am Abend am Telefon in New York.

»Ich fühlte mich ihm immer sehr nahe«, sagt sie, »obwohl er nie sehr offen war. Er strahlte eine ruhige Würde und eine Strenge aus, die ich sehr bewunderte. Er war für mich immer eine große Stütze. Und Papa war verrückt nach meinem Sohn Joel. Tatsächlich …« – und hier bricht ihre Stimme, aber sie fängt sich wieder – »schrieb er am Tag, als er starb, Joel noch einen Brief, der zwei Tage später ankam. Jemand anderer hat ihm den Brief vorgelesen … ich konnte das nicht. Ich konnte bis heute keinen Blick darauf werfen. Das Schlimmste ist wirklich, meine eigenen Gefühle beiseite zu räumen, damit ich mich um meine Mutter kümmern kann.«

»Ist sie immer noch in Florida?«

»Nein, sie ist in ihr Haus in Brooklyn zurückgekehrt. Das Ferienhaus in Florida will sie verkaufen. Sie will nicht dorthin zurück. Ich weiß offen gestanden nicht, was sie machen will. Sie ist erst 64 Jahre alt und bei bester Gesundheit, aber sie wirkt so hilflos. Sie war Papa so ergeben, und sie war von ihm so abhängig. Tief in meinem Herzen weiß ich, daß sie darüber nie hinwegkommen wird. Sie hat fast aufgehört zu leben, und manchmal überschüttet sie mich mit ihrer Traurigkeit. Ich rufe sie jeden Tag an, aber ich fürchte mich jedesmal davor. Sie scheint gar nicht zu verstehen, daß ich auch traurig bin. Sie ist nicht fähig, mich zu trösten. Jeden Tag werde ich daran erinnert, was ich eigentlich verloren habe. Selbst wenn ich das für einen Augenblick vergessen kann, bringt mir meine Mutter wieder alles zu Bewußtsein. Solange sie lebt, werden wir beide trauern.«

»Und Ihre Schwestern?« frage ich.

»Die sind keine große Hilfe, aber in unserer Familie gab es immer die unausgesprochene Übereinkunft, daß immer ich mich um die Dinge kümmern würde. Meine ältere Schwester Elena hat selbst genug Probleme. Sie kommt ganz gut zurecht, aber sie macht sich immer viel zu viel Streß. Meine jüngere Schwester Sarah war immer schon das Baby. Deshalb muß immer ich die Starke und die Überlegene sein. Aber das ist jetzt zuviel für mich. Ich habe Angst, daß ich bald schon nicht mehr kann und zusammenbreche – was soll dann aus meiner Mutter werden?«

Sie seufzt ganz verzweifelt. »Das Schlimmste ist, daß ich das Gefühl habe, beide Eltern verloren zu haben, nicht nur einen Teil. Sie waren zwei Hälften von einem Ganzen, und meine Mutter könnte vielleicht meinem Vater bald nachfolgen und ebenfalls sterben.«
Ihr Gesicht drückt ihre große Anspannung aus. Wenn man sie sprechen hört, meint man, daß ein großer Damm bricht. Offensichtlich hat Patricia bis jetzt alle ihre Gefühle immer für sich behalten. In der Gruppe hat sie zumindest die Gelegenheit, darüber zu sprechen.

Eileen ist 35 Jahre alt, hübsch und mollig, mit lockigem blondem Haar. Aber ihr Gesicht sieht angespannt und unglücklich aus. Sie ist Grundschullehrerin, verheiratet, ohne Kinder. Sie hat einen älteren Bruder und eine ältere Schwester.
»Ich will von Anfang an ganz direkt sagen, daß ich nie das Gefühl hatte, daß mich meine Mutter wirklich geliebt hat«, sagt sie ohne Umschweife. Ihre Stimme klingt sehr angriffslustig. »Weshalb bin ich dann eigentlich hier? Ich möchte einiges über meine verworrenen Familienverhältnisse herausfinden.«
»Verworren – warum das?«
»Mein Vater war Alkoholiker, und deshalb war unsere Kindheit sehr hart. Meine Mutter wollte nie zugeben, daß wir deshalb große Probleme hatten, obwohl sie sehr viel mit ihm mitgemacht hat. Meine Eltern sind im Abstand von drei Jahren gestorben – erst mein Vater an einem Leberschaden, was nicht verwunderlich ist. Dann vor sechs Monaten meine Mutter an Brustkrebs. Sie waren beide schon 70. Nun sind mein Bruder, meine Schwester und ich übriggeblieben, um die Scherben aufzusammeln.«
»Sie trauern also um beide Elternteile.«
»Um ehrlich zu sein, weiß ich nicht, was ich für meinen Vater empfinde. Ich war auf seinen Tod schon vorbereitet. Er war schon lange krank, und die Ärzte hatten uns gesagt, daß es keine Hoffnung mehr geben würde. Der Alkohol hatte seine Leber zerstört. Der Tod meiner Mutter war für mich ein Schock. Zwischen uns gab es so viele Probleme, die wir jetzt nie mehr lösen können. Das gibt mir sehr zu denken. Nach ihrem Tod habe ich lange ihre Ringe getragen, aber ich bekam davon leider einen Hautausschlag und mußte sie

wieder abnehmen. Als mein Bruder, meine Schwester und ich darangingen, ihren Haushalt aufzulösen, machte mich das richtig krank. Ich konnte nichts mehr essen und nicht mehr schlafen, und schließlich mußte ich einige Tage ins Krankenhaus.«
»Hat Ihnen das so viel ausgemacht, ihre Sachen einzupacken?«
»Ja, aber meine Schwester und mein Bruder dachten, ich würde nur melodramatisch reagieren. Sie haben mich sehr unfreundlich behandelt.«
»Wie sieht Ihr Verhältnis zu ihnen aus? Stehen Sie sich sehr nahe?«
»Das könnte man sagen. Es ist, als ob uns eine böse Kraft miteinander verbindet.« Sie lacht. »Ich weiß, daß das schrecklich klingt. Aber wenn man in einem Haushalt wie unserem aufwächst, gerät vieles durcheinander. Als wir noch Kinder waren, hing alles, was passierte, davon ab, ob unser Vater betrunken war oder nicht. Das war wie auf einer Schaukel. Uns ging es gut, wenn es ihm gutging, und schrecklich und furchtbar, wenn dem nicht so war. Ich erinnere mich daran, als ob es gestern gewesen wäre. Meine Geschwister haben das alles weggesteckt, und keinem von beiden scheint der Tod unserer Eltern wirklich nahezugehen. Nur ich interessiere mich dafür, den Dingen auf den Grund zu gehen.«
»Können Sie mir sagen, welche Gründe Sie heute dazu bewegen?«
Sie überrascht mich mit einer sehr genauen Antwort. »O ja. Mein Ehemann Frederick und ich möchten schon seit einiger Zeit ein Kind, aber ich habe das immer wieder aufgeschoben. Ich habe mir immer gedacht, daß ich das erst könnte, wenn meine Eltern tot seien, damit ich einen klaren Ausgangspunkt hätte und mein Kind nicht mit meinen verworrenen Familienbeziehungen konfrontieren müßte. Aber jetzt, seit sie tot sind, habe ich immer noch Angst, weil diese Beziehungen immer noch bestehen. Mein Mann ist da anderer Meinung, aber ich frage mich wirklich, ob man die Kette einer krankhaften Elternbeziehung wirklich durchbrechen kann. Ich möchte nie so wie meine Eltern werden. Ich mache seit Jahren eine Therapie. Aber nach dem Tod meiner Mutter und meiner heftigen Reaktion darauf hat mir mein Therapeut empfohlen, in Ihre Gruppe zu gehen.«

Ich bin froh, zu hören, daß Eileen eine Therapie macht. Sie trägt eine schwere Last mit sich herum. Jetzt hoffe ich, daß sie in der Gruppe viel Unterstützung finden wird, ihre schwierigen Familienverhältnisse zu klären.

Richard ist 28 Jahre alt, ein sanfter, freundlicher junger Mann, der gerade eine juristische Ausbildung hinter sich hat und zugibt, daß er sich nie vorgestellt hätte, daß er noch so jung sein könnte, wenn er sich mit dem Tod seines Vater auseinandersetzen müßte. Sein Vater war auch Jurist und erst 63 Jahre alt, als er vor acht Monaten starb. »Ich habe eine Tochter mit sechs Monaten, die ihren Großvater nie kennenlernen wird«, meint er traurig.
»Starb Ihr Vater so plötzlich?« frage ich ihn.
»Ja. Er hatte plötzlich einen Schlaganfall, wurde ins Krankenhaus gebracht, und drei Wochen später ist er gestorben. Das hat jeden total überrascht. Mich hat das sehr getroffen. Ich denke immer daran, daß er nie wirklich die Gelegenheit hatte, mich als Erwachsenen kennenzulernen.«
Richard gesteht, daß ihn die letzten Tage seines Vaters in große Konflikte stürzen. Er spricht das aus, was man allgemein das »Mehr-besser-anders-Syndrom« nennt. »Ich wollte, ich hätte in den letzten Tagen, als er im Krankenhaus lag, mehr für ihn getan. Ich habe ihn jeden Tag dort besucht, aber ich fühlte mich immer schuldig, wenn ich wieder ging – ich hätte länger bleiben sollen. Obwohl er gar nicht wirklich bei Bewußtsein war, vor allem nicht in der letzten Woche, hätte es ihn vielleicht getröstet, wenn er gewußt hätte, daß ich an seinem Bett sitze. Aber das war für mich zu schwer. Wenn ich ins Krankenhaus gehe, will ich es immer so schnell wie möglich wieder verlassen.«
»Was ist nach dem Tod Ihres Vaters passiert?« frage ich ihn.
»Mein älterer Bruder Jim lebt in London, deshalb bleibt das meiste an mir hängen. Jim ist nicht einmal gekommen, um meinen Vater zu besuchen, als er im Krankenhaus lag. Er kam nur zur Beerdigung und flog dann sofort wieder zurück. Meiner Mutter geht es gesundheitlich nicht sehr gut – sie hat schwere Arthritis. Sie wohnt jetzt bei uns. Sie ist erst 60 Jahre alt und soll eigentlich nur vorübergehend

bei uns wohnen, aber wer kann das schon wissen?« Er verdreht seine Augen zur Decke und scheint sich ganz stumm zu beklagen. »Ich schäme mich, das zu sagen, aber bis jetzt haben wir nur sehr schlechte Erfahrungen gemacht. Wir haben uns noch nie verstanden, und jetzt ist sie den ganzen Tag bei uns und kritisiert uns, und es wird immer schlimmer. In so kurzer Zeit hat sich so viel verändert. Ich bin gerade selbst Vater geworden, meine Frau Sue wird mit diesen neuen Verhältnissen ebensowenig fertig – obwohl sie immer sehr hilfsbereit ist. Ich weiß es einfach nicht. Anstatt daß ich mich selbst frei fühlen kann, komme ich mir vor wie im Gefängnis – oh, das ist wirklich krank …«

»Wir haben alle unangenehme Gefühle. Erzählen Sie mir mehr darüber.«

Er errötet tief. »Ich habe manchmal ganz verrückte Gedanken. Ich wünsche mir zum Beispiel, daß nicht er, sondern sie gestorben wäre. Das hätte ich viel besser verkraftet.«

»Sie versuchen sich mit schwierigen Problemen auseinanderzusetzen«, sage ich zu ihm, »und es hört sich so an, als ob sie unter großem Druck stehen. Die Gedanken, die sie verleugnen oder die sie sich nicht selbst eingestehen, wirken so destruktiv. Sie versuchen herauszufinden, wie Sie mit Ihren neuen Lebensumständen fertig werden können.«

»Das stimmt wirklich.« Er sieht mich sehr interessiert an. »Das habe ich so noch nicht gesehen. Ich bin ja erst 28 Jahre alt, und ich fühle mich jetzt schon am Boden zerstört. Ich will mich nicht für den Rest meines Lebens an meine kranke Mutter gebunden fühlen. Deshalb bin ich wahrscheinlich hier, um zu lernen, damit umzugehen. Ich weiß nur eines: Ich kann so nicht weiterleben.«

»Der Tod eines Elternteils ist kein banales Ereignis«, sage ich zu ihm. »Das beeinflußt immer auch die anderen Beziehungen. Sie erwarten, daß Sie nur in eine bestimmte Richtung reagieren, und wenn das nicht der Fall ist, werden Sie ärgerlich, weil sie unerwartete und unangenehme Gefühle haben. Das ist ganz normal. Zu lernen, diese Gefühle zuzulassen, ist eines der wichtigsten Ziele in einer solchen Gruppe.«

Helen gesteht, daß sie gerne alles unter Kontrolle hat. Sie macht sich deshalb große Sorgen, weil ihr Vater gestorben ist, als sie nicht da war und deshalb nichts für ihn tun konnte. Sie ist 40 Jahre alt, eine große, schlanke, asketisch aussehende Frau. Sie ist verheiratet und hat eine zwei Jahre alte Tochter. Ihr Vater starb vor zwei Jahren, als sie schwanger war. »Zwei Jahre sind sehr lang, wenn man sich solche Vorwürfe macht«, räumt sie ein. »Ich weiß, daß ich Hilfe brauche.«

Als sie ihre Familie beschreibt, zeigt sich, daß ihre Trauer um ihren Vater von einer Reihe von Faktoren beeinflußt wird. Am wichtigsten ist für sie, daß sie nicht dabei war, als er starb. »Er lebte allein, meine Mutter starb, als ich 16 Jahre alt war, und ich war ihr einziges Kind.« Sie korrigiert sich selbst. »Ich sollte erwähnen, daß ich ihr einziges lebendes Kind war. Ich hatte einen Bruder, der mit sechs Jahren an Leukämie starb. Meine Mutter war danach sehr verändert. Aber ich komme vom Thema ab ...«

»Überhaupt nicht.« Im Gegenteil, das scheint eine entscheidende Rolle zu spielen. Aber Helen möchte lieber über ihren Vater sprechen.

»Normalerweise habe ich immer versucht, ihn anzurufen oder ihn regelmäßig zu besuchen«, erzählt Helen. »Aber ich hatte so viel Arbeit, meine Tochter hatte Grippe, und deshalb hatte ich drei Tage lang nicht mehr mit ihm gesprochen. Am Abend des dritten Tages brachte ich Caroline ins Bett und versuchte dann ihn anzurufen. Er hob nicht ab, was sehr seltsam war, und deshalb rief ich immer wieder an. Als ich ihn um halb elf abends immer noch nicht erreicht hatte, rief ich seine Nachbarin an, die einen Schlüssel für seine Wohnung hatte. Sie bat mich, am Telefon zu bleiben, während sie nachsehen ging. Als sie zurückkam, sagte sie mir so ruhig wie möglich, daß sie jetzt die Polizei holen würde. Ich war außer mir vor Sorge.« Helen fängt zu weinen an. »Ich hätte ihn früher anrufen sollen ... und bei ihm sein sollen. Es tut mir so leid.«

»Ich vermute, daß Sie deshalb so großen Kummer haben, weil Sie ›nicht da‹ waren«, werfe ich ein. In meiner neuen Gruppe haben wohl sehr viele Leute große Schuldgefühle.

»Ich kann damit einfach nicht fertig werden«, schluchzt sie. »Seit zwei Jahren denke ich jeden Tag daran. Ich habe mich von allen Leuten zurückgezogen, selbst von meinem Ehemann und von meiner Tochter. Ich kann niemandem erzählen, wie ich mich fühle.«
»Glauben Sie, daß es im Laufe der Zeit schlimmer geworden ist?« frage ich sie.
»Nein, nicht schlimmer. Mir ist nur alles so gleichgültig. Normalerweise bin ich eine sehr glückliche Person. Jetzt habe ich meine ganze Lebensfreude verloren.«
»Können Sie sich daran erinnern, wie es war, als Ihre Mutter starb?«
Helen zuckt zusammen. »Das ist eine ganz andere Geschichte! Darüber könnte ich ein Buch schreiben. Ihre Schwester zog zu uns und versuchte, mir die Mutter zu ersetzen. Das war eine Zeitlang sehr verwirrend, aber dann ging das Leben einfach weiter. Ich erinnere mich, daß ich etwa einen Monat nach dem Tod meiner Mutter zu einer Tanzveranstaltung in der Schule ging und mich sehr schuldig fühlte, weil ich mich dort so gut amüsierte.« Sie scheint nachzudenken. »Wissen Sie, das ist mir noch nie so richtig aufgefallen, aber ich habe eigentlich nie um meine Mutter getrauert. Das Leben ging bald ganz normal weiter, und wir haben auch nicht viel über sie gesprochen. Mein Vater war so verzweifelt, und ich glaube, ich wollte ihn einfach schonen. Wer weiß. Das ist schon so lange her.« Sie seufzt. »Glauben Sie, daß mir die Gruppe helfen wird?«
»Wenn Sie das zulassen.«

Barry ist Beamter und 34 Jahre alt, stämmig und noch sehr jugendlich, mit dichtem, braunem Haar und sehr großen, blauen Augen. Sein Vater starb vor fünf Monaten. Seine Mutter lebt noch und ist gesund. Sie arbeitet in einem Reisebüro. Barry hat zwei ältere Schwestern.
»Ich glaube, ich hätte besser auf Vaters Tod vorbereitet sein sollen«, gibt Barry zu. »Er hatte schon fünfmal Hautkrebs überlebt, und man hatte ihm in den letzten 20 Jahren immer wieder gesagt, daß er nur noch einige Monate zu leben hätte. Aber er überwand diese Krank-

heit immer wieder, weshalb ich schon dachte, er sei eigentlich unverwundbar.«

»Wie alt war er?«

»Er war erst 64 Jahre alt – er war noch so jung! Meine Mutter ist 61. Sie kommt mit seinem Tod besser zurecht als ich, wie auch meine Schwestern, die beide sehr starke, großartige Frauen sind. Es war auch die Idee meiner Mutter, daß ich in Ihre Gruppe gehen sollte.«

»Das ist interessant. Warum, glauben Sie, hat sie Ihnen das empfohlen?«

»In meiner ganzen Familie scheine ich damit am schlechtesten zurechtzukommen«, meint er. »Ich bin das jüngste von drei Kindern. Meine Schwestern sind beide schon Ende Vierzig, ich bin das Nesthäkchen. Mein Vater war so glücklich darüber, noch einen Sohn zu haben, und er und ich waren immer die besten Freunde. Als ich noch klein war, war er oft krank, und wir haben sehr viel Zeit zusammen verbracht, wir haben zusammen ferngesehen und uns miteinander unterhalten. Jedenfalls fühle ich mich auch deshalb so miserabel, weil ich nicht im Krankenhaus war, als er starb.« Sein Lächeln verschwindet, und seine Augen füllen sich mit Tränen.

»Was ist passiert?«

Barry atmet tief durch. »Er war schon sehr krank und lag schon seit zwei Wochen im Krankenhaus. Ich wußte irgendwie schon, daß es mit ihm zu Ende gehen würde, aber ich hoffte trotzdem wie verrückt, daß er es schaffen würde, wie auch sonst immer. In unserer Familie hoffte jeder sehr stark darauf. Ich habe ihn am Tag, als er starb, besucht, und er war schon sehr schwach. Ich war ganz allein mit ihm im Zimmer. Meine Mutter war hinausgegangen, um Kaffee zu holen. Und dann nahm er meine Hand, schaute mir direkt ins Gesicht, und seine Augen sahen ganz anders als sonst aus. ›Ich muß dir etwas sagen, mein Sohn, ich habe Angst‹, sagte er. Da wußte ich, daß er dachte, daß er sterben würde. Ich werde nie vergessen, wie seine Augen dabei ausgesehen haben – ganz wässerig und voller Panik. Ich bekam Angst. Als meine Mutter zurückkam, entschuldigte ich mich und verließ das Krankenhaus. Ich rief in meinem Büro an und sagte, daß ich nicht mehr kommen würde. Dann floh ich

buchstäblich in meine Wohnung in Brooklyn und versteckte mich. So ein Feigling, nicht war? Er starb etwas später am selben Tag, aber anstatt daß ich bei ihm war, lag ich auf meiner Couch und sah mir im Fernsehen Talkshows an.«
Barry fängt an zu zittern. »Er war mein bester Freund, und ich bin einfach weggerannt, anstatt daß ich bei ihm geblieben wäre, um seine Hand zu halten und mich zu verabschieden.«
»Und Sie fühlen ...«
»Ich weiß nicht, wie ich es anders beschreiben soll, aber mir ist das Herz gebrochen, und ich fühle mich schuldig, weil ich nicht da war. Meine Mutter und meine Schwestern haben versucht, mit mir darüber zu reden. Sie meinen, ich würde mit mir selbst zu hart umgehen. Aber mich können ihre Worte nicht trösten.« Er macht eine Pause und wirkt sehr unsicher. »Sehen Sie, da gibt es noch einen Grund.«
Ich ermuntere ihn fortzufahren, was er schließlich auch tut und an mir vorbei aus dem Fenster schaut, während er redet. »Ich bin homosexuell – das habe ich weder meinem Vater noch sonst jemandem in meiner Familie erzählt. Das verstehe ich selbst auch nicht – das muß für sie sehr enttäuschend sein, weil wir uns sehr nahestehen. Ich habe Angst gehabt, das zu erzählen. Aber ich habe immer darauf gewartet, daß sich eine günstige Gelegenheit dafür ergibt. Ich konnte mir nie vorstellen, daß mein Vater stirbt, bevor ich ihm das erzählt habe. Ich habe mir die Situation so oft vorgestellt, mit allen möglichen Konsequenzen. Und nun habe ich dazu keine Gelegenheit mehr.«
»Und Sie glaubten, dazu wäre immer noch Zeit genug gewesen.«
Schließlich sieht er mich wieder an. »Ich fühle mich wie betäubt. Ich würde ihm am liebsten nachlaufen und ihm zurufen: ›Warte, ich muß dir noch etwas sagen!‹ Ich hoffe sehr, daß mir diese Gruppe helfen kann, weil mir das viele Probleme macht und ich selbst nicht weiß, wie ich damit umgehen soll.«

Marian ist eine Frau, die man am liebsten sofort in die Arme nehmen würde. Sie sitzt in meinem Büro, ist 23 Jahre alt, trägt Leggings und ein langes T-Shirt mit einem auffälligem Aufdruck. Ihr Gesicht ist

rund und hübsch, ihre kurzen Haaren lassen ihre grauen Augen auffallend groß erscheinen. Sie hält sich am Stuhlrand fest und bewegt ihre Beine heftig, als sie die tragischen Umstände des Todes ihrer Mutter beschreibt, die drei Monate zuvor gestorben ist.
»Mom ging vor unserem Haus spazieren – ich wohne ... ich wohnte bei ihr, weil ich noch auf das College gehe –, als unsere Nachbarin Marge Gibson, mit der meine Mutter und ich wirklich gut befreundet sind, rückwärts aus ihrer Hauseinfahrt herausfuhr, ohne sich umzusehen, und meine Mutter umfuhr. Sie starb auf dem Weg ins Krankenhaus. Sie war erst 57 Jahre alt ...«
Ihre Stimme überschlägt sich vor lauter Schock, aber ich bitte sie, trotzdem weiterzusprechen. »Wo waren Sie, als das passiert ist?«
»Ich war in der Schule. Mein Bruder Jack – er ist zwölf Jahre älter als ich – rief in der Schule an, und sie kamen dann, holten mich aus dem Geschichtsunterricht und brachten mich ins Büro. Sie sagten mir nur, daß meine Mutter einen Unfall gehabt hätte. Aber dann tauchte Dad auf, und da wußte ich, daß etwas wirklich Schlimmes passiert war. Sie waren schon lange geschieden, und Dad hatte wieder geheiratet. Ich wußte, daß Dad nie sein Büro verlassen würde und mitten am Tag in meine Schule kommen würde, wenn nicht etwas Ernstes passiert wäre. Ich fing ganz heftig zu weinen an, als ich ihn sah.
Wie fuhren mit einem Taxi ins Krankenhaus, aber ich wußte noch nicht, ob sie wirklich tot war, aber ich weinte immerzu während der Fahrt. Mein Bruder traf uns in der Notaufnahme und sagte uns, daß sie im Krankenwagen auf dem Weg ins Krankenhaus gestorben sei. Ich dachte, ich würde ohnmächtig werden. Dad sagte mir, ich solle mich setzen, und eine Krankenschwester gab mir Wasser zu trinken. Alles war so unwirklich.«
Ich hatte großes Mitleid mit ihr. Einen so schicksalhaften und vermeidbaren Tod versteht und akzeptiert man am allerschwersten. Ich konnte nur bedauern, daß sich dieses junge Mädchen nicht gerade irgendwo mit ihren Freunden amüsierte, anstatt mir hier von ihrer Tragödie zu erzählen.
Ich lächle sie freundlich an und frage vorsichtig weiter. »Leben Sie immer noch in diesem Haus?«

Sie nickt. »Ja … und ich versuche zur Schule zu gehen, was mir aber sehr schwerfällt. Marge Gibson ist schon ein paarmal bei mir gewesen, aber für mich ist es sehr schwer, mich mit ihr zu unterhalten. Ich weiß, daß es ein Unfall war, aber ich kann mir nicht einmal vorstellen, wie sie sich selbst fühlen muß. Aber das hilft nichts. Ich kann nicht freundlich zu ihr sein. Ist das wirklich so schrecklich?« Ihre großen Augen sehen ängstlich aus.
»Nein, das ist nicht schrecklich. Das ist ein großer Schock, Marian, und Sie müssen sich um sich selbst kümmern. Ich bin sicher, daß das für Ihre Nachbarin sehr schmerzlich ist, aber Sie können sich momentan nur um sich selbst kümmern.«
Sie sieht erleichtert aus. »Es ist so, daß ich einfach nicht akzeptieren kann, daß meine Mutter tot ist. Jeden Tag lese ich in der Zeitung, daß Leute bei Unfällen sterben. Ich glaube, Tausende sterben so. Aber meine Mutter! Ich wünsche mir so sehr, daß sie wieder zurückkommt! Ich hoffe immer noch, daß es gar nicht passiert ist. Wie an jenem Tag. Ich lag auf meinem Bett und tat gar nichts. Ich träumte vor mich hin. Es war schon am späten Nachmittag – wenn meine Mutter normalerweise von der Arbeit heimkam. Ich hörte, wie sich die Türe öffnete und wieder schloß, und ich hörte ihre Schritte unten auf dem Flur. Ich hörte, wie sie ihre Schlüssel auf den Tisch legte, dann wie ihr Rock raschelte, als sie in die Küche ging. Das waren die normalen Geräusche, die ich so gut kannte und die so deutlich und wirklich wie früher waren. Ich sprang von meinem Bett auf, rannte die Treppe hinunter und dachte mir: ›Sie ist wieder zu Hause!‹ Aber natürlich war niemand da. Das Haus war leer. Ich bekam eine Gänsehaut. Als ich das meinem Bruder erzählte, machte er einen Witz und sagte, wenn ich sie das nächste Mal sehen würde, sollte ich sie von ihm grüßen.« Sie verzieht ihr Gesicht. »Ich glaube, er versuchte witzig zu sein, aber ich kam mir ganz dumm vor.«
»Es ist wirklich nicht ungewöhnlich, daß Leute solche Wahrnehmungen haben, wenn ein nahestehender Mensch gestorben ist«, versichere ich ihr. »Sie müssen sich da nicht dumm vorkommen. Erzählen Sie mir, was Ihr Bruder macht.«
Sie zuckt zusammen. »Ja, ich versuche es. Jack habe ich noch nie sehr gut gekannt. Seine Gefühle behält er am liebsten immer für

sich. Er hat sich um alles gekümmert, seit meine Mutter tot ist, und er hat versucht, eine Lösung zu finden, was wir mit dem Haus machen sollen. Dad geht es auch ganz gut. Ich weiß, daß sich beide um mich große Sorgen machen, was ich gar nicht möchte.«

»Ihre Mutter ist erst vor kurzer Zeit gestorben«, sage ich zu ihr. »Und die Umstände ihres Todes müssen Sie auch hinzurechnen. Sie starb ganz plötzlich und auf eine sehr schockierende Art und Weise. Ich glaube, daß für Sie die Gruppe sehr hilfreich sein wird, um zu lernen, über Ihre Gefühle sprechen zu können. Bei Ihnen klingt es, als ob Sie noch nicht viele Gelegenheiten hatten, darüber zu sprechen.«

»Ich will meinen Bruder und meinen Vater nicht ständig belästigen. Meine Freunde helfen mir, aber sie haben alle noch ihre Eltern und können sich gar nicht wirklich vorstellen, wie mir zumute ist.«

»Jeder in der Gruppe hat seine eigene Geschichte, die er erzählen kann«, meine ich. »Aber alle haben etwas gemeinsam. Diese Gemeinsamkeit kann sehr trösten – Sie müssen nicht viel erklären. Und ich hoffe, daß das auch sehr heilsam sein wird.«

Das sind die zwölf Leute, die ich zum erstenmal in der Gruppe treffen werde, worauf ich mich jetzt vorbereite. Obwohl jede und jeder seinen oder ihren speziellen Kummer hat, gleichen sie doch den vielen anderen Gruppenmitgliedern, die ich in den Jahren zuvor betreut habe. Am Anfang hilft es allen am meisten, wenn sie ihre Geschichte erzählen. Fast immer haben sich alle Einzelheiten – ob bedeutend oder nicht –, die mit dem Tod eines Elternteils zusammenhängen, tief in der Erinnerung festgesetzt. Ihre Geschichten berichten von nüchternen Beschreibungen von Krankenhauszimmern, unsensiblen Ärzten oder Krankenschwestern, langwierigen Krankheiten, plötzlichen Krisen, Notrufen mitten in der Nacht und teilnahmslosen Familienmitgliedern und Freunden. Obwohl der Tod zu den unausweichlichen Ereignissen im Leben gehört, ist fast niemand darauf vorbereitet, wenn er einen mit seiner ganzen Härte trifft. Während die meisten Erwachsenen erwarten können, daß ihre Eltern wahrscheinlich vor ihnen sterben werden – das ist die »natürliche Ordnung der Dinge« –, sind sie doch entsetzt und fühlen sich

verlassen, wenn der Tod tatsächlich eintritt. Das Unvermeidliche des Sterbens, die Grenzen der Naturgesetze werden offensichtlich, was viele erschreckt und zutiefst erschüttert.
Es scheint keinen rationalen Sinn und Zweck zu geben für die emotionalen Beweggründe, die mit dem Tod eines Elternteils ausgelöst werden. Das Trauma ist real existent, ob der Tod nach einer langen Krankheit eintritt oder ob ein Elternteil plötzlich und unerwartet stirbt. Das Erlebnis ist auch traumatisch, wenn ein Elternteil schon sehr alt ist oder wenn er noch relativ jung ist. Obwohl die meisten Leute in meinen Gruppen glauben, daß ihre starke Trauer ein Zeichen von großer Zuneigung ist, trifft das nicht immer zu. Trauer kann immer gleich, und oft sogar stärker sein, wenn es keine besonders starken oder sogar lebenslänglich gestörte Beziehungen gab.
Ich denke über all diese Möglichkeiten nach, wenn ich mich auf meine Gruppe vorbereite. Meist gleicht diese Arbeit der Arbeit eines Detektivs: Man sammelt Informationen, versucht sich vorzustellen, wie die einzelnen Fakten zusammengehören, und man versucht zu verstehen, daß ein Problem immer die Konsequenz von anderen Sachverhalten ist. Ich bin immer wieder beeindruckt, wie willig die Leute Einblicke in ihr Innerstes gewähren. Denn wir wissen immer nur so viel, wie sie uns auch tatsächlich zeigen wollen.
In den nächsten sechs Wochen wartet viel Arbeit auf uns.

2 Das Erforschen eines Verlustes

Er scheint so nah, und doch so fern.
Alfred, Lord Tennyson

Einen Elternteil zu verlieren kann man mit einer neuen Midlife-crisis vergleichen. Genau dann, wenn die »Baby-Boomer« damit beginnen, sich mit ihrer neuen Situation zurechtzufinden, reifer werden, beruflichen Erfolg und finanzielle Sicherheit erreichen, und vor allem auch einen persönlichen Frieden – wird ihnen plötzlich der Wind aus den Segeln genommen.

Es ist nicht so, daß wir erwarten, daß unsere Eltern ewig leben werden. Wenn wir um die Vierzig sind, ist es nur natürlich, daß wir daran denken, was uns das Leben noch bieten wird. Laut Statistik kümmern sich im Alter von 50 Jahren mehr als 30 Prozent aller Amerikaner ständig um ihre alten Eltern. Jedes Jahr erleben zehn bis 15 Millionen Amerikaner, daß ein Elternteil stirbt. Das passiert überall um uns herum, der Tod wird plötzlich gegenwärtig, aber niemand will ihn wirklich wahrhaben. Selbst wenn der Tod eines Elternteils eigentlich immer eintreten kann – und tatsächlich sind einige meiner Gruppenteilnehmer selbst erst gerade erwachsen geworden –, geschieht das doch meist erst in den mittleren Jahren.

Unsere Gesellschaft tut sich schwer damit, überhaupt über den Tod zu sprechen – selbst wenn er kurz bevorsteht. Oft haben mir Leute erzählt, daß sie tage- und wochenlang in einem Krankenhauszimmer saßen und beobachteten, wie es einem Elternteil immer schlechter ging und er schließlich starb, ohne daß dabei jemals das Wort *Tod* ausgesprochen worden wäre. Oder daß auf die Bemerkung von schwerkranken Eltern, die sagen: »Ich sterbe«, mit Verneinung reagiert wird: »Oh nein, sag das nicht. Dir wird es bald wieder bessergehen.« Selbst wenn es offensichtlich ist, daß er sterben wird. Sind die Eltern dann gestorben, reagieren die Kinder ganz verzweifelt und sagen: »Ich hatte nie die Möglichkeit, mich verabschieden zu können.« Sie sind selbst schuld, wenn sie die Gelegenheit verpaßt haben. Es scheint, als ob sie durch das Vermeiden dieser Worte auch den Tod davon abhalten könnten, tatsächlich einzutreten. Aber später ist die Trauer nur um so größer, weil es nicht mehr möglich ist.

Wenn ich das schreibe, weiß ich trotzdem ganz genau, daß die Vorbereitung darauf und das Sprechen darüber nicht notwendigerweise auch den Schmerz erleichtern, wenn der Tod dann wirklich eintritt. Einen Elternteil zu verlieren ist immer eine dramatische Situation, und dieser Verlust ist aus verschiedenen Gründen schlimmer als jeder andere:

Eltern sind unersetzlich. Man kennt sie länger als jeden anderen Menschen im Leben. Sie haben sich um uns gekümmert. Während der ganzen Kindheit war man von ihnen abhängig, und diese Abhängigkeit kann auch noch als Erwachsener bestanden haben. Man verdankt ihnen buchstäblich das Leben und das eigene Überleben. Das Verhältnis zu ihnen – unabhängig davon, ob man es als gut oder schlecht einschätzt – ist wirklich einzigartig. Alle anderen Beziehungen kann man irgendwie immer ersetzen. Läßt man sich scheiden, kann man wieder heiraten. Verliert man einen Freund, kann man einen neuen suchen. Sterben jedoch die Eltern, sind sie unersetzlich. Man hat nur eine Mutter und einen Vater. Selbst das Wort *Mutter* hat schon eine spezielle Bedeutung: Bemuttert zu werden heißt, getröstet, beschützt und umarmt zu werden. Stirbt ein Elternteil, wird eine emotionale Nabelschnur durchschnitten.

Das Verhältnis zu den Eltern ist der Maßstab für alle anderen Beziehungen. In der Familie lernt man Liebe, Gefühle und Erwartungen kennen, und man lernt diese Gefühle auszudrücken. Hier lernt man Sozialverhalten. Was in der Familie gelernt und erprobt wird, solange man aufwächst, wird der Maßstab für das Leben in der Gesellschaft und für andere Beziehungen. Jede andere Beziehung, die später aufgebaut wird, wird von dieser ersten Beziehung in irgendeiner Form beeinflußt. Man kann viel über sich selbst erfahren und über die bestehenden Beziehungen zu anderen Personen, wenn man das Verhältnis, das man mit den Eltern hatte, genau untersucht. Hier gibt es immer Verbindungen, obwohl diese nicht offensichtlich sein müssen, bevor man die Familienbeziehungen nicht sorgfältig studiert hat. Beispielsweise kann eine Frau ihre Eltern mit den herrlichsten Worten beschreiben und ausdrücken, daß die Beziehung nicht perfekter hätte sein können. Dann wird sie sich wundern, warum alle ihre anderen Beziehungen so unbefriedigend sind. Sie sollte deshalb die Beziehungen zu ihren Eltern genauer untersuchen, um die wichtigsten Kriterien dafür zu entdecken.

Man glaubt immer an die bedingungslose Liebe der Eltern. Eine der wichtigsten Thesen, die in meinen Arbeitsgruppen immer wieder vertreten wird, ist der Gedanke, daß die Eltern die einzigen Personen sind, die wirklich zu bedingungsloser Liebe fähig seien – mit anderen Worten, daß sie für das Kind alles tun würden, jederzeit und überall. In gewissem Sinne ist das auch wahr, weil die meisten Eltern, selbst wenn sie mit ihren Kindern nicht zufrieden sind, immer für ihr Kind dasein werden. Oder in den Worten eines Sprichworts: »Heimat ist der Ort, in den man immer eingelassen wird, wenn man hinkommt.« Bedingungslose Liebe erwarten zu können, mag trostbringend sein, solange die Eltern noch leben, der Gedanke hinterläßt jedoch ein großes Loch, wenn die Eltern tot sind. Dadurch kann man die Liebe der Eltern zu ihren Kindern in ihrem ursprünglichen Umfeld erkennen. Eltern mögen ihre Kinder aus vollem Herzen lieben, aber sie selbst bleiben trotzdem immer nur menschliche Wesen. Sie haben, wie andere Menschen auch, ihre eigenen Bedürfnisse, die vielleicht nichts mit den Kindern zu tun haben. Und manchmal sind die Gefühle, die sie den Kindern entgegenbringen, nicht so bedingungslos, wie sie aussehen. Da gibt es zum Beispiel die »anhänglichen« Eltern, die die Kinder bis ins Erwachsenenalter hinein in Abhängigkeit halten. Das sieht manchmal wie eine extreme Form der Liebe aus, ist aber in Wirklichkeit eine Möglichkeit, wie sich die Eltern ihre eigenen Bedürfnisse erfüllen.

Meine Gruppenteilnehmer sind von dieser Vorstellung immer vollkommen betroffen und meinen, daß mit Eltern, die auch an ihre eigenen Bedürfnisse denken, etwas nicht stimmen könnte. Ich weiß, daß Eltern ihre Kinder lieben. Ich weiß auch, daß nicht alles, was sie machen, als Konsequenz dieser Liebe geschieht. Manchmal nehmen ihre eigenen Wünsche überhand.

Der Mythos der totalen, selbstlosen Elternliebe trägt oft dazu bei, daß Leute unfähig sind, sich mit der Welt auseinanderzusetzen, wenn die eigenen Eltern nicht mehr leben.

Der Tod eines Elternteils ist eine Begegnung mit der Vergänglichkeit. Die meisten Leute, die in meine Gruppe kommen, sind zwischen 35 und 50 Jahre alt. Das ist ein sehr instabiles Alter, weil man sich selbst als »mittleres Alter« zu definieren beginnt und manche schon gesundheitliche Probleme und die ersten Anzeichen des Älterwerdens an sich selbst erfahren haben. Sie fühlen sich selbst der Vergänglichkeit unterworfen, und das vielleicht zum erstenmal in ihrem Leben. Der Tod eines Elternteils verstärkt diese ersten Gefühle, selbst sterblich zu sein, auch noch – das Leben wird einmal zu Ende sein. Das Leben rückt eine Generation weiter, und man merkt selbst, daß der eigene Tod immer näher rückt. Über dieses gesteigerte Bewußtsein der eigenen Vergänglichkeit spricht man nur sehr selten, und selten wird es auch bewußt wahrgenommen. Es ist aber vorhanden – und hat eine starke Macht im Unterbewußtsein. Solange die eigenen Eltern leben, kann man immer daran glauben, daß es kein Ende geben wird – wie die Frau, die mir gestand: »Ich habe nie wirklich gewußt, wie alt meine Mutter eigentlich war, und ich habe sie nie danach gefragt, weil ich nicht daran glauben wollte, daß sie jemals sterben könnte.«

Die Mitglieder meiner Gruppe sagen, daß der Tod eines Elternteils die schlimmste Erfahrung war, die sie jemals durchgemacht hätten. Das verursacht körperliche und seelische Zusammenbrüche, läßt Schuldgefühle entstehen und kann zu dramatischen Veränderungen führen. Ist ein Elternteil einmal tot, hat man nie mehr die Gelegenheit, das Verhältnis so zu gestalten, wie man es sich immer gewünscht hat. Man bedauert die verpaßten Gelegenheiten, und die Eltern fehlen einem um so mehr. Andere Leute versuchen dann vielleicht zu trösten und sagen vielleicht auch, daß es so besser sei, vor allem dann, wenn die Eltern lange sehr krank waren. Aber sich das rational klarzumachen, ist meist nicht sehr beruhigend. Logi-

sche Gedanken können Angst und andere starke Gefühle nicht reduzieren. Diese Auswirkungen kann man nicht vermeiden. Gegen den Tod gibt es kein Heilmittel, und gegen das Gefühl, ein Überlebender zu sein, auch nicht – obwohl der Schmerz letztlich zu vielen positiven Veränderungen im Leben führen kann.
Der Tod eines Elternteils verursacht gerade bei vernünftigen Leuten ein starkes Bewußtsein für Verletzungen und für Beleidigungen. Wenn man mit Leuten spricht, die gerade einen Elternteil beerdigt haben, wird man wahrscheinlich immer viele Geschichten über Schwächen von Familienmitgliedern und Freunden zu hören bekommen. Das Erinnerungsvermögen für das, was andere gesagt oder getan haben, funktioniert sehr gut. Eine Frau in einer meiner Gruppen konnte einfach nicht über den Zorn auf ihre Schwiegermutter hinwegkommen. Die Frau kam nach der Beerdigung ihrer eigenen Mutter zu ihr, umarmte sie und sagte: »Mach dir keine Sorgen, meine Liebe, ich werde jetzt deine Mutter sein.« Wahrscheinlich sagte die Schwiegermutter das sehr liebevoll, aber die Frau konnte das nicht so auffassen. »Wie konnte sie es wagen!« brach es aus ihr hervor. »Das war wie ein Schlag ins Gesicht. Ich hatte gerade meine Mutter verloren. Sie kann sie nicht ersetzen.« Sie konnte sich einfach nicht damit abfinden.
Eine andere Frau erzählte, wie ihr Vater zu Hause starb, als sie beide allein waren. Er hatte einen Herzanfall und hörte auf zu atmen. Als der Notarztwagen kam, war er schon tot. Bei der Beerdigung sagte einer ihrer Freunde so nebenbei: »Ich wette, du wünscht dir, daß du Mund-zu-Mund-Beatmung gelernt hättest.« Diese Bemerkung verursachte bei der Frau neuen Schmerz und Schuldgefühle, und sie brach den Kontakt zu diesem Freund sofort ab.
Eine junger Mann erzählte von einem guten Freund, der ihn, während er eine Shivah-Andacht (ein jüdisches Trauerritual) für seinen Vater abhielt, fragte: »Was will deine Mutter jetzt eigentlich mit dem Haus machen?« Zu mir sagte er: »Damit war er für mich erledigt. Ich konnte einfach nicht länger sein Freund sein.«
»Meine beste Freundin, die ich von klein auf kannte, konnte einfach nicht zum Begräbnis meiner Mutter kommen«, erzählte eine Frau mit Bitterkeit. »Meine Mutter hat für uns immer Kekse gebacken,

als wir Kinder waren, aber sie war einfach zu beschäftigt, um kommen zu können.«

»Ich habe alles für meinen Freund Jeff getan«, beklagte sich eine andere Frau. »Immer wenn er Hilfe brauchte, war ich für ihn da, so wie es gute Freunde eben sind. Als aber mein Vater starb, ließ er sich nicht sehen. Er hat nicht einmal versucht, zu kommen und für mich dazusein.«

Zu einem Mann, der zwei Monate lang jeden Tag am Bett seiner Mutter saß, als sie langsam an Krebs starb, sagte sein Freund: »Jetzt bist du frei.« Er erwiderte ziemlich zornig: »Frei wofür?«

Diese plötzliche Empfindlichkeit erstreckt sich auch auf freundliche und anerkennende Gesten. »Ich werde mich immer an meinen Freund aus der Kindheit erinnern, der mir einen Brief schrieb, als meine Mutter starb«, erzählte mir eine Frau. »Ich wußte nicht einmal, daß sie vom Tod meiner Mutter erfahren hatte, aber seitdem habe ich sie unheimlich gern.«

Diese Beispiele zeigen, wie schwierig es für viele Leute ist, mit einem solchen Verlust umzugehen. Kommentare und Gesten, die sie normalerweise kaum beachten würden, erhalten eine überdimensionale Bedeutung. In ruhigeren Momenten machen sie sich oft Sorgen wegen ihrer eigenen übertriebenen Reaktionen, vor allem wenn sie negativ sind. Haben sie wirklich das Recht, so abfällig über Leute zu denken, die das »Falsche« gesagt haben? Sollten sie sie um Verzeihung bitten? Soll man sich weiter über diese Person ärgern, was auch bedeuten kann, daß man die Beziehungen abbricht? Alle Reaktionen scheinen das sonst übliche Maß zu übersteigen, und oft versteht man sich selbst kaum mehr. Aber das hat immer emotionale Gründe.

Wie Dr. Debra Umberson, Soziologin an der University of Texas, in einer Langzeitstudie der Reaktionen von Erwachsenen (von denen die meisten zwischen 40 und 50 Jahre alt waren) auf den Tod eines Elternteils festgestellt hat, hat dieses Ereignis auch Auswirkungen auf alle übrigen Lebensbereiche. Umberson berichtet, daß der Tod eines Elternteils auch extremen Streß für eine Ehe bedeutet, für das Verhältnis zu Freunden und für das Arbeitsleben. Der Tod ist ein Ereignis, das nur in einem einzigen Moment eintritt, das aber das ganze Geflecht der Beziehungen zu einer Person und zu allen Bekannten spiegelt. Man kann das Ereignis nicht isoliert betrachten. Dr. Umbersons Forschungen haben zum Beispiel ergeben, daß in den Monaten nach dem Verlust eines Elternteils Ehepaare viel öfter miteinander streiten, sich viel öfter betrinken und daß außereheliche Affären viel häufiger sind. Auch Konflikte zwischen Geschwistern treten viel öfter auf.

Manchmal sind die Anzeichen von Trauer viel subtiler, vor allem bei Männern. Männer haben viel mehr Schwierigkeiten als Frauen, ihre Trauer offen zu zeigen. Sie haben viel investiert, stark zu sein und keine Schwächen zu zeigen. Oft drückt sich ihre Trauer viel differenzierter aus. Ich denke dabei an einen gutaussehenden, athletischen, jungen Mann, der sich nach dem Tod seines Vaters gehenließ. Er wurde ein schlechter Schüler, hörte auf, Sport zu treiben und nahm 25 Kilo zu. Nachdem er einige Wochen damit verbracht hatte, nach den Gründen für sein Verhalten und sein verändertes Erscheinungsbild zu suchen, kam er schließlich zu folgendem Ergebnis: »Ich wollte den Leuten andeuten, daß ich verletzt bin, aber ich konnte das nicht aussprechen. Ich fühlte mich beschissen und sah auch so aus. Ich denke, daß ich gehofft habe, sie würden bemerken, wie schlecht es mir ging und mir helfen, ohne daß ich sie darum bitten müßte.«

Ein Todesfall hat nicht auf jeden dieselbe Wirkung. Viele Leute erholen sich schon nach relativ kurzer Zeit wieder von dieser traumatischen Erfahrung. Während die Traurigkeit weiter in einem Winkel ihres Herzens wohnt, können sie trotzdem weiterexistieren. Haben sie den Tod jedoch nicht ganz verarbeitet, dann sieht es nur so aus, als ob sie den Verlust verkraftet hätten. Es kann viele Jahre dauern, bis sich herausstellt, daß es im Inneren immer noch rumort, und selbst dann kann der Zusammenhang zwischen dem Tod und einem späteren Ereignis nicht offensichtlich sein. Die Gefühle, die mit dem Verlust einhergehen, sind vielleicht viel zu tief vergraben.

Andere erzählen, daß sie plötzlich aufgehört hätten, glücklich zu sein, als ob eine Verbindung im Gehirn auf Dauer wie abgeschnitten sei. Das ist nach einem Todesfall nicht ungewöhnlich. Ich erinnere mich, daß ich einmal in einer Gruppe saß und zuhörte, wie die Leute erzählten, daß sie schon vergessen hätten, wie es war, als sie noch glücklich waren. Das Gespräch begann mit der Bemerkung einer Frau: »Meine große Frage ist, ob ich jemals wieder glücklich sein werde?« Diese Frau hatte eben noch erzählt, daß sie ihren Mann und ihre wunderbare, drei Jahre alte Tochter über alles lieben würde. Schon allein deshalb hätte sie sehr glücklich sein müssen. Aber sie konnte sich einfach nicht mehr freuen. Und sie fürchtete sich sehr davor, daß sie nie wieder glücklich sein würde. Sie konnte sich nicht vorstellen, daß sie die Wahl hatte, anders darauf zu reagieren und zu verstehen, warum sie unbedingt an ihren traurigen Gefühlen festhalten mußte.

Naturgemäß denkt jeder, daß andere den Tod leichter verkraften. Eine Tochter, die ihren Vater verloren hatte, der verbrannt und dessen Asche in den Bergen verstreut worden war, trauerte sehr um ihn: »Für mich wäre es einfacher, wenn ich sein Grab besuchen könnte.« Andere Antworten, wie ich sie ständig höre, lauten etwa:

- »Sie hat einen Mann und Kinder, die sie unterstützen. Ich habe niemanden.«
- »Ihr Vater war 90 Jahre alt. Er hatte wenigstens ein langes Leben. Mein Vater war erst 60.«
- »Für mich ist es schwerer, weil ich das einzige Kind bin.«
- »Er hatte wenigstens die Möglichkeit, sich zu verabschieden. Meine Mutter dagegen ist ganz plötzlich gestorben.«
- »Ich weiß, daß jeder denkt, daß seine Eltern wunderbar gewesen sind, meine waren jedoch außergewöhnlich.«

Und so weiter. Manchmal kann es in einer Gruppe so klingen, als würde man einen Wettkampf des Trauerns austragen, eine regelrechte »Olympiade des Schmerzes«. Manche sagen, es ist einfacher, wenn man in der Nähe wohnt, andere, wenn man weiter weg wohnt. Es ist einfacher, wenn ein Elternteil noch lebt, oder es ist einfacher, wenn man nicht die Verantwortung für einen überlebenden Elternteil hat. Es ist einfacher, weil man Geschwister hat, oder es ist einfacher, wenn man nicht auch noch Probleme mit Brüdern und Schwestern hat. Es ist einfacher, wenn man nicht sofort den Haushalt der Eltern auflösen muß, oder es ist einfacher, wenn man das

machen muß. Aber dies zeigt nur, daß jeder glaubt, daß die anderen nicht wirklich verstehen, wie schwer es für ihn ist. Sie denken, keiner hört ihnen zu, deshalb schreien sie lauter.
Aber Schmerz kann man nicht nach objektiven Kriterien messen. Der Tod eines Elternteils ist wohl das am subjektivsten erlebte Ereignis im Leben. Es gibt keinen Maßstab, mit dem man das Trauma dieses Verlustes messen könnte. Ebensowenig kann man auch vorhersagen, wie jemand mit dem Tod eines Elternteils umgehen wird. Trotzdem konnten Experten, die die Auswirkungen von Tod untersucht haben, vier wichtige »Risikofaktoren« ausmachen, die Anhaltspunkte liefern können. Sie können Ihnen dazu dienen, mehr über das eigene Verhalten beim Tod eines Elternteils herauszufinden.
1. *Die Umstände des Verlustes.* Es gibt keine Hierarchie des Schocks, wenn ein Elternteil stirbt, aber Ihre Reaktion kann unterschiedlich sein, je nachdem, ob der Tod plötzlich eingetreten ist oder nach einem langen Leiden erfolgte. Manchmal sind die Familienmitglieder durch eine lange Krankheit schon auf den unausweichlichen Tod darauf vorbereitet, sie können besser damit umgehen – oder haben schon einen Punkt erreicht, ihn zu akzeptieren. Andererseits bedeutet eine lange Krankheit für die Familie auch eine enorme Anspannung, und wenn der Tod dann eintritt, können sie, wenn sie monate- oder jahrelang die Spannung ertragen haben, so erschöpft sein, daß sie mit diesem Ereignis kaum noch umgehen können. Und das kann durch andere Faktoren noch komplizierter werden. Eine schwangere Frau wußte, daß ihre Mutter im Sterben lag, aber sie war davon überzeugt, daß sie noch so lange durchhalten würde, bis das Baby auf der Welt war. Als ihre Mutter einen Monat vor der Geburt starb, konnte sie das gar nicht glauben, so stark war ihre Hoffnung gewesen. Die Mutter einer anderen Frau starb am selben Tag, als ihr Baby geboren wurde. Obwohl sie mit dem Tod schon gerechnet hatte, war der Zeitpunkt furchtbar. »Ich wußte nicht, ob ich glücklich oder traurig sein sollte«, meinte die junge Mutter und fühlte sich zwischen den widersprüchlichen Gefühlen hin- und hergerissen. Immer würde sie an die beiden Ereignisse dieses Tages gleichzeitig denken müssen.

Ein plötzlicher Tod, vor allem wenn er sehr grausam ist, hinterläßt bei den Überlebenden viel tiefere Spuren, vor allem deshalb, weil sie sich darauf nicht vorbereiten konnten. Zufall, Sinnlosigkeit, unerklärliche Todesfälle – wie etwa von einem Betrunkenen überfahren zu werden oder von einer Kugel getroffen zu werden, die für jemand anderen bestimmt war – sind am schwersten zu verkraften.

2. *Emotionale Unterstützung von Familien und Freunden.* Wenn sich Menschen nach dem Tod eines Elternteils wie »Waisen« fühlen, tendieren sie häufig dazu, sich von anderen abzukapseln. Entweder sind sie Einzelkinder, oder sie verstehen sich mit ihren Geschwistern und den anderen Familienmitgliedern nicht besonders gut. Vielleicht haben sie gute Freunde, aber aus bestimmten Gründen sind diese Freunde nicht dazu in der Lage, ihnen zu helfen. Eine Frau erzählte mir, sie hätte gedacht, daß es ihr leichter fallen würde, weil sie drei gute Freundinnen hatte. »Ich hatte erwartet, daß sie mich trösten würden. Aber immer wenn ich mit ihnen telefonierte, hatte ich das Gefühl, daß sie von meiner Trauer nichts wissen wollten. Wenn sie mich gefragt haben, wie ich mich fühle, hofften sie, immer nur zu hören, daß es mir ›gutginge‹.«

Ähnlich reagieren Ehepartner, die am Anfang noch liebevolle und wertvolle Unterstützung angeboten haben, aber immer ungeduldiger werden, wenn der trauernde Partner danach immer noch traurig ist. Eine Frau erzählte, daß ihr Mann zwei Monate nach dem Tod ihrer Mutter sagte: »Ich denke, es wird Zeit, daß du aufhörst zu trauern.« Das ist kein gefühlloses oder herzloses Verhalten. Für viele Leute ist es schwierig, zuzusehen, wenn jemand traurig ist, und ihn einfach gewähren zu lassen. Für einen Ehepartner kann es auch sehr unbefriedigend sein, wenn er nicht weiß, wie er helfen soll. Außerdem macht sich der Partner Sorgen, daß der andere nie wieder mit dem Trauern aufhören könnte und den »alten« Partner verloren haben könnte.

Ein Todesfall erzeugt in einer Ehe Spannungen, weil der liebende Partner helfen und den anderen beschützen will. Sind er oder sie nicht in der Lage, dem anderen zu helfen, mit dem Trauern aufzuhören, wird das als mangelnder Liebesbeweis gedeutet: Wenn du mich genug lieben würdest, würdest du zulassen, daß dir dein Partner hilft. Es ist schwer, jemanden, der »etwas tun« will, davon zu überzeugen, daß er nur zulassen soll, daß man seine eigenen Gefühle ausdrückt.

Sind die Eltern geschieden, kann das auch sehr starke Auswirkungen haben, wenn einer von ihnen stirbt. Beim Begräbnis gibt es oft »logistische« Probleme, weil das Ereignis besonders deutlich macht, daß die Familie auseinandergebrochen ist. Der überlebende Elternteil, von dem man sich eigentlich Hilfe erwartet, kann selbst sehr gemischte Gefühle haben, vor allem dann, wenn die Scheidung noch viele Probleme offengelassen hat. Diese Gefühle können verhindern, daß eine wirkliche Kommunikation stattfindet und daß man sich erst recht allein fühlt.

Manchmal ist die Isolation auch um so größer, je enger und umfassender das Verhältnis zum verstorbenen Elternteil war. Das habe ich bei Matt gesehen, als wir uns vor der ersten Gruppensitzung miteinander unterhielten. Zwei Jahre lang schloß er sich mit seiner Mutter in einem Haus ein, und als sie starb, konnte er zu niemandem gehen, um sich trösten zu lassen. Zu seinem Bruder konnte er nicht, weil er dachte, ihm würde der Tod seiner Mutter nicht so viel bedeuten. Er hat sogar zugegeben, daß er den Namen seines Bruders in der Todesanzeige der lokalen Tageszeitung weggelassen hat, um ihn für seine Lieblosigkeit ihr gegenüber zu bestrafen, aber auch, um seinen eigenen Kummer deutlicher herauszustellen, da er in der Anzeige als Einzelkind aufgeführt wurde. Das ist sehr bezeichnend! (Natürlich hat Matt seinem Bruder nie eine Kopie der Todesanzeige geschickt, und da er in einem anderen Land wohnt, hat er sie vermutlich auch nie gesehen.) Matt zog sich auch von seinen Freunden zurück und versuchte mit seiner Trauer fertig zu werden, indem er sich ganz in sie fallenließ und aus dem Haus, in dem er mit seiner Mutter wohnte, einen Ort des Todeskultes machte. In gewisser Weise wollte Matt gar nicht getröstet oder unterstützt werden. Er hatte das Gefühl, daß keine andere Beziehung jemals so wichtig sein könnte wie die, die er zu seiner Mutter gehabt hatte, und dadurch, daß er seinen Schmerz kultivierte, fühlte er sich weiterhin mit ihr verbunden. Tief in seinem Innersten – und wahrscheinlich vollkommen unbewußt – glaubte er, wenn er sein eigenes Leben weiterleben würde, würde er seine Mutter verraten. Ich wußte schon, als ich ihn traf, daß es für Matt sehr schwer werden würde, sich der Gruppe mitteilen zu können.

3. *Geistige und physische Kräfte*. Ereignet sich der Tod eines Elternteils zu einer Zeit, in der es auch viele andere Streßfaktoren gibt, trifft er einen stärker. Eine Frau in einer meiner Gruppen war außer sich, weil nicht nur ihr Vater gestorben war, sondern weil sie auch die Krankenhausrechnungen bezahlen mußte, die viel höher als erwartet waren. Das bedeutete auch eine große finanzielle Belastung. Sie erzählte, daß sie sich jedesmal, wenn eine Krankenhausrechnung kam, so fühlte, als würde man ihr mit einem Messer ins Herz stechen.

Die Scheidung einer Frau, die ein Jahr vor dem Tod ihres Vaters vollzogen wurde, verstärkte bei ihr die Verlustgefühle. Sie erzählte mir: »Ich tat mir selbst so leid, als mich mein Mann verlassen hatte. Er kümmerte sich auch nicht mehr um unsere Tochter, und ich hatte die ganze Verantwortung plötzlich ganz allein. Ich ging nur noch ganz selten aus. Nach der Arbeit und nachdem ich meine Tochter versorgt hatte, fiel ich jeden Abend nur noch erschöpft ins Bett. Dann starb mein Vater. Als dieser Verlust zu allem anderen dazukam, fühlte ich mich vom Streß schier überwältigt. Ich mußte mich buchstäblich dazu zwingen, langsamer zu leben und wieder lernen durchzuatmen.«

Oft bleibt man nach dem Tod auch zornig zurück, wenn man sich lange um einen kranken Elternteil gekümmert hat. Erinnern wir uns an Irene, die ältere Frau in meiner Gruppe, die beschrieben hat, wie sie sich um ihren 92 Jahre alten Vater gekümmert hat. Sie erzählte: »Er lebte wie ein König in meinem Haus.« Während es sie einerseits tröstete, daß sie sich so vorbildlich um ihren Vater gekümmert hatte, schien sie andererseits nach seinem Tod das Gefühl zu haben, daß sie so viel von ihrem eigenen Leben aufgegeben hatte. Jetzt war sie sehr einsam. Wer war jetzt für sie da, der ihre Opfer belohnen würde? Wer würde sich um sie kümmern, wenn sie selbst Hilfe brauchte? Für Irene wird es schwierig sein, solche Fragen und Zweifel zuzulassen.

Manchmal können sich sogar positive Erlebnisse sehr belastend auswirken – wie etwa eine Hochzeit, eine Geburt oder ein neuer

Anfang im Beruf. Stirbt ein Elternteil mitten in einer großen Veränderung im Leben, kann dieses Ereignis das Gefühl für die eigene Wurzellosigkeit nur noch verstärken – etwa in dem Sinn: »Mein Gott, gibt es denn nichts mehr Stabiles im Leben?« Bestimmte Ereignisse nach dem Tod können auch die alte Traurigkeit wieder aufkommen lassen, selbst wenn man sonst guter Dinge sein könnte. Es ist seltsam, warum man eigentlich glaubt, daß man nur ein Gefühl auf einmal haben könnte – und entweder nur glücklich oder nur traurig sein könnte. Meistens hat man im Leben immer mehrere Gefühle auf einmal.

4. *Die Art der Beziehung.* Die Leute in meiner Gruppe glauben meist immer, daß sie, je mehr sie ihre Eltern lieben, deren Verlust auch um so stärker empfinden und um so länger darum trauern würden. Aber die Beziehungen zwischen Eltern und ihren Kindern können viel komplizierter sein. Das habe ich wieder festgestellt, als ich mit den Teilnehmern meiner neuen Gruppe gesprochen habe. Amanda hat zum Beispiel zugegeben, daß sie von ihrer Mutter nie Anerkennung bekam, und ein Teil ihrer Trauer bestand darin, daß sie sich eingestehen mußte, daß sie nie wieder die Gelegenheit haben würde, diese Anerkennung von ihr zu bekommen. Eileen, die in einer schwierigen Familie großgeworden ist, dachte so ähnlich und glaubte, daß der Tod ihrer Mutter die Büchse der Pandora voller ungelöster Probleme mit ihren Geschwistern bringen könnte. Eine andere Frau versicherte mir einmal sehr bestimmt: »Ich weiß, daß wir, wenn meine Mutter noch fünf Jahre länger gelebt hätte, alle unsere Probleme aus der Welt geschafft hätten.«

Darlenes Geschichte ist ein gutes Beispiel dafür, wie verunsichert man durch den Tod eines Elternteils werden kann. Darlene besuchte meine Gruppe vor zwei Jahren. Ihr Fall zeigt, wie sich die Erinnerungen an die eigene Kindheit in einer Familie mit gestörten Beziehungen auch noch viel später im Leben auswirken können. Darlene kam fünf Monate nach dem Tod ihrer Mutter, die sie sehr geliebt hatte, in meine Gruppe. Damals war sie im dritten Monat schwanger und sprach oft darüber, daß ihr ein Kind nach dem Tod ihrer Mutter wieder mehr Zuversicht geben würde. Als sie mich aber zwei Monate nach dem Ende der Gruppensitzungen anrief, klang ihre Stimme sehr erregt. Sie fragte mich, ob sie mich allein sehen könnte, und wir vereinbarten einen Termin.

Als sie mein Büro betrat, war ich überrascht, wie schlecht sie aussah. Nichts deutete auf eine glückliche Schwangerschaft hin. Ihr Gesicht war blaß, und ihre Augen sahen groß und leer aus.

»Geht es Ihnen nicht gut?« fragte ich sofort besorgt. »Ihre Schwangerschaft ...«

Sie nickte sehr traurig. »Dem Baby geht es gut. Aber mir – ich will ihn nicht haben.«

Ich lehnte mich in meinen Stuhl zurück und beobachtete sie genau. Anfang des Jahres war Darlenes Trauer über den Tod ihrer Mutter noch durch die bevorstehende Geburt ihres Kindes gemildert worden. Aber jetzt fiel mir ein, daß sie von dem Kind immer nur als Mädchen gesprochen hatte. Sie hatte in der letzten Gruppensitzung sehr bewegt gesagt, daß sie das Mädchen nach ihrer Mutter nennen wollte, um so das Erbe ihrer Mutter fortzusetzen. Jetzt erzählte sie mir voller Angst von ihrer Furcht.

»Ich war davon überzeugt, daß es ein Mädchen werden würde«, sagte sie. »Aber im letzten Monat ließ ich eine Fruchtwasseruntersuchung machen, und man teilte mir mit, daß es ein Junge werden würde. Ich will dieses Kind nicht haben.«

»Erzählen Sie mir doch, warum Sie so denken«, forderte ich sie auf.

»Ich weiß es nicht.« Zuerst schien sie verwirrt zu sein. Doch allmählich fanden wir dafür Anhaltspunkte. In ihrer Familie waren offensichtlich alle Männer grob und ungehobelt. Ihre Vorstellungen von einer Beziehung zwischen Mutter und Sohn basierten auf diesen unerfreulichen Erfahrungen. Sie dachte, es sei viel wünschenswerter, wenn sie als Mutter eine Tochter haben würde. Vielleicht lagen hier die Gründe für ihre heftige Reaktion.

»Alle Männer in meiner Familie sind schrecklich«, meinte sie. »Mein Vater war ein furchtbarer Mann. Mein Bruder ist ein schrecklicher Mensch. Das scheint er von ihm geerbt zu haben. Ich kann immer nur daran denken, daß mein Sohn auch so werden könnte. Ich weiß, daß ich eine Tochter sehr liebhaben könnte. Aber ich bin nicht sicher, ob ich das mit einem Sohn auch könnte. Als ich

noch nicht wußte, daß es ein Junge werden würde, war ich über die Schwangerschaft so glücklich. Aber jetzt ist das überhaupt nicht mehr so.«
»Haben Sie mit Ihrem Mann darüber gesprochen?« fragte ich sie.
»Oh ja. Er ist sehr wütend auf mich. Er glaubt, daß das eine fixe Idee von mir ist, und meint, ich sollte aufhören, so zu denken. Ich weiß, daß ich damit alles für ihn kaputtmache, aber ich kann diese übermächtigen Gefühle nicht mehr kontrollieren.« Sie fuhr fort zu erzählen, daß es für sie viel einfacher wäre, damit zurechtzukommen, wenn ihre Mutter noch leben würde. »Meine Mutter würde dafür sorgen, daß alles in Ordnung käme«, meinte sie seufzend.
In den folgenden Wochen kam Darlene immer wieder zu mir, und wir sprachen über die emotionalen Vorbehalte, die sie ihrem Kind entgegenbrachte. Sie gab zu, daß sie ganz rational wüßte, daß ihre Reaktion unsinnig sei. Aber gefühlsmäßig könnte sie sich von diesen Ideen nicht befreien. Erst nach etlichen Wochen konnte sie sich einigermaßen damit versöhnen.
Darlenes mentale Blockade zeigt überdeutlich, wie stark sich die Beziehungen der Eltern zu den Kindern auf alles andere auswirken können. Viele komplexe, übereinanderliegende Gefühlsschichten verhinderten, daß sie auf den Grund ihrer eigentlichen Gefühle vordringen konnte. Ihr ungeborener Sohn verhinderte, daß sie sich über die Beziehung zu ihrer Mutter klarwerden konnte und zwang sie dazu, immer wieder an das komplizierte Verhältnis zu ihrem Vater zu denken. Sie dachte, daß diese Gefühle schon längst begraben seien, und fürchtete sich, daß sie wieder an die Oberfläche kommen würden. Aber das war ihre einzige Möglichkeit.
Selbst wenn ein Kind seine Eltern sehr liebt, ist die Art der Liebe doch noch sehr unterschiedlich. Die Aufgabe der Eltern besteht darin, einem Kind zu helfen, das Nest verlassen und gute Beziehungen außerhalb der Familie aufbauen zu können. Obwohl Eltern ihre Kinder immer lieben sollten, also immer hilfsbereit, immer für sie da, aufmerksam und bereit zum Zuhören sein müssen, ist ihre Liebe nicht notwendig. Es ist genauso egoistisch, andere mit Liebe zu überschütten, wie sie zu ignorieren.

Es ist zwar einfach, sich damit abzufinden, daß man von den Eltern ignoriert wird, aber es ist oft viel schwieriger, das Problem zu erkennen, wenn ein Elternteil dem Kind nicht gestattet, erwachsen und unabhängig zu werden. Deshalb sagen viele Leute auch oft, die Eltern würden die Kinder »zu sehr« lieben, wenn sie ihre Kinder zu sehr verwöhnen und bei jeder Gelegenheit sofort überbesorgt reagieren. Diese Erziehung zur Abhängigkeit geschieht immer im Namen der Liebe, aber das ist es nicht immer.

Wenn ich an meine neue Gruppe denke, gilt dieses Schema für viele der Teilnehmer: Für Mary Ann, die sechs- bis zwölfmal am Tag mit ihrer Mutter telefonierte und sagte: »Sie liebte mich zu Tode.« Für Matt, dessen Verhältnis zur Mutter die einzige intime Beziehung war, die er jemals gehabt hatte. Und für Arlene, die selbst noch mit mehr als 30 Jahren »Vaters kleine Tochter« war. Ich möchte sie vorsichtig dazu bringen, die Grenzen einer so besitzergreifenden Liebe zu erkennen, und ihnen helfen, herauszufinden, daß sie die Möglichkeit haben, nein zu sagen oder anders handeln können, wenn sie es wollen. Sie werden wohl sagen: »Ich werde mich niemals dazu entscheiden, anders zu handeln« oder: »Warum sollte ich?« Aber dahinter steckt oft noch mehr. Die Schuldgefühle, die Mary Ann hat, weil sie ihre Mutter in der Nacht kurz vor ihrem Tod nicht mehr angerufen hat, zeigen, daß sie sich selbst nie erlaubte, nicht anzurufen.

Ich erinnere mich daran, daß eine Frau in einer meiner Gruppen das Verhältnis zu ihrer Mutter immer in den glühendsten Farben beschrieb. Sie machten alles zusammen. Ihre Mutter war ihr größter Fan. Aber ich sehe sie noch an jenem Tag vor mir sitzen, als sie plötzlich von der Erkenntnis überrascht wurde und anfing zu jammern: »Warum ließ meine Mutter zu, daß ich von ihr so abhängig blieb?«

Ich stelle den Menschen, die einen Elternteil, den sie verloren haben, sehr geliebt haben, meist Fragen wie: »Verhalten Sie sich so, wie es sich Ihr Vater (Ihre Mutter) gewünscht hätte – daß Sie nie wieder ein enges Verhältnis zu jemand anderem haben? Daß Sie das Gefühl haben, daß es für Sie keine Zukunft mehr gibt, weil Ihr Elternteil als erste Instanz für Trost nicht mehr existiert?« Das be-

schränkt sich nicht nur auf Leute, die nicht verheiratet oder alleinstehend sind. Viele Verheirateten beschreiben ihre Beziehungen so, als würden ihre Eltern immer noch die wichtigsten Personen für sie sein.
Die enge Beziehung eines Kindes zu seinen Eltern, vor allem zu seiner Mutter, ist für sein Überleben lebensnotwendig. Das Kind ist verletzbar, es kann noch nicht allein existieren. Man glaubt auch, daß diese Beziehung nicht nur emotional, sondern auch biologisch und grundsätzlich ist. Bei den Menschen sind diese Primärbeziehungen stärker ausgeprägt als bei allen anderen Lebewesen. Obwohl die meisten Kinder unabhängig werden, wenn sie erwachsen werden, bleiben diese Beziehungen doch noch in einer gewissen Art und Weise bestehen. Selbst wenn Erwachsene sonst ganz normal leben, kann der Tod wieder Urängste aufkommen lassen, vollkommen verlassen zu sein. Hat man jedoch ein ausgeprägtes und vielfältiges Sozialleben und die Kindheitsgefühle durch einen Transfer auf andere Personen übertragen, kann man mit dieser Situation besser umgehen.

Wenn ich in eine Gruppe gehe, habe ich mehrere Ziele. Das sind nicht immer dieselben, die auch die Gruppenteilnehmer erwarten. Natürlich möchte ich, daß sich die Leute in meiner Gruppe »besser fühlen«, und ihnen helfen, über ihre Trauer hinwegzukommen. Aber erst muß ich ihnen helfen, die Ursachen ihrer Trauer zu erkennen und zu lernen, diese Gefühle auch zu akzeptieren. Ein Heilungsprozeß setzt erst nach einem meist sehr schmerzhaften Prozeß ein. Während der sechs Wochen, in denen wir uns treffen, kann dieser Prozeß lediglich beginnen und muß nach der Arbeitsgruppe allein abgeschlossen werden. Mein Plan für die nächsten sechs Wochen ist folgender:
Den Teilnehmern erlauben, traurig zu sein. In der Sicherheit, die der Raum und die anderen Gruppenmitglieder bieten, die verstehen, was jeder einzelne durchmacht, können sie sich entspannen und ihre Trauer ausdrücken, ohne Angst haben zu müssen, beurteilt zu werden. Draußen in der Welt, in der man sich immer sehr anstrengen muß, »normal« zu sein, darüber hinwegzukommen und glücklich zu

sein, haben sie ihre Trauer vielleicht nie offen gezeigt. Seine traurigen Gefühle auszudrücken, ist ein wichtiger erster Schritt, um weiterzukommen. In meiner Gruppe können sie in einer trostspendenden Runde mit einem großen Vorrat an Taschentüchern zusammensitzen und ihre Gefühle und Gedanken ohne Angst vor Zensur ausdrücken.

Den Teilnehmern helfen, die Beziehungen, die sie zu ihren Eltern hatten, so einzuschätzen, wie sie wirklich waren, ohne sie weiterhin zu idealisieren. Manchmal werden Eltern, wenn sie gestorben sind, regelrecht übermächtig. Aber das Wichtigste, was man für die Toten tun kann, ist, sie so in Erinnerung zu behalten, wie sie wirklich waren, und nicht so, wie man sie gerne gesehen hätte. Ich schlage den Teilnehmern deshalb vor, daß sie über das Ereignis des Todes eines Elternteils hinaus versuchen, die ganze Beziehung, die sie zu ihnen hatten, zu entdecken und die Mythen, die sie über sie gebildet haben, zu korrigieren. Ich helfe ihnen dabei, die Auswirkungen von langen Prozessen in den Beziehungen der Familienmitglieder zueinander zu erkennen, sich mit den tatsächlichen Beziehungen in der Familie auseinanderzusetzen und ihren eigenen Platz darin zu finden.

Den Teilnehmern helfen, erkennen zu können, wie sie sich selbst durch den Tod ihrer Eltern verändert haben. Nur dann können Gruppenteilnehmer akzeptieren, daß sie sich selbst verändert haben, und den auf Dauer bestehenbleibenden Verlust annehmen, wenn sie beginnen, sich selbst Fragen zu stellen, die ihnen meist dazu verhelfen, ihr Leben neu zu strukturieren. Oft betrachten die Leute den Tod eines Elternteils so, als hätte er ihr Leben in zwei Hälften geteilt: »Es gibt VVT – Vor Vaters Tod – und NVT – Nach Vaters Tod«, wie es ein Mann einmal ausgedrückt hat. »Ich sah alles durch dieses Brennglas.«

Den Gruppenmitgliedern Möglichkeiten aufzeigen. Sehr oft denken die Leute, daß sie keine andere Wahl hätten, anders zu handeln. Vielleicht würden sie vieles gerne anders machen, aber sie scheinen nicht den richtigen Weg zu finden. Ich zeige ihnen Möglichkeiten, die ihnen weiterhelfen, damit sie wieder neue Kräfte entfalten können.

In meiner Arbeitsgruppe will ich den Leuten helfen, die Situation genau zu untersuchen, sie bei ihren Überlegungen begleiten, neue Wahrheiten und neue Möglichkeiten zu entdecken. Dabei werden alte Verhaltensmuster studiert, alte Gefühle und Vorstellungen erforscht und alte Meinungen und Gewohnheiten neu gesehen, Lebensziele neu definiert und alte Gedanken und Überzeugungen von neuen abgelöst. Es geht nicht darum, Antworten zu geben, sondern neue Fragen zu stellen. Ich lade die Teilnehmer dazu ein, an einer Art Expedition teilzunehmen, die ihr Leben und ihre Beziehungen erforschen will.
Ein weiser Mann hat einmal gesagt: »Wenn etwas Tragisches passiert, kann man sich entweder in sich zurückziehen und verbittern oder neue Horizonte entdecken und eine neue Lebenslust entwikkeln.« Das ist die Wahl, die alle haben.

3 Traurig zu sein kostet Energie

Ist die Trauer noch frisch, stört jede Ablenkung nur. Man muß warten, bis sie sich gelegt hat.
Samuel Johnson

»Die Leute sind immer schockiert darüber, wie stark sich die Macht der Trauer auf ihr Leben auswirken kann«, sage ich zu den Gruppenteilnehmern in der ersten gemeinsamen Sitzung. »Sie glauben, daß sie einen so großen Verlust überwinden können und dann weiterleben wie vorher. Dann sind sie aber überrascht, wenn all ihre Energien vollkommen aufgebraucht sind. Was glauben Sie? Kommt Ihnen das bekannt vor?«
Die Gesichter um mich herum drücken Zustimmung aus, und alle nicken. Wir sitzen schon seit einer Stunde in einem gemütlichen Halbkreis in einem großen, luftigen Raum zusammen, den das Y zur Verfügung gestellt hat. Noch immer herrscht eine gewisse Scheu, und die Teilnehmer zögern noch, aber die meisten beginnen schon, offener zu reden und sich zu entspannen.
Privat mit einem Therapeuten zu reden, ist eine Sache, aber in einem Raum voller fremder Leute über seine traurigsten Gefühle zu berichten, ist etwas ganz anderes. Ein positiver Punkt wurde jedoch schon genannt: Nach einer Stunde, in der jeder seine Geschichte über den Tod eines Elternteils erzählt hat, hatte sich jeder schon einen Teil der schweren Last, den er in diesen Raum mitgebracht hat, von der Seele geredet. Wir haben auch gelacht – was die meisten wirklich nicht erwartet hätten, in diesem Raum aber ganz in Ordnung zu sein scheint.
Das wahrscheinlich Beste an einer solchen Gruppe ist, daß man erkennt, daß man nicht der einzige Mensch auf diesem Planeten ist, der so viel Trauer auszuhalten hat. Nichts kann einsamer

machen als eine Lebenskrise, die kein anderer mitfühlen kann, vor allem dann, wenn der Druck von außen, »normal« sein zu müssen, so stark ist.

»Aber Sie können nicht einfach so weitermachen, als ob nichts passiert wäre«, sage ich zu den Teilnehmern. »Das ist unmöglich. Die Leute in Ihrer Umgebung sind vielleicht anderer Meinung, und Sie selbst sind wahrscheinlich auch frustriert darüber, daß Sie nicht sofort wieder in der Lage sind, die Erwartungen der anderen zu erfüllen, aber etwas sehr Mächtiges hat von Ihnen Besitz ergriffen. Es ist sehr hilfreich, wenn man psychische Schmerzen, die man aushalten muß, mit den Erfahrungen vergleicht, die man nach einer Operation hat. Bei einem medizinischen Eingriff wird der Körper geöffnet und dann wieder zugenäht. Das verändert Sie auch für immer. Selbst wenn die Narben verblaßt sind, sind sie immer noch da. Und werden es auch immer bleiben. Und manchmal hat man wieder völlig unerwartet pochende Schmerzen. Ist ein Elternteil gestorben, ist man selbst aus verschiedenen Gründen auch nicht mehr derselbe, und das sollte auch niemand erwarten. Dieses Ereignis verändert das Leben und auch die eigene Lebenseinstellung. Deshalb fällt es vielen von Ihnen auch so schwer, weiter mit Leuten umzugehen, die nicht trauern. Man meint, sie würden auf einem anderen Planeten leben.« (Unwillkürlich sind die Gruppenteilnehmer sehr neugierig und wollen unbedingt wissen, ob meine beiden Eltern noch leben würden, als ob sie der Meinung seien, ich selbst hätte mehr Glaubwürdigkeit, wenn ich dieselben Erfahrungen wie sie schon gemacht hätte. Diese Frage lasse ich momentan offen, denn in dieser Gruppe geht es nicht um mich, sondern um die Teilnehmer selbst.)

»Es ist ganz normal, daß man sich gefühlsmäßig in zwei Stücke gerissen fühlt und daß man unsicher ist, wie man sich jetzt weiter angemessen verhalten soll. Nach allem, was passiert ist, kann man die Verantwortung nach dem Tod eines Elternteils nicht abgeben. Sie alle müssen sich um Ihre Kinder kümmern, zur Arbeit gehen, Ihren Mann oder Ihre Frau lieben und sich weiter mit guten Freunden treffen. Das Leben wird nur einen kurzen Augenblick angehalten. Und schließlich heißt es immer: ›Mache dich zurecht,

nimm deine Tanzschuhe und gehe auf die Bühne.‹ Viele Leute denken, daß man schnell den Schmerz überwinden könnte und dann versuchen sollte, wie vorher weiterzuleben, als gäbe es eine zeitliche Begrenzung dafür, wie lange man trauern dürfte. Die Leute haben mir erzählt, daß sie, wenn sie wieder zur Arbeit gehen und auch noch nach einigen Wochen traurig sind, von ihren Kollegen verärgerte Kommentare einstecken müssen, die sie nicht im mindesten unterstützen. Sie sagen sogar: ›Wenn du weinen mußt, kannst du das nicht im Badezimmer tun?‹ Entweder wollen sie es nicht wahrhaben, oder sie wissen nicht, wie sie mit so intensiv empfundenen Gefühlen umgehen sollen. Selbst Familienmitglieder und Freunde werden ungeduldig und meinen: ›Geht es dir immer noch schlecht?‹ Man fängt an, sich so zu fühlen, als ob man sie um einen großen Gefallen bitten würde, wenn man ihnen etwas über die verstorbene Mutter oder den Vater mitteilen will. Man glaubt, daß man den anderen allmählich lästig wird, weshalb man den Mund hält und nicht mehr über seine Trauer redet. Aber das ändert an den Gefühlen nichts. Wenn überhaupt, dann macht das alles nur noch schlimmer.«
Ich lächle den aufmerksamen Gesichtern in meiner Runde zu. »Die Leute wissen oft nicht, was sie eigentlich sagen sollen. Vor kurzem traf ich eine Frau, die mir folgendes erzählte: ›Ich hatte ein schlimmes Knie, und jeder gab mir immer eine Menge guter Ratschläge, was ich für mein Knie tun sollte. Als aber meine Mutter starb, wußte keiner so recht, was er sagen sollte.‹ Genau deshalb sind Sie hier. Jeder von Ihnen macht eine ähnliche Erfahrung. Hier können Sie über alles sprechen, was Sie fühlen, und Ihre Trauer ganz offen zeigen, ohne daß Sie jemand verurteilen wird. Und vielleicht eröffnen sich für viele von Ihnen hier neue Perspektiven, und Sie werden sich nicht mehr dazu gezwungen fühlen, so zu reagieren, wie es andere Leute von Ihnen erwarten. Sie haben ein Recht darauf, traurig zu sein, und Sie haben ein Recht darauf, Hilfe zu suchen. Sie haben das Recht, sich im positivsten Sinne des Wortes um sich selbst zu kümmern. Beginnen wir also jetzt damit, da anzufangen, wo Sie jetzt stehen, und nicht dort, wo andere Leute Sie gerne hätten.«

»Ich weiß genau, was Sie meinen«, meint Jane. »Meine Freunde haben mich immer dazu ermutigt auszugehen – sie meinen, daß ich mich dann besser fühlen würde. Ich glaube aber nicht, daß es mir bessergeht, wenn ich irgendwohin auf eine Party gehe, aber ich kann ihnen das nur schwer mitteilen. Deshalb gehe ich aber trotzdem aus. Aber manchmal habe ich das Gefühl, daß sie mich so unter Druck setzen, zu sagen, daß es mir gutginge, damit es ihnen selbst bessergeht – damit es für sie bequemer ist.«

»Wie viele andere haben Schwierigkeiten, nein zu sagen, wenn sie das gerne tun würden?« frage ich in die Runde. »Was Jane beschrieben hat, höre ich sehr oft.«

»Man denkt, daß man den Leuten weh tut, wenn man nicht ausgeht«, fügt Jane hinzu. »Ich versuche mit meinen Freunden so normal wie möglich umzugehen, damit ich mich nicht selbst ins Abseits stelle, aber momentan habe ich wirklich keine Lust, auszugehen und andere Leute zu treffen. Manchmal gehe ich gar nicht mehr ans Telefon, damit ich niemandem absagen muß. Ich kann mich hier mit fremden Leuten viel besser entspannen als mit meinen eigenen Freunden.«

»Bei mir ist das ein bißchen anders, weil ich verheiratet bin«, meint Helen. »Außerdem habe ich eine zweijährige Tochter. Mein Mann verliert langsam die Geduld mit mir. Er sagt, daß er versucht hat, mir zu helfen, aber was genug sei, sei genug. Jetzt gehe ich immer ins Badezimmer, wenn ich weinen will, damit er mich nicht hört. Er hört es aber trotzdem. Dann ruft er durch die Türe: ›Weinst du da drinnen?‹ Glauben Sie mir, ich verstehe ihn. Wer kann mich denn noch ertragen? Er kann sich aber gar nicht vorstellen, wie mir zumute ist, weil seine beiden Eltern noch leben. Er macht sogar Witze. Heute abend hat er gesagt: ›Geh in deine Totengruppe!‹«

»Mich verletzt aber auch die Art und Weise, wie die Leute Dinge tun, wenn sie denken, sie würden mir damit helfen, was aber nicht der Fall ist«, meint Arlene ganz erregt. »Ich habe eine sehr gute Freundin, die wirklich sehr aufmerksam und wunderbar ist. Sie ist ein guter Mensch, und ich weiß, daß sie es nur gut mit mir meint. Sie sagt immer, daß sie für mich da sei, wenn ich jemanden zum Reden bräuchte. Aber dann redet immer nur sie selbst. Sie kann einfach nicht zuhören. Ich fühle mich immer schlecht, wenn ich mich mit ihr unterhalten habe.«

»Manchmal braucht man wirklich jemanden, der einfach nur zuhören kann«, meine ich.

Arlene nickt. »Ich würde gerne zu ihr sagen: ›Ich brauche deine Ratschläge nicht, wie es mir bessergehen könnte. Ich brauche dich, weil ich traurig sein will.‹«

»Es gibt viele Gründe, warum sich die Leute so verhalten«, sage ich. »Es ist sehr anstrengend, den anderen einfach nur traurig sein zu lassen. Selbst in dieser Gruppe werden Sie erfahren, daß einige versuchen werden, einander ›festzulegen‹. Die meisten von uns – und ich glaube, das gilt vor allem für Frauen – wurden dazu erzogen, zuhören zu können und den anderen Gutes zu tun. Viele Leute halten es nicht aus, den anderen leiden zu sehen, und sie versuchen alles mögliche, um die Traurigkeit zu vertreiben. Sonst ist es zu schrecklich und auch nicht kontrollierbar. Das lernen wir schon als kleine Kinder. Wir fallen hin und sagen: ›Es tut weh.‹ Aber die Mutter sagt: ›Nein, das ist nicht wahr.‹ Oder: ›Das ist halb so schlimm. Weine nicht.‹ Selbst hier in dieser Runde, in der keiner Ihre Eltern gekannt hat, werden Sie erfahren, daß Kommentare kommen wie: ›Ich weiß, daß es Ihr Vater nicht so gemeint hat.‹ Das ist einfach ein Instinkt, weil man möchte, daß es dem anderen bessergeht.«

»Dann wird man getadelt, weil die tröstenden Worte nicht wirken«, fügt Arlene hinzu.

»Ganz genau. Dann sind Sie an der Reihe, und weil Sie selbst so erzogen worden sind, daß es den anderen immer gutgehen sollte, würde man auch selbst gerne so reagieren – oder wenigstens so tun, als ob – und nicht mehr so traurig sein.«

»Das kann ich nachempfinden«, meint Amanda. »Ich war in meinem Freundeskreis immer diejenige, auf deren Hilfe die anderen zählen konnten. Wenn jemand um meine Hilfe bittet, dann sage ich automatisch immer ja, ohne überhaupt darüber nachzudenken. So wie letzte Woche, als mich eine Freundin anrief und mich bat, am Abend auf ihre zwei Kinder aufzupassen, weil sie ausgehen wollte. Ihr Babysitter hatte im letzten Moment abgesagt. Aber ich konnte nicht … ich fühlte mich einfach nicht in der Lage dazu. Es kommt ganz selten vor, daß ich überhaupt einmal nein sage habe. Aber anstatt mich zu verstehen, sagte sie: ›Du wirst so egoistisch.‹ Da war ich wütend. Ich schrie sie an: ›Wie kannst du das sagen? Ich habe gerade meine Mutter verloren!‹ Aber sie hat mich einfach nicht verstanden. Sie meinte: ›Du hast nicht *gerade* deine Mutter verloren. Das ist jetzt schon sechs Monate her.‹« Sie seufzte und sah ganz unglücklich aus. »Ich hätte ja sagen sollen. Ich hatte eigentlich nichts anderes vor.«

»Doch.« Sie schaut mich erstaunt an. »Nur weil Sie nichts Konkretes vorhatten, heißt das noch nicht, daß Sie nichts zu tun hatten. Sie wollten sich an diesem Abend einfach nur um sich selbst kümmern.«

Patricia, die neben Amanda sitzt, legt den Arm auf ihren. »Ich weiß, wie Sie sich fühlen. Ich habe alle Formalitäten für die Beerdigung meines Vaters erledigt und mich um alles andere gekümmert, und jeder hat mich bewundert, weil ich so stark war. Ich war so stolz, weil ich alles so gut im Griff hatte. Aber dann wurde ich selbst sehr traurig, weil mir alles einfach zuviel wurde. Warum muß ich immer die sein, die stark ist und alles so gut im Griff hat? Warum hat denn niemand gesehen, daß ich gar nicht so stark war? Auch mir tat es sehr weh, und ich fühlte mich auch sehr schlecht. Aber dann war niemand für mich da, weil sie mich alle brauchten, um für sie dazusein.«

»Haben Sie darum gebeten?« zweifle ich. »Manchmal vergessen die Leute, auch wirklich darum zu bitten.«

»Die Leute, die behaupten, Freunde zu sein, sollten eigentlich wissen, was man braucht«, antwortet sie vorsorglich.

»*Sollte* sollte eigentlich ein Wort mit fünf Bestandteilen sein, das heißt, alles sollte aus Liebe geschehen«, meine ich.

Patricia lacht. »Zugegeben, Sie haben recht. Mir fällt es aber sehr schwer, andere um einen Gefallen zu bitten. Ich habe Angst davor, daß sie dann von mir enttäuscht sein könnten, weil ich sonst immer so stark bin.«

»Einige von uns investieren sehr viel, um stark und souverän zu sein«, erinnere ich die Teilnehmer. »Ich nehme nach allem, was ich bis jetzt gehört habe, an, daß in dieser Gruppe einige von diesen Leuten sitzen. Sie versuchen verzweifelt, immer für jemand anderen dazusein, zuzuhören, Mitgefühl zu haben oder den anderen einfach nur in den Arm zu nehmen. Aber die Botschaft, die Sie selbst verbreiten, lautet: ›Macht euch keine Sorgen, ich bin Herr der Lage.‹ Sie fragen, weshalb Sie das so befriedigt, immer die Verantwortung zu tragen und Stärke zu beweisen. Das nennt man Hilfsziele, weil man spürt, daß das eigene Verhalten davon profitiert.«

»Ich glaube, daß ich genau das mache«, gibt Richard zu. »Ich habe eine Frau, ein Baby und nun auch noch eine kranke Mutter, die bei mir lebt. Wenn sie glauben, daß es mir zuviel wird, dann ärgern sie sich sehr. So wie es jetzt abläuft, verbringe ich die Hälfte der Zeit damit, meine Mutter zu trösten, und die andere Hälfte der Zeit, meine Frau zu trösten, weil sich ihr Leben so verändert hat, seit meine Mutter zu uns gezogen ist.«

»Ich möchte Sie alle an etwas erinnern, was Sie vielleicht wissen, aber wahrscheinlich vergessen haben«, gebe ich zu bedenken. »Manchmal würden die Menschen, die Sie lieben, Ihnen sehr gerne helfen. Sie selbst dagegen glauben, daß Sie ihnen einen Gefallen tun, wenn Sie sie mit Ihrem Kummer verschonen – in Wirklichkeit ist jedoch genau das Gegenteil der Fall. Wenn Sie die Hilfe der anderen zulassen, fühlen sie sich Ihnen näher. Patricia, ich möchte, daß Sie darüber nachdenken, und auch Sie, Richard. Vielleicht verpassen Sie gute Gelegenheiten, weil Sie immer versuchen, so stark zu sein.«

In der Runde entspannen sich die Gesichter merklich, als ich ihnen diese Gedanken mitteile. Ich fühle mich diesen Männern und Frauen hier sehr verbunden, weil sie jeden Tag gegen eine ganze Reihe innerer und äußerer Nöte ankämpfen. Aber ich merke auch, wie sie ihre Ängste offensichtlich immer stärker abbauen, wenn sie zuhören, was die anderen in der Runde sagen.

Dann frage ich: »Wenn also jeder in Ihrer Umgebung versucht, so wie vorher weiterzuleben, was haben Sie dagegen getan, um zu demonstrieren, daß sich doch vieles verändert hat?«

Einige berichten sofort von den neuen Veränderungen in ihrem Leben.

»Ich war noch nie sehr religiös«, erzählt Jane. »Meine Eltern nahmen mich immer mit in die Kirche, als ich noch klein war, aber als ich älter wurde, bin ich nicht mehr mitgegangen. Als sie dann tot waren – ich weiß nicht, wie ich es ausdrücken soll –, schien es mir so unvorstellbar zu sein, daß sie einfach verschwunden sein sollten. Ich dachte viel über die Vergangenheit nach, auch über die Zeit, als wir noch gemeinsam zur Kirche gingen und an die Kirchenlieder, die wir gesungen haben. Von da an begann ich – einerseits aus Nostalgie, andererseits in meiner seelischen Not – wieder jeden Sonntag in die Kirche zu gehen. Ich tue das sehr gerne. Das tröstet mich.«
»Ich mache etwas ganz Bestimmtes«, meint Arlene ganz wichtig. »Ich habe einen Kunstfehlerprozeß gegen die Ärzte meines Vaters angestrengt. Das mußte ich unbedingt tun – weil ich der Gerechtigkeit zum Sieg verhelfen möchte.«
Ich bin etwas erstaunt, das zu hören, weil Arlene diesen Punkt in unserem privaten Vorgespräch nicht erwähnt hat. »Warum haben Sie diese Klage eingereicht?«
»Ich glaube wirklich, daß man meinen Vater nicht sorgfältig genug behandelt hat«, meint sie zornig. »Sie haben nicht schnell genug gehandelt. Und über dieses Unrecht und diesen Kunstfehler hinaus kümmerte sich das Personal des Krankenhauses auch sonst nicht gut genug um meinen Vater. Darüber bin ich sehr wütend. Das waren die letzten Tage seines Lebens, aber weder eine Krankenschwester noch ein Arzt sind gekommen, um ihn zu trösten. Man ließ ihn die meiste Zeit ganz allein in dieser kalten, sterilen Umgebung. An dem Tag, als er starb, hatte er große Schmerzen und bekam stundenlang kaum Luft. Ich konnte den Arzt am Telefon nicht erreichen. Als sein Herz zu schlagen aufhörte, wurde Alarm gegeben, und Ärzte und Schwestern eilten in den Raum hinein. Sie stießen mich hinaus auf den Gang, und dort stand ich und wurde immer hysterischer, als ich ihnen zuhören konnte, wie sie seine Brust bearbeiteten und ihm Elektroschocks gaben. Als er tot war, erlaubten sie mir nicht einmal, daß ich mich an sein Bett setzte. Das war ein so unmögliches Benehmen, und ich bin davon überzeugt, daß mein Vater heute noch leben würde, wenn er medizinisch besser und verantwortungsvoller versorgt gewesen wäre.«

Arlenes Fall klingt juristisch vielleicht nicht besonders aussichtsreich, aber gefühlsmäßig kann man ihn sehr gut verstehen. Wenn die Leute in meiner Gruppe beschreiben, was ihre Eltern im Krankenhaus erlebt haben, dann klingt das oft sehr bitter. Selbst wenn sie vom Verstand her wissen, daß die Ärzte und Schwestern sie so gut wie möglich behandelt haben, beunruhigt sie der Anblick ihrer Eltern sehr, die in einem nüchternen Krankenzimmer voller Instrumente und an Schläuche angeschlossen liegen und vom Personal mit der manchmal typisch schnellen, aber effizienten Behandlung versorgt werden. Ihr Zorn wird von den enttäuschten Hoffnungen nur noch größer, und sie wollen jemanden dafür verantwortlich machen. Sie fangen an, die Ärzte aus der Kleinkindperspektive zu betrachten, und glauben, daß sie mit der modernsten Technologie und einem medizinischen Geheimwissen alles leisten könnten. Gelingt es den Ärzten jedoch nicht, Wunder zu vollbringen, und der Patient stirbt an seiner Krankheit, dann ist es einfach, daraus eine Horrorgeschichte zu konstruieren, in der der Patient schlecht und falsch behandelt wurde.

»Ob es wirklich einen Kunstfehler gegeben hat oder nicht – die meisten Leute glauben trotzdem, daß ihnen durch den Tod eines Elternteils in gewissem Sinne ein furchtbares Unrecht angetan worden ist«, meine ich. »Das ist ganz normal. Aber ob nun Ungerechtigkeit im Spiel ist oder nicht, man muß lernen, den Verlust an sich trotzdem gefühlsmäßig zu verkraften. Manche von Ihnen sind vielleicht extrem zornig und wollen etwas tun, irgend etwas, um sich besser zu fühlen. Das ist keine ungewöhnliche Reaktion auf sehr tiefgehende Gefühle. Dadurch hat man einen Grund, immer an den verlorenen Elternteil zu denken und sich an ihn zu erinnern.«

Arlene sieht mich unsicher an und spielt mit einer ihrer langen Haarsträhnen. »Mein Verlobter Greg ist Jurist. Er glaubt, daß wir sehr gute Aussichten haben, den Prozeß zu gewinnen.«

Ich weiß, daß sie unbedingt meine Meinung über die Verdienste ihres Freundes hören will. Sie erwartet auch von den anderen Zustimmung. Ich lächle jedoch nur unverbindlich und frage: »Will jemand anderer etwas erzählen?«

»Mir gehen so viele Dinge über meine Eltern durch den Kopf«, meint Eileen. Ich weiß nicht, ob ich meinen Vater mehr bedauern soll, weil er ein Alkoholiker und ein grober Mann war, oder meine Mutter, weil sie das so lange ausgehalten hat, bis er daran gestorben ist. Ich habe wirklich versucht, mich mit meinem Zorn auseinanderzusetzen, aber das ist momentan wirklich mein vordringlichstes Gefühl.«

»Wenn Sie das fühlen, dann sollten Sie das ernst nehmen«, meine ich. »Denken Sie genau darüber nach, und versuchen Sie dahinterzukommen, was es bedeutet. Wenn Sie sagen, daß Sie an Ihrem Zorn arbeiten, heißt das, daß sie versuchen, ihn loszuwerden. Es kann sein, daß Sie ihn erst deutlich aussprechen müssen, um zu entdecken, was er bedeutet. Es ist ein Unterschied, ob man seinen Zorn kontrolliert oder irgendwie damit umgeht, oder andererseits versucht, die Triebkräfte hinter ihm zu verstehen.«

»Wenn ich auf irgendwen zornig bin, dann auf mich selbst«, sagt Mary Ann schnell. »Weil ich so egoistisch war, starb meine Mutter sehr unglücklich. Vielleicht habe ich ihren Tod sogar beschleunigt.«

»Sie sprechen über die Nacht, in der Sie nicht mit ihr telefoniert haben?« frage ich sie. Die ganze Geschichte hatte sie vor der Gruppe schon erzählt.

»Ja.« Ihre Augen füllen sich mit Tränen, und sie greift nach einem Taschentuch in der Schachtel, die in der Mitte des Kreises steht. »Hat sie zuviel verlangt, wenn sie mich bat, jeden Tag 15 Minuten am Telefon mit ihr zu reden?«

»Vielleicht hat sie das«, meine ich freundlich. Sie blickt mich an, als würde sie meine Ansicht nicht ganz verstehen, aber sie sagt nichts mehr.

»Sie fühlen sich schuldig«, füge ich hinzu. »Schuldig fühlen sich die meisten, die einen Elternteil verloren haben – selbst wenn sie ihre Eltern sehr geliebt haben. Sie denken immerzu daran, daß sie selbst schuld sind. Sie können diese eine Nacht nicht vergessen, obwohl Sie in Hunderten oder Tausenden von Nächten davor immer angerufen haben. Und nun sind Sie davon überzeugt, daß das einen großen Unterschied ausmacht. Das ist wie ein Tonband, das im

Kopf immer wieder abgespielt wird. Glauben Sie, daß Ihre Mutter heute noch am Leben wäre, wenn Sie sie angerufen hätten?«

Mary Ann sieht mich verwirrt an. »Ich … ich weiß es nicht.«

»Genau das meine ich. Das können Sie nicht wissen. Sie selbst haben die Wahl, welchen Stellenwert Sie dem fehlenden Anruf im Ablauf der Ereignisse beimessen. Sie können ihn dazu benützen, sich selbst dafür zu tadeln, oder Sie können auch versuchen, herauszufinden, warum dieser Anruf so ein wichtiges Ereignis für Sie gewesen wäre.«

»Ich glaube, ich fühle mich schuldig, weil ich nicht mehr Zeit bei meinem Vater verbracht habe, als er krank war«, sagt Richard. »Er selbst konnte kranke Leute in seiner Umgebung nicht leiden, und ich glaube, diese Einstellung habe ich von ihm übernommen.«

Ich bemerke, wie Barry zusammenzuckt, als Richard das sagt. Ich bin überzeugt, daß es ihm genauso wie Richard geht. Er hat viele Schuldgefühle, weil er das Krankenhaus verlassen hat, bevor sein Vater starb.

»Manchmal kann Zorn auch tatsächlich die Ursache sein, daß man sich besser fühlt«, erwähne ich. »Es ist einfacher, sich damit auseinanderzusetzen als mit depressiven Gefühlen, weil Zorn ein aktives Gefühl ist. Es bewirkt, daß der Adrenalinspiegel ansteigt, den man dann abreagieren kann. Depressive Gefühle sind dagegen ganz anders, sie sind passiv und beherrschen das ganze Denken. Sie machen vollkommen energielos und verhindern, daß man selbst die einfachsten Dinge weiterhin tun will. Sie rauben einem jede Freude und hemmen jede Aktivität, selbst bei Dingen, die man früher ganz gerne gemacht hat.«

»Das trifft genau auf mich zu«, sagt Matt traurig. »Ich fahre jedes Wochenende zu unserem Ferienhaus und fühle mich kurzfristig getröstet, wenn ich dort bin, aber was soll ich dann dort tun? Ich habe eigentlich keinen Grund mehr, dorthin zu fahren. Ich fühle mich so einsam.«

Arlene nickt heftig mit dem Kopf. »Oh ja! Wer kann das besser verstehen als ich, wie es ist, wenn die Person, die für einen das ganze Leben bedeutet hat, nicht mehr lebt?«

Ich lasse ihre Beschreibung ihres Vaters als ihr »ganzes Leben« für heute unkommentiert, obwohl ich gerne wissen würde, ob ihr Verlobter das weiß. Darüber werden wir sicher später noch sprechen. Ich wende mich Jane zu, die sich zu Wort gemeldet hat.

»Ich weiß, daß ich nicht soviel Energie wie sonst habe«, meint sie. »Mein Leben geht Tag für Tag weiter – als wäre ich auf Automatik gestellt. Ich setze einen Fuß vor den anderen und gehe zur Arbeit ins Krankenhaus, bügle meine Wäsche und füttere meine Katzen. Wahrscheinlich sehe ich von außen auch noch genauso aus wie früher, aber innen fühle ich mich wie tot. Nichts macht mir mehr Freude. Die Leute sagen mir immer wieder, daß das wieder vergeht, aber ich bin mir da nicht ganz so sicher.«

»Ich sage euch, weshalb ich weiß, daß ich eine depressive Phase durchmache«, fügt Irene hinzu. »Mein Haus sieht katastrophal aus. Früher hatte ich alles immer blitzsauber, aber in letzter Zeit überhaupt nicht mehr.«

»Sie machen gute Fortschritte«, meine ich. »Manchmal sind solche umfassenden praktischen Veränderungen auch sehr bedeutsam.«

»Ich war immer so eine ordentliche Hausfrau«, erzählt Irene. »Dafür war ich richtig berühmt.«

»Es hilft sehr, wenn man sein Verhalten eine Woche lang beobachtet«, schlage ich vor. »Passen Sie auf, ob Sie bestimmte Dinge ganz anders machen – wie etwa das Haus unordentlich werden lassen. Dann fragen Sie sich, weshalb Sie sich gestatten, das jetzt so zu machen.«

»Ich weiß nicht, in welche Kategorie Sie das einordnen würden, aber seit mein Vater tot ist, habe ich festgestellt, daß ich heimlich jeden Tag die Todesanzeigen lese«, erzählt Barry. »Früher habe ich diese Anzeigen nie beachtet, und ich würde mir heute auch sehr komisch vorkommen, wenn das jemand anderer wüßte. Ich lese die Todesanzeigen von Leuten, die älter waren, und ich wundere mich, daß diese Leute so lange gelebt haben, während mein Vater so jung gestorben ist. Dann sehe ich nach, ob sie Kinder gehabt haben. Wenn ja, dann frage ich mich, ob es diesen Kindern genauso geht wie mir. Ich fühle mich ihnen sehr verbunden – als ob ich zu einem von ihnen hingehen könnte und wir sofort ein gemeinsames Gesprächsthema finden würden.«

Ich lache. »Das ist auch wirklich genau der Grund, weshalb Sie hier sind, nicht wahr? Bis heute abend war jeder hier in diesem Raum für Sie ein Fremder.«
Er lächelt. »Das ist richtig. Daran habe ich noch gar nicht gedacht.«
»Ich mache das auch«, meint Amanda, »Todesanzeigen lesen und mir die Hinterbliebenen vorstellen.« Auch andere in der Gruppe nicken hier zustimmend.
»Das ist interessant. Wer von Ihnen liest jetzt Todesanzeigen?« frage ich.
Mehrere Handzeichen – fast alle lesen sie.
»Sie sagen, daß Sie sich diesen fremden Leuten sehr verbunden fühlen. Lassen Sie uns darüber sprechen.«
»Es ist, als ob wir alle zu einem Club gehören«, meint Helen. »Die Gesellschaft mit toten Eltern.« Einige lachen.
»Und Sie glauben, daß Sie sonst niemand versteht?«
»Nein, niemand kann das«, sagt Jane heftig. »Manchmal sagt ein Freund etwas Mitfühlendes, aber dann würde ich am liebsten schreien: ›Wie kannst ausgerechnet du das sagen? Du hast deine beiden Eltern immer noch.‹«
»Heute abend bin ich hier hereingegangen«, meint Matt scheu, »und war sehr nervös dabei. Aber ich bin jetzt überrascht, wie gut ich mich fühle. Ich kenne die Leute der Gruppe. Sie haben auch einen Elternteil verloren. Sie werden mich nicht ausschließen.«
Die Gruppe bricht in ein allgemeines, spontanes, gegenseitiges Versichern von Verständnis und Vertrauen aus. Und damit beginnt ihre eigentliche Reise.

Einmal hörte ich, wie ein 70 Jahre alter Mann in einer Konferenz den Schmerz über den Tod seiner Mutter 30 Jahre zuvor so beschrieb: »Als meine Mutter starb, ging es mir schrecklich – als hätte man mir ein Loch ins Herz gerissen. Doch im Laufe der Jahre vernarbte die Wunde immer mehr, und es tat nicht mehr jeden Tag weh. Aber einige Leute, wie etwa meine Frau, wußten, wo diese verwundbare Stelle lag, und wenn sie sie berührten, begann der Schmerz wieder zu brennen, als sei es erst gestern passiert.«

Diese Geschichte erzähle ich der Gruppe, als wir uns zum zweitenmal treffen, um zu zeigen, wie tief der Schmerz gehen kann und wie lange man mit dem Verlust zu kämpfen hat. Aber auch, um ihnen zu zeigen, daß sie, auch wenn der Schmerz aufhört, trotzdem nicht die Verbindung zur verstorbenen Person verlieren. Diese Geschichte kann sie daran erinnern, daß sie die Trauer, selbst wenn der Schmerz nicht mehr ständig gegenwärtig ist, immer mit sich herumtragen werden.

Während der ersten Sitzung sprachen wir darüber, wie hart es für die Trauernden ist – und wie sich die einzelnen darum bemühen, die Veränderung im Leben nicht akzeptieren zu wollen und so weiterleben wollen wie bisher. Jetzt bitte ich sie, diese verwundbaren Stellen zu berühren – und darüber zu sprechen, was passiert, wenn sie sich erinnern. »Die Zeit vereinfacht vieles, aber Zeit allein heilt keine Wunden«, sage ich zu ihnen. »Es gibt immer noch verwundbare Stellen, die ganz unerwartet wieder schmerzen, wenn ein Wort oder ein Ereignis daran erinnern. Heute abend wollen wir darüber sprechen, wo diese Wunden bei Ihnen liegen.«

»Mein Sohn Joel will etwas Nettes sagen oder etwas Wunderbares tun, und ich greife zum Telefon und will Papa anrufen – ohne daß ich darüber nachdenke«, erzählt Patricia. »Manchmal wähle ich seine Nummer, und meine Mutter nimmt das Telefon ab, bevor ich bemerke, was ich überhaupt gemacht habe. Dann muß ich mit ihr sprechen.« Einige aus der Gruppe nicken zustimmend. Patricia hat uns erzählt, wie schwer es ihr jetzt fällt, mit ihrer Mutter zu sprechen. »Mich macht das immer traurig. Solche Sachen habe ich immer nur Papa erzählt. Er war immer so glücklich, wenn ich ihm von Joels Eskapaden erzählt habe. Manchmal denke ich an ihn und frage mich ganz betroffen: ›Ist er *immer noch* tot?‹«

»Als mein Daddy noch lebte«, sagt Arlene ganz verträumt, »konnte ich immer nach Hause kommen und sein kleines Mädchen sein. Ich weiß, daß das dumm klingt. Ich bin eine erwachsene Frau. Aber ich fühlte mich so sicher, wenn ich bei ihm war. Jetzt habe ich niemanden mehr, bei dem ich mich so sicher fühlen kann. Als Daddy starb, sind alle Verbindungen zu meiner Kindheit abgerissen. Ohne ihn fühle ich mich so allein.«

»Ja«, sage ich, »das ist vor allem schwierig, wenn man denkt, daß es einem bessergeht und dann etwas passiert und man sich wieder genauso schlecht wie am Anfang fühlt. Dieser Weg hat sehr viele Windungen.«
»Ich brauche nur jemandem zuzuhören, der sagt: ›Ich gehe jetzt nach Hause zu meinen Eltern‹, um mich wieder so schrecklich zu fühlen, oder: ›Ich muß heute abend meine Mutter anrufen‹«, sagt Matt sehr traurig. »Wie weh mir das immer tut. Es ist, als würde mir jemand ein Messer in die Brust rammen. Ich bin neulich fast zusammengebrochen, als ich hörte, wie ein Mann im Büro mit seiner Mutter telefonierte. Sie kennen doch diesen jovialen Ton, in dem manche Leute mit ihren Eltern sprechen? Der so klingt, als ob sie mit einem unartigen Kind reden. Ich konnte das noch nie leiden. Es ist nicht gerecht, daß jemand, der seine Mutter haßt, noch eine hat, während meine, die ich so sehr geliebt habe, jetzt tot ist.«
»Das ist wie Achterbahn fahren«, meint Mary Ann traurig. »Manchmal stehe ich morgens auf und glaube, daß es mir gutgeht und daß es mir überhaupt jetzt bessergeht. Ich freue mich auf einen schönen Tag und fühle mich stark. Dann macht jemand eine Bemerkung oder ich sehe eine Fernsehshow an – und plötzlich sind alle meine alten Gefühle wieder da, und mir geht es miserabel.«
»Das macht Ihnen angst«, stelle ich fest.
»Ja. Letzte Woche sprachen Sie davon, daß es wie bei einer Operation sei. Ich glaube, das ist ein sehr passendes Bild, weil es genau so ist. Als meine Tochter geboren wurde, hatte ich einen Kaiserschnitt, den ich ganz gut überstanden habe. Aber von Zeit zu Zeit – selbst noch Monate und Jahre später – wachte ich auf und konnte mich buchstäblich nicht mehr bewegen. Es war zum Verrücktwerden. Genauso ist es jetzt auch.«
»Das ist ein guter Vergleich«, stimme ich zu.
»Natürlich bin ich, sobald ich anfange, über meine Mutter nachzudenken, wieder genauso traurig. Ich denke immer: ›Wenn nur ...‹«
»Ach ja«, unterbreche ich sie. »Diese ›Wenn-nur-Gedanken‹. Die hat jeder. ›Wenn nur mein Vater zugelassen hätte, daß ich ihn zum Arzt bringe.‹ ›Wenn nur meine Mutter auf mich gehört hätte.‹ Aber man kann leider nicht ein Ereignis oder ein Verhalten ändern, ohne

die gesamte Beziehung dadurch anders zu gestalten. So ist das Leben.« Ich sehe mich bei den Teilnehmern um. »Will noch jemand etwas sagen?«
Richard meint: »Für mich hat sich viel geändert. Früher war mein Vater immer der Puffer zwischen mir und meiner Mutter. Sie und ich hatten über alles und jedes immer lange Diskussionen, und er war immer der, der mit seiner ganz eigenen Art die Federn, die wir gelassen hatten, wieder aufsammelte. Dad wäre ein brillanter Verhandlungspartner für den Nahen Osten gewesen – so war er. Jetzt umzingeln wir uns immer, meine Mutter und ich, und haben Angst, daß uns die Argumente ausgehen. Wir können scheinbar ohne lange Diskussionen nicht miteinander reden. Jedes Gespräch zieht sich endlos hin – vor allem wenn es um meinen Vater geht.«
»Vielleicht verändert sich Ihr Verhältnis zu Ihrer Mutter so, daß sie ganz überrascht sein werden, wenn Ihnen Ihr Vater als Puffer fehlt«, kann ich Richard nur entgegenhalten.
»Das bezweifle ich sehr«, meint er skeptisch. »Sie haben meine Mutter nie kennengelernt. Sie lebt, um zu diskutieren.«
Ich nehme Richards Gedankengang auf, um der Gruppe folgendes zu erklären: »Jeder lebt in einem ganz speziellen System von Familienbeziehungen mit voraussehbaren Verhaltensmustern der Angehörigen. Wenn aber ein Elternteil stirbt, verändert sich dadurch auch immer das ganze Familiensystem, und die Rollen, die die anderen spielen, werden neu verteilt. Die Leute übernehmen auch die Aufgaben und Rollen des verstorbenen Elternteils. Manchmal kann das sehr gut sein, aber das ist nicht immer so. Seien Sie bitte nicht überrascht, Richard, wenn sich Ihr Verhältnis zu Ihrer Mutter ganz unerwartet verändern wird. Darüber werden wir uns später noch unterhalten. Möchte noch jemand etwas sagen?«
»In der letzten Woche ist mir etwas sehr Komisches passiert«, erzählt Amanda. »Bevor sie starb, rief mich meine Mutter oft an, was mir oft schon lästig war. Wenn ich noch nicht zu Hause war, wenn sie anrief, wollte sie immer wissen, wo ich gewesen war, wen ich getroffen hatte – hoffentlich einen Mann – und was ich gerade machte. Oft war ich auch verletzt und sagte zu ihr: ›Das geht dich nichts an.‹ Manchmal war ich sogar sehr unfreundlich zu ihr. Jetzt

macht mein Vater genau dasselbe, aber anstatt zu denken: ›Warum ist er so schrecklich neugierig?‹, geht mir nur durch den Kopf: ›Das ist ja wirklich rührend. Er kümmert sich um mich.‹«
Ich würde Amanda am liebsten beglückwünschen. Das ist eine Form der Selbsterkenntnis, die sehr hilfreich sein kann. »Warum, glauben Sie, macht das einen so großen Unterschied aus?« frage ich sie.
»Das war ein Teil der Beziehung, die ich mein Leben lang mit meiner Mutter hatte. Sie wollte mich immer zu etwas zwingen, und ich habe mich immer geweigert. Wie bei einer Reflexhandlung. Aber ich glaube trotzdem, daß ich immer auf sie zählen konnte, weil sie sich um mich Sorgen machte. Selbst wenn ich mich darüber ärgerte, wußte ich, daß sie es trotzdem immer wieder machen würde, deshalb war es auch in Ordnung. Jetzt ist sie nicht mehr da und kann mich nicht mehr ärgern und …« Sie unterbricht und wischt sich die Tränen aus den Augen. »Ich habe jetzt nur noch meinen Vater. Ich schätze ihn jetzt viel mehr. Es ist schön, wenn wir uns umeinander kümmern, aber manchmal habe ich das Gefühl, daß ich den Platz meiner Mutter eingenommen habe. Er hat ihr immer alles erzählt, was er gemacht hat. Jetzt erzählt er mir alles.«
»Wie ich schon erwähnt habe, bin ich jetzt viel religiöser«, sagt Jane. »Früher wollte ich zum Beispiel immer verbrannt werden, aber jetzt möchte ich doch lieber neben meinen Eltern begraben werden – in einem eigenen Grab. Dann sind wir alle wieder zusammen. Es tröstet mich, wenn ich daran denke, daß ich dort neben ihnen liegen werde, und ich glaube auch immer stärker daran, daß wir uns in einem Leben nach dem Tod alle wiedersehen werden. Manchmal glaube ich – ich weiß, das klingt komisch –, daß ich die Zeit gar nicht abwarten kann, die ich noch auf dieser Erde verbringen muß, bis ich wieder mit meinen Eltern vereint sein kann.«
In der Gruppe regt sich sichtliches Mißfallen. Das ist eine provozierende Aussage.
»Das können Sie doch wirklich nicht so meinen! Sie sind jung«, fängt Irene an zu protestieren.
Ich hebe die Hand, um sie zum Schweigen zu bringen. »Manchmal ist es sehr schwierig, zuzuhören, ohne zu versuchen, einen guten Rat zu geben, nicht wahr? Aber ich versuche trotzdem, Sie darum zu

bitten. Sie wissen«, sage ich sehr ernst, »daß in diesem Raum jeder frei seine privatesten Gedanken aussprechen darf. Manchmal sagen Sie Dinge, die Sie vorher noch nie zu jemand anderem auf der ganzen Welt gesagt haben – auch nicht zu Ihrer Familie. Es ist viel hilfreicher, wenn Sie Ihren Wunsch unterdrücken, die Dinge füreinander ›geradezurücken‹. Jeder möchte immer nur Freundliches hören, aber damit beendet man auch viele Gespräche. Wir möchten, daß die Leute hier mehr darüber erzählen, wie sie sich fühlen, nicht weniger.«

Jane lächelt trotz ihrer Tränen. »Es tut mir leid, ich wollte nicht so dramatisch werden. Ich glaube wirklich nicht, daß ich keine Gründe mehr hätte, um weiterzuleben. Wenn es so wäre, dann wäre ich jetzt nicht hier. Es ist nur so – manchmal habe ich nicht das Gefühl, daß ich jemals wieder glücklich sein kann.«

Ich nicke verständnisvoll. »Auch unangenehme Gefühle sind erlaubt.«

»Ich ... ich habe solch traurige Momente ganz gerne, wenn ich meine Mutter sehr vermisse«, sagt Matt ganz ruhig.

»Das ist interessant«, ermutige ich ihn. »Warum?«

»Ich sage nicht, daß ich sie für gesund halte. Ich glaube, daß ich damit aufhören sollte, so besessen von dieser Einstellung zu sein. Aber tief drinnen fürchte ich mich davor, daß meine Mutter, wenn ich nicht mehr um sie trauere, für immer verschwunden sein wird. Weil ich mich an sie erinnere und weil das weh tut, bleibt sie für mich lebendig.«

»Sie sind noch nicht innerlich dazu bereit, sich besser zu fühlen«, sage ich sehr freundlich. »Manchmal ist es nicht so sehr die Angst, daß man ohne die Eltern nicht überleben kann, sondern die Erkenntnis, daß man trotzdem weiterleben wird.«

»Ich will sie nicht ganz verlieren«, gibt Matt zu. »Keinen Schmerz mehr zu empfinden, würde das für mich bedeuten.«

»Schmerzen zu empfinden, ist auch nicht falsch«, meine ich. »Es ist nicht gut oder schlecht, normal oder unnormal. Es ist einfach so. Einige Menschen empfinden den Schmerz sehr lange und jeden Tag. Andere empfinden ihn wieder anders. Ich bemerke, Matt, daß Sie Ihre Reaktionen oft als ›gesund‹ oder ›ungesund‹ einstufen.

Haben Sie Ihre Gefühle immer in Kategorien eingeteilt? Auch das ist ein Weg, den man gehen kann, um zu verhindern, daß wir mehr über uns selbst erfahren. Wenn Sie sagen: ›Das ist gut, schlecht oder dumm‹, dann hilft das nicht weiter, irgend etwas zu erklären. Sie können die Beobachtungen, die sie beim Trauern haben, dazu benützen, sich selbst ein bißchen weiterzuentwickeln. Vielleicht versuchen Sie sich vorzustellen, wo Sie wären, wenn Sie nicht um den Tod Ihrer Mutter trauern würden, der Ihre Gedanken so besetzt hält. Mit der Zeit wird Ihnen das helfen, den Verlust, der auf Dauer bestehenbleiben wird, zu akzeptieren, und Sie selbst zu neuen Entscheidungen ermutigen. Etwa wie folgende: Was würden Sie machen, wenn Sie die Trauer nicht untätig werden ließe?«

Dann wende ich mich an die ganze Gruppe: »Das Wichtigste, was wir hier zusammen lernen müssen, ist es, Fragen zu stellen, um neue Möglichkeiten und Erklärungen zu finden. Wir werden untersuchen, ob Ihre tiefen Schuldgefühle oder Gefühle von Verzweiflung Sie davon abhalten oder nicht, die anderen Dinge, die Sie in Ihrem Leben machen wollen, auch wirklich zu machen. Dann müssen Sie entscheiden, ob Sie Ihr Leben jetzt ändern wollen oder nicht. Wir wollen hier Türen öffnen und Ihnen helfen, das ganz genau zu erkennen. Vielleicht kommen Sie zu dem Ergebnis, daß das, was Sie jetzt machen, alles ist, was Sie jetzt tun können – als ob Sie an einer roten Ampel angehalten hätten und wissen, daß sie erst später wieder grün werden wird und daß Sie dann weiterfahren können. Oder daß Sie vielleicht entdecken, daß es für Sie einen anderen Weg gibt, mit Ihren Erfahrungen umzugehen. Damit sind wir bei unseren Hausaufgaben für nächste Woche.« Sie sehen mich erstaunt an, und ich treibe meinen Scherz weiter. »Ja, hier gibt es Hausaufgaben. Nächste Woche wollen wir nicht mehr vom Ereignis des Todes der Eltern sprechen, sondern über Ihre Erinnerungen an die Vergangenheit. Denken Sie in der kommenden Woche darüber nach, und überlegen Sie sich eine Erinnerung an einen oder an beide Eltern, die Sie hier erzählen möchten.«

»Gute oder schlechte Erinnerungen?« fragt Eileen sofort.

»Das ist egal. Wir sammeln nur Informationen. Die Erinnerung, die Sie auswählen, wird Ihnen etwas verraten.«

»Soll das eine Erinnerung sein, die für die Person charakteristisch ist?« fragt Arlene.
»Nicht unbedingt. Es kann alles sein. In einer Gruppe erinnerte sich zum Beispiel jeder Teilnehmer an ein Ereignis, das mit einer Mahlzeit zu tun hatte. Ich möchte, daß Sie damit beginnen, über die Geschichte des Verhältnisses, das Sie mit Ihren Eltern hatten, nachzudenken, als er oder sie noch lebte. Erinnerungen auszutauschen, ist dabei eine gute Starthilfe. Vielleicht finden Sie diese Hausaufgaben sehr schwer. Machen Sie sie, so gut Sie können. Hier gibt es keine Noten.«
Sie verlassen die Sitzung und unterhalten sich untereinander wie gute alte Freunde. Wie immer bin ich erstaunt, wie schnell persönliche Beziehungen in einer Gruppe entstehen. Bei Soldaten im Krieg entstehen ähnlich enge Bindungen – als hätten sich ihre ganzen Lebensgeschichten in einigen Stunden verdichtet und als ähnlich herausgestellt. Sie fühlen ihren Schmerz immer noch viel zu stark, um das zu erkennen, aber ich denke, daß das eines der großen Geheimnisse des menschlichen Überlebens ist. Das Leben geht weiter.

Nachdem sich die Gruppe jetzt zweimal getroffen hat, überlege ich mir, was bis jetzt passiert ist. Die ersten beiden Sitzungen wirken immer wie feierliche Abende, an denen Lobeshymnen im Sinne von »Wer-kann-das-überbieten« auf den verstorbenen Elternteil gesungen werden, die mit einer »Olympiade des Schmerzes« der eigenen Trauer vermischt werden. Diejenigen, die offensichtlich ambivalenter reagieren, sagen während der Diskussionen meist weniger, weil sie sich nicht als einzige exponieren wollen, die keine perfekten Eltern gehabt haben – oder, was noch schlimmer ist, als Kinder vorstellen wollen, die ihre Eltern nicht allumfassend geliebt haben. Ich habe bemerkt, daß Eileen, deren Vater Alkoholiker war und deren Mutter das stillschweigend geduldet hat, in den ersten beiden Sitzungen sehr wenig gesagt hat. Wenn sie tatsächlich etwas sagte, dann klang ihre Stimme sehr verbittert, und die anderen waren hilflos, darauf zu reagieren. Wenn wir beginnen, die Vergangenheit zu untersuchen, werde ich sie dazu ermutigen, mehr zu sagen. In Wirklichkeit sind mehr Leute mit ambivalenten Gefühlen in der Gruppe, als man bis jetzt erkennen kann. Ambivalenz verlangt von jedem, zu akzeptieren, daß in einer Person ein »guter« und ein »schlechter« Elternteil existiert hat – in ein und derselben Person. Das ist sehr schwer. Aber ich habe schon gute Ansätze dafür bemerkt, sogar bei Mary Ann, die erkannt hat, daß ihre Mutter einer gesunden Beziehung zu ihrem Mann und ihren Kindern im Weg stand. Jane macht sich große Sorgen über die wahren Ursachen des Todes ihrer Mutter. Ich weiß, daß sie sehr darum kämpft, einen möglichen Selbstmord ihrer Mutter auch als solchen anzuerkennen. Amanda hat schon mehrmals darüber nachgedacht, daß die Beziehung zu ihrer Mutter nur oberflächlich war. Bis jetzt wurde schon viel gesagt, aber es blieb auch noch vieles unausgesprochen.

Dann sind da natürlich noch Matt und Arlene, die ihre Eltern weiterhin glorifizieren. Ich übe meinen Beruf nicht deshalb aus, um geliebte Eltern von ihrem Podest zu stoßen, weil mir das Spaß macht. Ich will Arlene und Matt nur helfen, daß es auch ganz in Ordnung ist, wenn man einsieht, daß die Eltern auch nur menschliche Wesen waren.

Marian hat bis jetzt wenig gesagt, sie scheint sehr scheu zu sein. Meistens starrt sie nur auf ihren Schoß und bewegt ihre Beine unruhig hin und her. Ich habe sie schweigen lassen, weil ich mir dachte, daß es für sie wichtig sei, bis jetzt nur zuzuhören und nicht selbst sprechen zu müssen. Die Umstände, wie ihre Mutter gestorben ist, waren sehr schrecklich, und sie wird sehr viel Zeit brauchen, bis sie bereit ist, ihren Tod zu akzeptieren. Mit der Zeit wird sie sich davon immer mehr erholen, wenn sie weniger beobachtet und mehr an den Gruppengesprächen teilnimmt.

In der kommenden Woche wird es sehr interessant werden, wenn wir damit beginnen, Erinnerungen zu erforschen. Es ist ganz normal, daß man am liebsten an schöne Erinnerungen denkt, weil sie so tröstlich sind. Außerdem gibt es ein gesellschaftliches Tabu, daß man von den Toten nicht schlecht sprechen darf. Viele Leute meinen, daß sie den Toten verraten, wenn sie seine Schwächen, seine Besonderheiten oder sogar seine Grausamkeiten offenlegen. Andere haben die umgekehrten Probleme. Sie sehen nur ihre negativen

Seiten, als wenn sie, wenn sie zugeben könnten, daß sie die Person geliebt haben, nur noch mehr an seinem Tod leiden würden.

Auf alle Fälle kann man festhalten, daß jede Eltern-Kind-Beziehung eine komplexe Geschichte einer lebenslangen Beziehung ist, die man miteinander erlebt hat. Manchmal haben sie sich gut verstanden, und manchmal haben sich ihre Wege getrennt. Manchmal scheinen die Tatsachen klar auf der Hand zu liegen, haben sich in Wirklichkeit aber ganz anders abgespielt. Geheimnisse wurden nie ausgesprochen, Verletzungen und Groll wurden nie offen diskutiert. In den meisten Familien werden die Ereignisse der Vergangenheit wie auf einem Bankkonto gehortet, auf dem sich im Laufe der Jahre oder sogar Jahrzehnte Zinsen und Zinseszinsen anhäufen.

Diese komplizierten Vorgänge zu verstehen, ist genauso entscheidend für den Heilungsprozeß wie hinter den oberflächlichen Erinnerungen die wahren Ursachen von gestörten Beziehungen zu erforschen. Ich möchte, daß die Gruppe beginnt, daran zu arbeiten, wenn wir uns wieder treffen.

4 Die Geheimnisse des Trauerns

Wir leben damit, daß wir verlieren, verlassen und gehen lassen können. Und früher oder später werden wir mit mehr oder weniger Verständnis alle einsehen müssen, daß Verluste immer ein wesentlicher Bestandteil des Lebens sind.

Judith Viorst

Vor einigen Jahren war eine Frau in meiner Gruppe, die, obwohl sie schon 37 Jahre alt war, noch nie den Tod eines Angehörigen erlebt hatte – bis ihr Vater starb. »Ich bin bis dahin nicht einmal auf einem Begräbnis gewesen«, gestand sie und war richtig betroffen, weil sie keinerlei Erfahrung hatte. »Meine erste Reaktion, als mein Vater starb, war deshalb auch zu denken: ›Ich weiß nicht, wie ich damit umgehen soll. Hilfe!‹«

Sie beschrieb ihre Gefühle wie einen Gezeitenwechsel, dessen Verlauf und Ziel sie nicht kannte. »In den Tagen nach seinem Tod beobachtete ich die Reaktionen der anderen. Meine Schwester war in Tränen aufgelöst, und sie konnte gar nicht mehr aufhören zu weinen. Meine Mutter hatte einen Schock, war wie gelähmt und stand kurz vor einem Zusammenbruch. Ich glaubte, sie würde jeden Moment umfallen und ohnmächtig werden. So, dachte ich, sieht also wirkliche Trauer aus. Aber als ich mich selbst im Spiegel ansah, sah mein Gesicht aus wie eine Maske. Ich sah gar nichts. Ich fühlte nur eine große Kälte, wenn ich an den Tod dachte. Ich wunderte mich selbst – sollte ich nicht eigentlich weinen, wie meine Schwester? Oder blaß und zerbrechlich aussehen, wie meine Mutter? Ihre Trauer schien viel größer und tiefer zu sein als meine eigene. Ich fühlte mich schuldig und war völlig verwirrt.«

Monate später, als sich der Rest der Familie wieder einigermaßen beruhigt hatte, ging es ihr selbst ganz anders. Damals kam sie auch zu mir. Sie war schockiert, weil sie das, was mit ihr passierte, nicht verstand und auch nicht wußte, wie sie darauf reagieren sollte.

»Ich weiß nicht, woher diese Gefühle von Zorn und Depression kommen«, erzählte sie. »Sie sind wie aus dem Nichts aufgetaucht. Plötzlich denke ich immerzu an meinen Vater und weine jeden Tag. Meine Reaktionen sind ganz anders als die der anderen Leute in meiner Familie. Meine Mutter und meine Schwester waren anfangs so am Boden zerstört, aber jetzt haben sie wieder begonnen, weiterzuleben. Sehen Sie dagegen mich an!«

Sie seufzte ganz unglücklich. »Natürlich denkt jeder, daß ich nur eine große Show abziehe. Die ›Autoritäten‹ in meiner Familie haben verkündet, daß die Trauerzeit vorbei ist, und erwarten, daß ich mich an diese Richtlinien halte. Nun geht es bei mir aber erst richtig los, und ich kann nicht anders.«

Diese Frau erlebte nur, wie unvorhersehbar die Reaktionen auf einen Verlust sein können. Sie reagierte zwar erst sehr spät, aber die Reaktion kam trotzdem. Man weiß nie, wie man auf den Tod eines Elternteils reagieren wird, bevor die Reaktion tatsächlich einsetzt. Jeder Verlust ist anders, und jeder Trauernde reagiert anders. Man kann viele Symptome haben – Benommenheit, Schlaflosigkeit, Kopfschmerzen, Teilnahmslosigkeit oder Brustschmerzen. Oder es sieht so aus, als ob man überhaupt nicht trauert.

Wenn ein Elternteil stirbt, betritt man ein neues, ungewohntes Terrain. Es ist nicht ungewöhnlich, daß man sich einsam, verwirrt und vom Rest der Welt abgeschnitten fühlt. Obwohl es Verhaltensmuster gibt, wie man Trauer erkennt und damit umgeht, kann man Schwierigkeiten haben, zu verstehen und zu beschreiben, was eigentlich mit einem selbst geschieht, weil alles so neu ist. Am häufigsten fragen die Leute: »Wie lange wird dieser Zustand andauern?«

Letztendlich ist es meine Aufgabe, die Leute in dieser Zeit beim Trauern zu begleiten und ihnen zu helfen, das Gefühlschaos der Trauerarbeit zu überwinden und ihren Verlust irgendwie zu verkraften, um danach weiterleben zu können. Das kann man jedoch nicht,

wenn man nicht zuerst versucht, das ungeordnete Gefühlsdurcheinander einigermaßen zu durchleuchten.
Wir wissen heute auch durch die Arbeiten von Pionieren auf dem Gebiet von Trauer und Tod, wie Elisabeth Kübler-Ross, daß Trauer kein Zustand, sondern ein Prozeß ist, zu dem Schock, Verweigerung, Unglaube und Zorn gehören, aber auch Sehnsucht, Traurigkeit, Furcht, Ziellosigkeit, Schuld und Depressionen. Jede und alle dieser Reaktionen sind normal, obwohl sie nicht bei jedem mit der gleichen Intensität auftreten müssen.
Manchmal glauben diejenigen, denen die verfügbare Literatur über Trauerarbeit vertraut ist, daß sie sich an »vorgeschriebene« Abläufe halten müssen, beispielsweise erst Schock, dann Zorn, danach Depression usw. empfinden müssen. »Warum bin ich so zornig?« fragte mich eine verstörte Frau einmal. »Ich habe meinen Zorn schon vor zwei Monaten erlebt.« Ich mußte einfach lachen, weil es beim Trauern keine festen Regeln gibt. Obwohl Trauerarbeit ein Prozeß ist, gibt es oft Sprünge und Rückfälle, die mit den Lebensumständen der einzelnen Personen zusammenhängen. Nur selten trauert man nach rationalen Mustern.
Erwartet man, daß man auf den Tod eines Elternteils mit ganz bestimmten Gefühlen und Verhaltensweisen reagiert, wird man selbst sehr verwirrt und entsetzt sein, wenn man Zorn und Depressionen erst Monate später empfindet, wenn man schon geglaubt hat, den Verlust einigermaßen akzeptiert zu haben. Ich denke, daß es denen, die sehr lange leiden und dabei sehr großen Schmerz empfinden, so lange so schlechtgeht, weil sie nicht in der Lage waren, all ihre Gefühle am Anfang auch auszudrücken – unabhängig davon, ob man die Gefühle dann auch zuläßt oder nicht. Diese Gefühle tauchen später wieder auf und tun wieder weh. Deshalb verbringe ich auch am Anfang der Gruppensitzungen so viel Zeit damit, die Leute ausführlich über ihre Erfahrungen erzählen zu lassen. Hier, im sicheren Raum, kommt alles langsam ans Licht: der Schock und die Verweigerung, das Entsetzen, der Zorn, die Schuldgefühle und die Depressionen. Im Laufe der Zeit wird immer mehr zutage gefördert, obwohl einige Gefühle immer schwer zu ergründen sein werden.

Es ist ganz verständlich, daß man kurz nach dem Todesfall erst mit Schock reagiert und sich weigert, diesen Tod zu akzeptieren. Bei jedem, der trauert, bleibt immer eine kleine Hoffnung bestehen, daß sich entgegen aller Vernunft die Realität als umkehrbar herausstellt – daß sich der Vorhang wieder öffnet und der Tote wieder erscheint und sagt: »Das war nur ein großes Mißverständnis!«

Ich weiß auch, daß Schock und Verleugnung nicht immer sofort empfunden werden, wenn der Tod unerwartet eingetreten ist. Obwohl ein plötzlicher Tod viel ungerechter und ein grausamer Tod viel tragischer erscheinen, ist jeder Tod für sich immer schockierend. Eine Frau in einer meiner Gruppen erzählte, wie stark sie sich weigerte, an den Tod ihres Vaters zu glauben, obwohl er schon 86 Jahre alt war und sein Tod erst nach einer langen Krankheit eintrat. Sie erzählte mir, wie sie sich an ihren Erinnerungen festhielt und wie sie nach Hinweisen suchte, daß er immer noch lebte. Fast jede Nacht sah sie ihn in ihren Träumen – so genau, daß sie glaubte, er hätte die »Schwelle des Todes« wieder überschritten, um mit ihr im Schlaf zu sprechen. Sie erzählte auch, daß sie auf der Straße den Hinterkopf ihres Vaters erkannte, und erst wenn sie näher auf die Person zuging, sah, daß es gar nicht ihr Vater war. »Ich suche ihn in den Museen, die wir vor seiner Krankheit miteinander besucht haben«, erzählte sie. »Oder im Park, in dem wir immer die Vögel gefüttert haben. Ich bete darum, daß er wieder auftaucht und mir ein Zeichen gibt. Ich hoffe weiterhin, daß ich eines Tages meine Augen öffne und ihn in seinem Lieblingssessel sitzen sehe.«

Ich fragte sie, was sie dann zu ihm sagen würde. Meine Frage durchbrach einen Augenblick lang ihren Tagtraum, und weinend meinte sie daraufhin: »Ich würde zu ihm sagen, wie glücklich ich sei, daß er wieder zurück sei!«

Es ist nicht ungewöhnlich, daß man einen toten Menschen so lebendig in seinen Träumen vor Augen sieht, und diese Träume können auch sehr viel bedeuten. Zwei Jahre, nachdem ihr Vater gestorben war, erzählte mir eine Frau von einem Traum, der sie so beeindruckt hatte, daß sie noch wochenlang an ihn dachte. »In diesem Traum gingen mein Vater und ich durch einen langen Tunnel. Mit uns ging auch ein kleines Mädchen, das er an der Hand hielt. So gingen wir lange nebeneinander her, aber ab einem bestimmten Punkt gingen mein Vater und das kleine Mädchen voraus. Ich fing an zu laufen, um sie wieder einzuholen, und kam zu einem großen Spinnennetz. Ich konnte meinen Vater und das kleine Mädchen auf der anderen Seite des Netzes erkennen, aber ich konnte selbst nicht durchgehen. Er rief mir zu: ›Ellen, komm, geh einfach durch.‹ Aber ich konnte nicht. Schließlich reichte er mir seine Hand durch das Netz, um mir zu helfen, aber dann wachte ich auf.«

Ich fragte Ellen, welche Bedeutung dieser Traum wohl haben sollte. Sie meinte, daß sie normalerweise nicht viel über die Bedeutung von Träumen nachdenken würde, aber in diesem Fall sei es ganz klar: »Das Spinnennetz war die Grenze zwischen Leben und Tod. Mein Vater hatte diese Grenze schon überschritten, aber ich noch nicht. Das kleine Mädchen war ich selbst als Kind. Auch das war schon tot, weil ich jetzt erwachsen war. Mein Vater war gestorben, und ich konnte nicht länger sein kleines Mädchen sein. Ich frage mich, ob ich, wenn ich weitergeträumt hätte, seine Hand genommen hätte und auch gestorben wäre. Weil ich aber in diesem Moment aufgewacht bin, glaube ich, daß ich deshalb leben will. Nicht nur leben, sondern wirklich das Leben genießen will.«

Bei Ellen bewirkte dieser Traum, daß sie aus dem Zustand ihrer Verzweiflung ausbrechen konnte. Der Traum spielte eine wichtige Rolle dabei, zu akzeptieren, daß ihr Vater tot war und – was noch wichtiger ist – auch zu erkennen, daß sie auch ohne ihn leben könnte. Jetzt war sie soweit, das auch in die Tat umsetzen zu können.

Manche Leute bleiben sehr lange in diesem Zustand des Leugnens, was zeigt, daß einiges grundsätzlich schiefläuft. Erst vor kurzem hat mich eine Frau in meinem Büro besucht. So wie sie aussah, war sie eine Karrierefrau. Sie war sehr gut gekleidet, konnte sich sprachlich sehr gut ausdrücken und erzählte mir von ihrem verantwortungsvollen Beruf, den sie in einer großen Börsenfirma hatte. Ich hätte nie gedacht, daß sie Probleme haben würde, bis sie damit begann, ihr Leben zu beschreiben. Ihre Mutter war zweieinhalb Jahre zuvor gestorben, und jetzt lebte sie mit ihrem Vater in ihrem Elternhaus. Ausführlich und detailliert beschrieb sie, wie sie alle Sachen ihrer Mutter an ihrem Platz ließ, an dem sie an dem Tag lagen, als sie gestorben ist: »Ihre Schminkutensilien, ihre Cremes und ihre Parfumfläschchen stehen noch auf der Kommode. Ihre Zahnbürste und ihr Schampon stehen immer noch im Bad vor dem Spiegel, so wie sie alles zurückgelassen hat. Ihre Kleidungsstücke liegen sorgfältig zusammengefaltet in ihrem Büro und hängen im Wandschrank. Mein Vater sagt immer wieder, daß wir die Sachen wegpacken sollten, aber jedesmal, wenn er das vorschlägt, macht mich das ganz verrückt. Ich lasse nicht zu, daß er irgend etwas berührt, weshalb wir uns auch sehr oft streiten.«

Ich fragte sie, wann sie vorhätte, die Sachen ihrer Mutter wegzuräumen, und sie antwortete, daß sie das nicht wüßte. »Sie könnte zornig sein«, meinte sie.

Sehr vorsichtig fragte ich daraufhin: »Glauben Sie, daß Ihre Mutter zurückkommen wird?«

Sie sagte nichts darauf, deshalb fragte ich noch einmal: »Glauben Sie, daß Ihre Mutter die Sachen brauchen wird, wenn sie zurückkommt?«

Schließlich meinte sie: »Das weiß ich nicht.« Natürlich wußte sie vom Verstand her, daß das nicht der Fall sein würde, aber sie war gefühlsmäßig noch nicht in der Lage, den Tod ihrer Mutter zu akzeptieren.

Diese Frau brauchte mehr Hilfe als viele andere, um mit dem Leugnen der Tatsache, daß ihre Mutter gestorben war, fertig werden zu können. Sie befand sich in einem sehr komplexen Stadium der Trauerarbeit. Meist jedoch verblassen die Gefühle von Schock und Leugnung dann, wenn sich der Verstand mit der Tatsache abgefunden hat, daß dieser Verlust ein anhaltender sein wird. Aber die Seelenqualen sind damit noch nicht zu Ende. In den Monaten nach dem Tod folgt auf den Schockzustand oft ein allumfassender Zorn auf jede Person, auch auf den Elternteil, der gestorben ist. Die Leute haben mir dazu folgendes erzählt:

- »Ich bin so wütend auf das Krankenhauspersonal. Sie waren so kalt und so klinisch. Mein Vater hätte nicht an einem so schrecklichen Ort sterben sollen.«

- »Warum hat der Arzt nicht versucht, ihn zu retten? Sind die Ärzte nicht dazu da? Wir hatten solches Vertrauen zu ihm, und er hat uns im Stich gelassen. Sie hätten die Krankenhausrechnung sehen sollen! Ich hoffe, daß der Arzt einen ähnlich schrecklichen Tod haben wird wie mein Vater.«
- »Ich ärgere mich über die Familie meiner Mutter. Sie waren bei der Beerdigung so gefühllos. Immer wieder meinten sie: ›Es ist besser so.‹ Besser für wen? Haben sie nicht gesehen, wie schlimm es für mich war? Bedeutete ihnen ihr Tod gar nichts?«
- »Mein Vater hatte mir versprochen, daß er alle seine Dinge in Ordnung gebracht hätte, bevor er starb. Aber wir entdeckten dann, daß das gar nicht so war. Fast das ganze Erbe ging für die Anwälte und für die Steuer drauf. Meine Mutter ist fast obdachlos. Wie konnte er seine Sachen nur so ungeordnet hinterlassen?«
- »Ich bin immer noch so zornig darüber, weil meine Mutter, selbst als sie schon krank war, immer noch geraucht hat. Sie konnte kein einziges Mal an der Zigarette ziehen, ohne daß sie danach Blut gespuckt hätte. Hat sie gar nicht bemerkt, daß sie sich selbst umgebracht hat? Konnte sie sich gar nicht vorstellen, was es für mich bedeuten würde, wenn sie nicht mehr am Leben sein würde? Nein. Sie kümmerte sich nur um sich selbst und ihre eigenen Wünsche. Sie war so egoistisch. Ich glaube nicht, daß ich ihr jemals verzeihen kann, daß sie sich selbst umgebracht hat und daß sie mich alleingelassen hat.«
- »Meine Schwester hat bei der Beerdigung keine einzige Träne vergossen, und sie ist auch sofort danach wieder nach Hause geflogen. Ich mußte mich ganz allein um alles kümmern. Ich bin so wütend auf sie, und ich kann bis jetzt immer noch nicht mit ihr reden.«

Eine Frau, deren Mutter nach jahrelangen gesundheitlichen Problemen mit den Folgeerscheinungen einer Zuckerkrankheit starb, erzählte mir, welchen Zorn sie auf ihre Mutter hatte: »Sie hätte vorsichtiger sein sollen«, rief sie aus. »Jahrelang habe ich ihr gesagt, daß sie ihre Diät sorgfältiger einhalten müsse und ihre Medikamente regelmäßig nehmen solle. Aber sie war wie ein unbelehrbares Kind.

Sie hat nie auf mich gehört. Sie machte sich über den Tod lustig. Wer lacht denn jetzt? Ich nicht.«
Ein Mann erzählte mir von seinem schon alten Vater, der jahrelang Arthritis in seinem Knie hatte. »Plötzlich, als er 80 Jahre alt war, beschloß er, sich ein künstliches Kniegelenk einsetzen zu lassen – er hat mich nicht einmal um Rat gefragt. Ich hätte ihm das ausgeredet. Er hätte sich in diesem Alter keiner so unnötigen Operation unterziehen sollen. Nachdem das Knie operiert war, ging es ihm immer schlechter. Er bekam eine Blutkrankheit, aus der Krebs wurde. Ich habe mich so geärgert, daß er diese dumme Operation hat machen lassen. Die Operation war ein Erfolg, aber der Patient war tot.«
Manchmal ist Zorn auch der Beweggrund, der einen in den schwierigen Tagen nach dem Tod der Eltern am Leben erhält. Der Zorn kann aber auch wieder verschwinden, und an seiner Stelle kann eine eisige Depression auftauchen. Jeden Morgen wacht man mit der nackten Erkenntnis auf: »Er ist tot ... Sie ist gestorben.« Die Leute um einen herum gehen wieder zur Arbeit, aber man selbst fühlt sich leer, allein und ist voller Selbstmitleid. Manchmal kann man sich damit abfinden und findet sich damit zurecht – oder es geht einem wenigstens nicht allzu schlecht. Dieser Zustand von »weniger-als-sonst« normalisiert sich. Manchen Leuten macht das jedoch angst. Normalerweise hat man dann auch wenig Interesse an Dingen, die man sonst sehr gerne und mit viel Freude erledigt hat. »Ich habe immer gerne gearbeitet«, erzählte mir der Einkäufer einer Boutique. »Als meine Mutter starb, verlor ich aber jede Freude daran. Ich wollte das einfach nicht mehr machen.«
In diesem Stadium sieht es so aus, als würden die traurigen Gefühle nie wieder verschwinden. Eine Depression ist wie ein Zimmer ohne Ausgang. Aber selbst dieser schwächende Trauerzustand muß aus einem kein Opfer werden lassen. Ich weiß, daß man sich dabei so fühlt, als ob man auf einem Floß draußen auf dem Meer schwimmt und nichts anderes machen kann, als nur dahin zu driften, wohin das Floß getrieben wird. Aber selbst in Zeiten, in denen man sich ganz kraftlos und unsicher fühlt, behält man noch etwas Kontrolle über sich selbst. Man sollte aufhören, das Trauern als einen Zustand der

Hilflosigkeit zu sehen, sondern ihn als Trauerarbeit verstehen. Man sollte sich daran erinnern, daß man sich besser fühlt, wenn man etwas tut.

Mir gefällt es, wie David A. Crenshaw, ein klinischer Psychiater, der sich auf Trauerarbeit spezialisiert hat, in seinem Buch *Bereavement* (Trauerfall) die Bewältigung von Trauer beschreibt. Dr. Crenshaw stellt deutlich seine sieben zentralen Punkte heraus, die er für die Trauerarbeit wichtig hält. Hier habe ich diese einzelnen Punkte kurz für Sie inhaltlich zusammengefaßt:

1. *Den Verlust wirklich akzeptieren:* Akzeptieren Sie, daß ihr Elternteil gestorben ist und der Verlust endgültig ist. Daß er oder sie nicht mehr jeden Tag anwesend ist und sie beeinflussen kann und jetzt kein Teil Ihres Lebens mehr ist. Das mag entsetzlich sein. Sie können das aber objektivieren und sich sagen: »Meine Mutter wird immer ein Teil von mir sein«, und das wird natürlich auch so bleiben. Aber ihr Einfluß ist jetzt abstrakt und nicht mehr Bestandteil der alltäglichen Realität.

2. *Identifizieren Sie Ihre Gefühle, und drücken Sie Ihre Trauer aus:* Trauer hat eine wichtige Funktion. Sie zwingt Sie, mit dem, was Sie gerade tun, aufzuhören und aufmerksam zu sein. Lassen Sie Ihren Schmerz zu, und unterdrücken Sie ihn nicht. Viele Leute haben mir gesagt: »Ich habe Angst, daß ich, wenn ich anfange zu weinen, nicht mehr aufhören kann.« Oder: »Wenn ich meine Trauer wirklich zulasse, dann habe ich Angst, daß ich sterbe.« Glauben Sie daran, daß Sie wieder aufhören werden zu weinen. Meist stimmt es auch, daß man selbst erst etwas wissen oder empfinden wird, wenn man selbst stark genug und bereit dafür ist, das auch zu verarbeiten. Vielleicht denken Sie auch, daß Ihre Gefühle viel tiefer sind, als sie sein sollten. Sie können sich dann sagen: »Ich bekomme das in den Griff. Es ist dann vorbei.« Aber die Wirklichkeit des Todes wird davon nicht berührt werden, weil Ihre Erfahrungen emotional und nicht rational sind.

3. *Denken Sie an den Verlust:* Finden Sie Wege, sich Rituale zu schaffen, die das Andenken an den Elternteil oder die Eltern ehren. Das heißt nicht, daß man sich einen Schrein bauen soll. Aber die bekannten Rituale der Religion können sehr tröstend und schmerz-

lindernd sein. Beispielsweise gibt es im Judentum eine Erinnerungskerze, die Jahrzeit-Kerze, die am Todestag eines Familienmitglieds angezündet wird. In der katholischen Kirche kann man eine Messe für den Toten lesen lassen. In der jüdischen Religion gibt es den Brauch, einem Baby dem Toten zu Ehren seinen Namen zu geben. Ihre Rituale können sich auch nach den eigenen Familientraditionen richten, oder Sie können selbst neue für sich erfinden.

4. *Erkennen Sie die widersprüchlichen Gefühle:* Akzeptieren Sie die Tatsache, daß Ihr Verhältnis zum toten Elternteil vielschichtig war – wie es alle wichtigen Beziehungen sind. Erwarten Sie nicht, diese Gefühle einzeln erklären zu können, oder interpretieren Sie sie nicht alle auf ein und diesselbe Weise. Denken Sie genau darüber nach. Meist haben es die Leute, die zeitlebens viele Konflikte mit ihren Eltern ausgetragen haben, ganz besonders schwer, wenn die Eltern gestorben sind. Dann gibt es so viele offene Fragen und so viele Gedanken wie: »Wenn ich nur noch ein weiteres Jahr gehabt hätte« oder: »Wenn mein Vater noch leben würde, wüßte ich genau, was ich zu ihm sagen würde.« – Als ob es dann eine magische Lösung für alle Probleme geben würde. Das würde voraussetzen, daß man sich jetzt ganz sicher ist, daß die Eltern genauso reagieren würden, wie man es immer gerne gehabt hätte, wiederum vorausgesetzt, man würde jetzt genau das »Richtige« zu ihnen sagen.

Diese Ambivalenz kann mit dem Tod selbst zusammenhängen. Vielleicht ist man froh, daß eine lange, schwere Krankheit endlich zu Ende ist. Hat man den alten, kranken Elternteil selbst gepflegt, kann der Tod die Erlösung von einer schrecklichen Last sein. Der innere Konflikt zwischen dem Trauern und der Entlastung kann auch problematisch werden, weil sich Schuldgefühle und Verwirrung einstellen. Tatsächlich ist das nur allzu verständlich und auch akzeptabel, daß man so reagiert. Die Frage ist nur: Kann man diese Gefühle von Trauer und Erleichterung nebeneinander akzeptieren?

5. *Akzeptieren Sie die widersprüchlichen Gefühle:* Fangen Sie damit an, Ihre Eltern und Ihre Beziehung zu ihnen so zu sehen, wie sie wirklich waren. Damit lassen sich Konflikte vermeiden, wenn Ihre Eltern nicht mehr leben, weil man damit eigentlich etwas zu sich selbst und nicht zu einer anderen Person sagen will – weil man vor

allem auch nie weiß, was ein anderer Mensch gesagt hätte. Seien Sie deshalb ehrlich mit sich selbst: »Meine Mutter war manchmal ungerecht.« Oder: »Mein Vater war oft viel zu kritisch.« Damit kann man dahin kommen, die Dinge so zu sehen, wie sie wirklich waren, und die Verantwortung für die selbst getroffene Wahl besser akzeptieren.

6. *Verabschieden Sie sich:* Sagen Sie Ihren Eltern Lebewohl in einer Art und Weise, mit der Sie sich selbst trösten können und die Ihnen gestattet, den Verlust selbst zu akzeptieren. Das kann man erreichen, indem man die persönlichen Dinge der Eltern wegpackt oder sie jemandem schenkt oder indem die sterblichen Überreste der Eltern in einer feierlichen Zeremonie begraben werden. Vielleicht bedeutet für Sie Abschied zu nehmen auch, das Grab zu besuchen und mit dem toten Elternteil laut zu sprechen, Ihre Gefühle in ein Tagebuch zu schreiben, dem Toten einen Brief zu schreiben oder an den Tod auf eine ganz andere Weise zu denken.

7. *Leben Sie Ihr Leben weiter:* Vielleicht gewöhnen Sie sich bald daran, daß der Tote nicht mehr zu Ihrer vertrauten Umgebung gehört und Sie Ihre Gefühle neu auf andere Leute und Ihre Lebensumstände verteilen. Der Tod eines Elternteils zwingt einen zu neuen Erkenntnissen und sich selbst zu fragen: »Bin ich selbst wirklich so? Will ich das wirklich tun?« Es ist ganz natürlich, daß man sein eigenes Leben nach einer Begegnung mit dem Tod ganz neu in Frage stellt.

Es kann sehr tröstend sein, sich vorzustellen, daß das, was einem passiert ist, schon vielen Leuten passiert ist und daß auch sie Wege gefunden haben, wieder ein neues Leben danach zu beginnen. Wenn man vom Schock noch überwältigt ist (»Ich kann es einfach nicht glauben!«), vom Zorn übermannt ist (»Es ist so ungerecht!«) oder von Depressionen heimgesucht wird (»Ich kann einfach nicht mehr!«), kann es viel Trost spenden, wenn man weiß, daß man einmal einen Punkt erreichen wird, den schon so viele andere erreicht haben, an dem man sich sagt: »Ich habe jetzt eine Stunde lang nicht an meinen Vater gedacht.« Und weiter: »Es tut jetzt nicht mehr jeden Tag weh.« Und schließlich: »Ich kann mit diesem Verlust leben.«

Im folgenden habe ich einige wichtige Aspekte zusammengestellt, die darauf hindeuten, daß der Trauerprozeß schwer gestört ist. Obwohl es ein breites Spektrum von normalen Gefühlen gibt, die sich mit dem Tod eines Elternteils einstellen können, sind einige Reaktionen Warnsignale, daß Sie ernsthaft in Gefahr sind und zusätzliche Hilfe von außen brauchen. Wenn Sie sich nicht sicher sind, sollten Sie sich selbst diese Fragen stellen:

- Können Sie immer noch nicht glauben, daß Ihre Eltern tot sind, selbst nach einer längeren Zeit? Hoffen Sie und erwarten Sie, daß Ihre Eltern trotzdem noch zurückkommen? Glauben Sie tief im Innersten, daß Ihre Eltern, wenn Sie nur lange genug warten oder bestimmte Dinge tun, wieder zurückkommen werden? Welche Anhaltspunkte dafür finden Sie in Ihrem Verhalten? Haben Sie zum Beispiel auch nach längerer Zeit noch nichts von den Sachen Ihrer Eltern weggeräumt, woraus man schließen könnte, daß Sie immer noch nicht bereit sind zu akzeptieren, daß der Verlust ständig bestehenbleiben wird? Beobachten Sie das, was Sie tun, und nicht das, was Sie sagen.
- Haben Sie sich von allen Freunden und übrigen Familienmitgliedern abgekapselt, und leben Sie selbst schon sehr lange einsam für sich ganz allein? Haben Sie keine Lust, Ihre Freunde und Verwandten zu treffen, und ist es Ihnen egal, wie es diesen Menschen geht?
- Haben Ihnen früher viele Dinge Freude gemacht, was heute nicht mehr der Fall ist? Besteht diese Gleichgültigkeit schon längere Zeit?
- Können Sie sich nicht mehr um Ihre grundsätzlichen Bedürfnisse kümmern, wie Essen, Rechnungen zahlen, den Haushalt in Ordnung halten, das Auto auftanken?
- Haben Sie schwere gesundheitliche Probleme? Haben Sie stark veränderte Schlafgewohnheiten, krasse Stimmungswechsel, oder haben Sie inzwischen eine grundsätzlich andere Einstellung zum Essen?
- Sind Sie abhängig geworden von Alkohol oder Medikamenten? Brauchen Sie den Alkohol oder die Medikamente, um den Schmerz über Ihren Verlust zu betäuben?

- Machen Sie sich um sich selbst Sorgen, oder äußern Menschen, die sich um Sie kümmern, Bedenken in bezug auf chronische oder spezielle Probleme?
- Haben Sie Selbstmordgedanken? Denken Sie an Selbstverstümmelung?

Wenn Sie eine oder mehrere dieser Fragen mit Ja beantworten, rechnen Sie nicht damit, daß es Ihnen von allein bessergehen wird. Vielleicht wird es für Sie schwierig sein, das vor sich selbst oder vor einem Therapeuten zuzugeben, daß Sie Ihr Leben nicht mehr im Griff haben. Aber Sie sollten Ihre Bedenken unbedingt beiseite lassen und sich die Hilfe suchen, die Sie dringend brauchen. Gehören Sie zu den Menschen, die ihr Leben immer bestens unter Kontrolle hatten, und sind andere Leute auch dieser Meinung, dann kann das für Sie erst recht Schwierigkeiten verursachen. Eine Frau erzählte einmal ihrem Hausarzt, daß sie sich große Sorgen mache, wie schlecht es ihr ginge, worauf er antwortete: »Aber bei Ihnen ist doch alles in Ordnung!« In seinem Beruf war er dazu ausgebildet worden, solche Warnsignale zu erkennen, was ihm aber nicht gelang. Das Wichtigste ist, daß Sie tief im Innersten wissen, daß Sie Hilfe brauchen, und dann sollten Sie sich auch Hilfe suchen, ob andere nun glauben, daß das notwendig ist oder nicht. Wenn man nichts tut, wird sich auch nichts ändern.

5 Wo muß man graben?

Wenn wir uns nicht erinnern, können wir nichts verstehen.

Edward M. Forster

»Ich habe kein neueres Photo von meinem Vater in der Wohnung aufgestellt«, gesteht Irene vor der Gruppe. »Alle Photos sind mindestens 40 Jahre alt. Auf meinem Lieblingsphoto, das bei meiner Hochzeit aufgenommen wurde, sind wir beide abgebildet. Darauf sieht er so gut aus. So erinnere ich mich am liebsten an ihn – groß, kerzengerade, welliges, dunkles Haar und ein strahlendes Lächeln.« Ihr Gesicht strahlt ebenfalls, und einen Moment lang glaubt man wieder, hinter den eingefallenen Linien des Gesichts die junge Braut erkennen zu können. Sie erzählt weiter: »Der alte Mann, den ich gepflegt habe, den Zahnlosen mit den knorrigen, arthritischen Händen, der oft nicht mehr wußte, welchen Tag wir eigentlich hatten … das war nicht mein Vater. Jedenfalls nicht der Vater, an den ich mich erinnere.«

In unserer Sitzung heute abend geht es um Erinnerungen. Ich habe jeden Teilnehmer gebeten, eine auszuwählen und sie den anderen mitzuteilen, und es ist Zeit, ein bißchen zu graben, um herauszufinden, was diese Erinnerungen bedeuten könnten. Manchmal sind es sehr schöne und sehr glückliche Erinnerungen, wie die von Irene. Bei anderen verraten sie auch viel Zwiespältiges. Viele Leute investieren sehr viel Energie, sich in einer bestimmten Weise an Dinge zu erinnern – auch wenn diese Erinnerungen mit der Wirklichkeit oft nichts mehr zu tun haben.

Ich erzähle der Gruppe von einer Frau, die an einer meiner Arbeitsgruppen teilgenommen hat. »Sie konnte nur Negatives über ihr Verhältnis zu ihrer Mutter sagen: Immer haben sie Kämpfe ausgetra-

gen, ihre Mutter konnte sie nicht ausstehen usw. Dann brachte sie ein Photo mit in die Sitzung. Es zeigte sie und ihre Mutter, Arm in Arm nebeneinander stehend. Der auf sie gerichtete Blick ihrer Mutter war so voller Gefühl für ihre Tochter, daß ich ganz erstaunt war. Ich fragte die Frau: ›Haben Sie ihr Geld gegeben, damit sie Sie so ansieht?‹ Sie war völlig perplex, aber es war offensichtlich, daß die Geschichten, die sie uns erzählt hatte, nicht im mindesten zu dem Photo passen konnten, das sie uns gezeigt hatte.
Wenn sich Leute an die Vergangenheit erinnern, dann verallgemeinern sie meist: ›Sie hat immer gekämpft‹ oder: ›Wir haben immer gelacht.‹ Oder ähnliches. Diese generellen Wahrnehmungen setzen sich so fest, können aber von einer ganz bestimmten Erinnerung wieder in Frage gestellt werden. Dann ist man gezwungen, darüber nachzudenken, wie es wirklich war.
Unsere Sitzung soll heute abend solche Türen öffnen. An Ihnen selbst liegt es, in solche verborgenen Räume hineinsehen zu können. Will jemand über eine bestimmte Erinnerung sprechen?«
Arlene erzählt: »Meine schönste Erinnerung habe ich an einen Abend, als mich mein Vater mit in ein Konzert von Leonard Bernstein nahm. Damals war ich zwölf Jahre alt, und es war das erstemal, daß wir allein ausgingen. Ich hatte ein wunderschönes Kleid an, und meine Mutter hatte mir die Haare hochgesteckt. Sie hat mir sogar ihre Lieblingsohrringe geliehen. Ich erinnere mich, daß wir erst in ein nettes Restaurant zum Essen gingen. Ich fühlte mich wie bei einem Rendezvous. Wir haben viel miteinander gelacht, und das Konzert war … nun, wir liebten beide Musik, und es war einfach großartig. Daddy war ein großartiger Mann, und ich war so stolz darauf, mit ihm gesehen zu werden. Diesen Abend werde ich nie vergessen.«
»Ihre Mutter und Ihr Bruder sind zu Hause geblieben?«
»Natürlich. Meine Eltern waren so unterschiedlich. Ich habe mich immer darüber gewundert, daß sie geheiratet haben. Meine Mutter konnte mit klassischer Musik nichts anfangen. Am liebsten verbrachte sie ihre Zeit damit, ein Baseballspiel im Fernsehen anzusehen. Sie und mein Bruder waren vollkommen anders als wir. Sie machten ihre Sachen, und Vater und ich machten unsere. Ich konnte

nie verstehen, warum sie überhaupt zusammenlebten. Er war so viel feinsinniger als sie ... und hatte einen viel besseren Geschmack. Und sie hat sein musikalisches Talent auch nie wirklich zu schätzen gewußt.«

»Das klingt ja ganz so, als ob Sie Ihren Vater vergöttert haben, aber Probleme mit Ihrer Mutter hatten«, sage ich.

»Wir waren so unterschiedlich. Wir konnten uns überhaupt nicht verstehen. Sie hat mich einmal beschuldigt, ich würde die Dinge immer nur durch eine rosarote Brille sehen – das war kurz bevor sie ihn verlassen hat. Sie sagte zu mir, daß die Dinge weitaus komplizierter seien und ich sie nicht verstehen würde und daß es sehr schwierig für sie gewesen sei, immer wieder Geld zu verdienen, damit wir genug zu essen hätten, während mein Vater seinen Träumen nachhängen würde.«

»Wie haben Sie darauf reagiert?«

»Nun, ich verhielt mich ihm gegenüber immer sehr loyal. Und ich beschloß, daß das nicht mein Problem sei. Sie hatten ihre eigene Beziehung, das ging mich nichts an. Meine Beziehung zu meinem Vater war perfekt.«

»Im Vergleich zu der Beziehung mit Ihrer Mutter, die dagegen viel schlechter war?« frage ich sie.

»Das stimmt.«

»Hm, ich würde selbst gerne wissen, wie eine perfekte Beziehung eigentlich aussieht«, meine ich. »Ich bin mir nicht so sicher, ob ich schon jemanden getroffen habe, der eine perfekte Beziehung hatte. Vielleicht können Sie mir das erklären?«

»Machen Sie sich jetzt über mich lustig?« fragt Arlene vorsichtig.

»Ein bißchen vielleicht.« Ich lächle, um die Lage zu entspannen. »Ich meine nur, daß Sie darüber nachdenken sollten. *Perfekt* ist ein großes Wort, um damit eine Beziehung zu beschreiben. Einige Leute würden das ein Oxymoron nennen.«

»Das würde ich ganz sicher!« sagt Eileen laut, und alle lachen.

»Nun«, folgere ich, »ich habe immer schon geglaubt, daß Beziehungen in einer Familie sehr wertvoll sind, aber nicht, daß sie perfekt sind. Sie mögen vielleicht daran denken, wie schwer es immer war, eine so perfekte Beziehung aufrechtzuerhalten. Noch jemand?«

»Ich erinnere mich an meinen zehnten Geburtstag«, erzählt Richard. »Mein Vater und ich haben nie sehr oft etwas zusammen gemacht. Aber an jenem Tag nahm er Urlaub, und wir gingen zum Fischen. Diese Seite habe ich an ihm gar nicht gekannt – so warm und so entspannt, wie ein richtiger Vater. Oder zumindest so, wie ich dachte, daß ein wirklicher Vater sein sollte. Er war meist so beschäftigt und arbeitete immer ganz intensiv. Das war eine ganz andere, angenehme Seite an ihm. Ich habe sogar noch ein Photo von diesem Ausflug, das ich in der letzten Woche gefunden habe und das seitdem auf meinem Schreibtisch steht.«

»Sind Sie noch öfter mit ihm Fischen gegangen?« frage ich ihn.

Er denkt eine Weile nach. »Ich bin mir nicht sicher … vielleicht noch ein- oder zweimal. Ist das nicht komisch, daß ich mich daran gar nicht erinnere?«

»Warum, glauben Sie, erinnern Sie sich ausgerechnet daran?«

»Ich weiß, daß mein Vater mich und meinen Bruder sehr geliebt hat, aber er hat immer so viel gearbeitet und hatte nicht viel Zeit, als wir noch klein waren. Er kam erst so um acht Uhr abends nach Hause, und wir haben meist auch ohne ihn zu Abend gegessen. Mein zehnter Geburtstag bedeutet für mich eine schöne Erinnerung, weil er mich mitgenommen hat, um mit mir den ganzen Tag zu verbringen.«

»Deshalb sind auch meine schönsten Erinnerungen die an die Ferien«, meint Patricia. »Dann hatte die ganze Familie wirklich Zeit. Meine Mutter war nie eine besonders gute Köchin, aber wir haben uns immer an das komplette jüdische Ritual gehalten. Das ganze Haus war voller Freunde, und viele Leute waren da, die sonst keinen Ort hatten, wo sie die Ferien hätten verbringen können. Rosch-ha-Schana, das jüdische Neujahr, mochte ich ganz besonders gern. Nur dann wurde auch Papa richtig gefühlvoll. Das war auch gleichzeitig immer traurig, weil er dann alle Leute in der Familie mit Namen nannte, die gestorben waren und uns alle das Kaddisch, das Totengebet, aufsagen ließ. Aber hauptsächlich erinnere ich mich daran, daß wir in diesem Raum so glücklich waren und uns wie eine richtige Familie fühlten, in der alle zusammengehörten.«

»Sie haben uns erzählt, daß Ihr Vater den Holocaust überlebt hat. Hat er Ihnen auch erzählt, was das für ihn bedeutet hat?« frage ich.

»Er hat uns einiges erzählt. Seine beiden Eltern und sein einziger Bruder starben in Konzentrationslagern. Ihre Bilder waren in den Familienalben, aber mein Vater hat nur selten über sie gesprochen. Mein Vater hat überhaupt nicht viel geredet – und meine Schwestern und ich haben auch nicht viele Fragen gestellt. Wir wurden dazu erzogen, zu glauben, daß es das Wichtigste sei, ganz normale amerikanische Mädchen zu sein. Die meisten meiner Freunde wußten nicht einmal, daß ich in Israel geboren bin. Manchmal habe ich mich geschämt, daß meine Eltern nicht einmal richtig Englisch sprechen konnten. Heute tut mir dieses Gefühl leid. Aber in den Ferien hatte ich solche Gefühle nicht. Ich fühlte mich ihnen und meiner Herkunft sehr nahe. Heute denke ich immer wieder gerne an solche Erinnerungen, weil es solche Zeiten danach nie wieder gab.«
»Die jüdischen Feiertage müssen dieses Jahr für Sie ja wirklich schrecklich gewesen sein«, meine ich.
Patricia fängt an zu weinen. »Alles war so anders. Meine Mutter machte, was sie immer gemacht hat, und kümmerte sich um das Essen und die ganzen Vorbereitungen. Wir haben ihr alle dabei geholfen. Als aber in der ersten Nacht von Rosch-ha-Schana mein Bruder am Kopfende des Tisches saß, wo sonst mein Vater immer gesessen hatte, war das so …« Sie weint hemmungslos und kann nicht weitersprechen.
»Feiertage können ganz besonders schlimm sein«, sage ich verständnisvoll. »Wir investieren besonders viele Gefühle an Feiertagen, weil sich daran auch oft die schönsten Erinnerungen in unserer Kindheit knüpfen. Stirbt ein Elternteil, verändert das sehr vieles, aber an den Feiertagen bemerken wir den Verlust ganz besonders. Wenn Thanksgiving oder Weihnachten naht, denkt wahrscheinlich plötzlich jeder daran.«
»Wir haben jetzt schon zweimal Weihnachten erlebt, seit mein Vater gestorben ist«, erzählt Helen. »Unsere Familie scheint durch seinen Tod so zusammengeschrumpft zu sein. Er war nur ein einziger Mensch, aber welche Persönlichkeit! Letztes Weihnachten haben wir die Eltern meines Mannes in Florida besucht – und das war das schlimmste Weihnachten meines Lebens. Wir hatten 25 Grad Celsius am ersten Weihnachtstag! So sollte das wirklich nicht sein.«

»Auch unsere Familie scheint zusammengeschrumpft zu sein«, meint Patricia und wischt sich die Augen. »Bevor Papa gestorben ist, ist es mir nie aufgefallen, wie wenig Leute wir eigentlich sind – und wie viele uns der Holocaust genommen hat. Die ganze Familie meines Vaters – Leute, die wir nie gekannt haben.«
Alle sind still. Das Gespräch über die Ferien, Feiertage und Patricias bewegende Schilderung, wie viele Familienmitglieder dem Holocaust zum Opfer gefallen sind, hat viele sehr berührt. Meist wissen die Leute dann nicht, was sie in solchen Momenten sagen sollen. Ich ließ sie so lange schweigen, bis jemand wieder anfing zu reden.
Schließlich begann Eileen zu erzählen. »Bin ich wirklich die einzige, die keine guten Erinnerungen hat?« fragt sie ziemlich verbittert. »Wenn ich einen Schnappschuß aus meiner Kindheit schießen müßte, dann wären darauf drei verängstigte Kinder, die zitternd in einer Ecke sitzen, während mein Vater betrunken herumwütet und wir hoffen, daß er uns nicht erwischt. Meine Mutter tat, was sie konnte, aber sie konnte es einfach nicht mit ihm aufnehmen. Ich habe nie verstanden, warum sie ihn nicht verlassen hat. Er war Alkoholiker. Er hat uns geschlagen. Ich weiß, daß sie immer Angst um uns hatte.«
»Haben Sie sie jemals danach gefragt?«
»Ich habe es einmal versucht. Das war lange, nachdem mein Vater eine Erziehungskur gemacht und mit dem Trinken aufgehört hatte. Damals waren wir alle schon erwachsen. Aber sie war davon überzeugt, daß man sich nach so langer Zeit nicht an Negatives erinnern sollte. Jetzt war es vorbei. In meiner Familie war ich immer der Unruhestifter, weil ich nicht einfach sagen konnte: ›In Ordnung, jetzt ist es vorbei. Wir vergessen das jetzt.‹«
»Das ist, als ob man einen Elefanten im Zimmer hat und jeder um ihn herum steht und fragt: ›Welcher Elefant?‹«, versuche ich die Situation zu erklären.
Sie versucht trotzdem zu lächeln. »Meine Familie ist so.«
»Haben Sie sich jemals direkt mit Ihrem Vater ausgesprochen?«
Sie schüttelt den Kopf. »Das ist ja eigentlich das Komische. Ich bedauere das heute sehr. Ich habe oft versucht, mir vorzustellen, was ich dann zu ihm sagen würde. Aber solange er noch lebte – ich

weiß es nicht – hat mich das auch immer sehr beunruhigt. Jetzt möchte ich jedoch über all das offen reden.«

»Ich nehme an, daß Ihr Bruder und Ihre Schwester anders darüber denken?«

»Das habe ich eigentlich nie wirklich verstanden«, meint Eileen. »Sie waren ja auch da, und sie haben dieselben Katastrophen wie ich erlebt. Aber heute wollen sie damit nichts mehr zu tun haben, obwohl beide auch ihre Verletzungen davongetragen haben. Meine Schwester war zweimal verheiratet, und beide Male mit einem Alkoholiker. Was heißt das denn? Und mein Bruder wird meinem Vater mit jedem Tag ähnlicher. Ich glaube nicht, daß er auch seine Kinder schlägt, aber ich weiß, daß er auch sehr viel trinkt. Aber beide wollen mit der Vergangenheit nichts mehr zu tun haben.«

»Können Sie das mit ansehen?« frage ich sie. »Nicht, um zu sagen, daß das alles in Ordnung sei, sondern um zu akzeptieren, daß sie ganz anders als Sie selbst reagiert haben?«

»Aber sollten sie nicht den Tatsachen ins Auge sehen?«

»Vielleicht sind gerade Sie der letzte Mensch auf dieser Erde, von dem sie das hören wollen?« versuche ich ihr zu erklären. »Sie können nicht ihr Gewissen sein. Geben Sie ihnen keine Munition in die Hand, mit der sie auf Sie schießen können.«

Eileen sieht mich verwundert an. »Darüber muß ich erst nachdenken, aber ich bin trotzdem sehr wütend.«

»Weshalb sind Sie dann eigentlich hier?« fragt Matt frei heraus. »Es klingt so, als ob es Ihnen egal ist, ob Ihre Eltern lebendig oder tot sind, deshalb verstehe ich auch nicht ganz, weshalb Sie so große Probleme haben?«

Eileen will ganz zornig antworten, aber ich unterbreche sie. »Matt, weshalb macht Sie das so wütend, was Eileen sagt? Kann es sein, daß sie etwas in Ihnen anspricht?«

»Sehen Sie«, meint er und hebt ganz abwehrend die Hand, »ich glaube, daß nicht jeder ein so herzliches Verhältnis mit seiner Mutter gehabt hat wie ich. Deshalb verurteile ich Sie ja auch nicht, Eileen. Es tut mir leid, wenn Sie Probleme haben. Aber das scheint mir nicht der Grund zu sein, weshalb wir alle hier sind.«

Ich versuche es noch einmal. »Matt, Sie denken, daß sie ganz anders ist als Sie selbst, weshalb sie auch nicht hier sein sollte. Aber was geht Sie das an? Sie kann doch ihre eigenen Gründe haben, weshalb sie hier ist – selbst wenn das ganz andere Gründe als Ihre sind?«
Er zuckt zusammen.
»Ich dachte, wir würden uns hier nicht gegenseitig beurteilen«, meint Marian. Jeder ist verblüfft, daß sie irgend etwas gesagt hat, und alle drehen den Kopf in ihre Richtung, um sie anzustarren. Sie wird rot und schlägt ihre Beine übereinander. »Ich denke, daß ich glaube, daß jeder seine eigenen Probleme hat.«
»Gut gesagt, Marian«, meine ich. »Tatsächlich gibt es in dieser Gruppe mehr Unterschiede, als Sie gedacht hätten. Erinnern Sie sich daran, daß Beziehungen immer vielschichtig sind. Wir sind nicht hier, um die Eltern gegenseitig zu glorifizieren und sie nach ihrem Tod zu Figuren zu machen, die sie im wirklichen Leben nie waren. Wir sollten hier nur Informationen sammeln und daraus Wichtiges über die Beziehungen zu ihnen lernen, das Ihnen helfen wird, sich in Ihrem jetzigen und zukünftigen Leben besser zurechtzufinden.«
Jeder scheint sehr aufmerksam zuzuhören, obwohl ich mich vermutlich so anhöre wie eine Schallplatte, die einen Sprung hat und immer wieder dasselbe wiederholt. Es ist aber sehr wichtig, sich das immer wieder klarzumachen. Ich sehe mich in der Runde um. »Will noch jemand was sagen?«
»Als ich über diese Übung nachgedacht habe, sind mir viele Gedanken gekommen«, sagt Mary Ann. »Es hat mich sehr überrascht, daß ich mich ausgerechnet an diese Begebenheit erinnert habe. Wie ich vorher schon sagte, war meine Mutter eine wunderbare Frau. Sie war immer mein Vorbild, und wir haben uns beide wirklich sehr geliebt. Ich habe sie immer sehr verehrt, weil – nun, ich kann eigentlich gar nicht sagen, warum. Ich nehme an, weil ihr das gefallen hat. Ich habe auch bei den meisten Dingen immer sehr viel Wert auf ihre Meinung gelegt. Wie dem auch sei. Ich erinnere mich daran, daß wir vor ungefähr fünf Jahren zu einem Kürschner gegangen sind. Sie kaufte mir einen Mantel zum Geburtstag. Sie wollte mir unbedingt einen ganz bestimmten Mantel kaufen, der ihr sehr gut gefallen hat. Mir war das jedoch alles ziemlich egal. Wir debattierten sehr lange

über diesen Mantel, und sie beharrte darauf, daß sie mir unbedingt diesen kaufen wollte. Ich wurde sehr zornig – was sehr selten vorkommt – und schrie sie mitten in diesem vornehmen Geschäft an.« Sie verzieht das Gesicht, wenn sie daran denkt. »Das entsprach überhaupt nicht meinem sonstigen Verhalten. Ich schrie sie an: ›Wer glaubst du eigentlich, wer du bist. Ich will den Mantel nicht haben!‹«

Ich ziehe meine Augenbrauen hoch. Dieses Verhalten kenne ich an Mary Ann gar nicht. »Und wie hat sie reagiert?«

»Sie war sehr wütend, und sie hatte auch ganz recht. Sie hielt mir vor, daß ich undankbar sei, was auch wirklich stimmte. Sie hätten sich wohl gedacht, daß wir, so wie sie reagierte, in einem Stück mit einer versteckten Kamera mitspielten und die ganze Nation zusehen konnte – nicht nur einige gelangweilte Verkäuferinnen. Ich bekam diesen Mantel, aber sie war mir noch tagelang böse.«

»Wie, glauben Sie, hat sich Ihre Mutter Ihr Verhalten erklärt?« frage ich sie.

»Sie würde sagen, daß ich versucht hätte, sie zu verletzen«, antwortet Mary Ann prompt.

»Wollten Sie das?«

»Natürlich nicht, obwohl ich verstehen kann, daß sie sich das dachte. Ich habe sie geärgert, und sie hat versucht, nett zu mir zu sein.«

Ich ließ nicht locker. »Würden Sie sich wünschen, daß man diesen Vorfall ungeschehen machen könnte?«

»Ja. Es hat sie verletzt, und das wollte ich wirklich nicht. Das wollte ich nie. Ich verehrte meine Mutter sehr, und sie hat mich auch innig geliebt.«

»Genug, um Ihnen eine eigene Meinung zuzugestehen?« frage ich.

Sie schaut sehr skeptisch. »Ich weiß nicht genau, was Sie damit sagen wollen.«

Ich versuche es ihr zu erklären und wähle meine Worte sehr sorgfältig. Das ist auch für mich sehr schwierig. »Wenn Eltern manchmal sagen: ›Ich will nur, daß du glücklich bist‹, meinen sie damit in Klammern auch: ›Solange du dich so benimmst, wie ich mir vorstelle, daß du sein solltest.‹ Ich erinnere mich an eine Frau, die immer sagte, daß ihr Vater ihr alles erlauben würde, nur nicht das, was er sie nicht tun lassen wollte. Das ist eine diffizile Botschaft, die Sie genau untersuchen sollten, aber es ist auch eine sehr verschlüsselte Botschaft.«

»Das verstehe ich«, sagt Mary Ann. »Ich bin nur nicht sicher, ob das auch auf meine Mutter zutrifft.«

»Ich erwähne das auch nur, weil Sie bis jetzt nur zwei Geschichten erzählt haben, und beide Geschichten handeln davon, daß Sie etwas nicht getan haben, was sie wollte, und sie dann zornig wurde. Ich möchte nur, daß Sie das bedenken. Natürlich kann das auch andere Ursachen haben.«

Matt unterbricht das Gespräch – wieder mit erregter Stimme. »Ich glaube, daß Sie immer nur versuchen, alles zu tun, damit wir uns an Dinge erinnern, die die Eltern in einem negativen Licht erscheinen lassen«, meint er vorwurfsvoll. »Geht es eigentlich immer nur darum? Ich fühle mich bei solchen Gesprächen wirklich nicht wohl. Mir kommt es so vor, als ob Sie die Leute so lange traktieren, bis sie zugeben, daß mit ihren Eltern etwas nicht gestimmt hat. Natürlich hat jeder seine Fehler, aber warum sollten wir uns nicht auch an die positiven Seiten erinnern? Bei Ihnen kommt es mir so vor, als ob gerade das falsch wäre.«

»Das ist gar nicht meine Absicht«, erwidere ich ganz ruhig. »In unserem Gespräch geht es nicht um negative oder positive Seiten oder ob Ihre Eltern gut oder schlecht waren. Es geht darum, Möglichkeiten zu erwägen, Dinge, die dem festgefügten oder vorschnellen Denken widersprechen können. Ihre Eltern waren keine eindimensionalen Spielkartenfiguren, sie waren lebendige Menschen aus Fleisch und Blut. Wie ich schon oft gesagt habe, kann man die Erinnerung an die Eltern am besten ehren, indem man sich so an sie erinnert, wie sie wirklich waren, und nicht so, wie man sie gerne gehabt hätte. Manchmal sind diese Erinnerungen nicht so angenehm und idealistisch, sondern sie sind zwiespältig und wirklich. Manchmal glaubt man, daß die Eltern nie egoistisch oder hilfsbedürftig gewesen seien – wo alle anderen Menschen auch manchmal egoistisch und hilfsbedürftig sind. Ich halte das auch nicht für negativ. Das ist nur eine Möglichkeit, wie man einen ehrlichen Blick auf die Wirklichkeit des Lebens wirft, wie wir das alle schon erfahren haben. So ist das Leben nun mal. Mary Ann, die Fragen, die Sie sich über Ihr Verhältnis mit Ihrer Mutter stellen sollten, sind folgende: Welche Wahlmöglichkeiten hatte ich eigentlich? Ist es mir oft sehr schwergefallen, nein zu sagen? Waren es wirklich meine eigenen Entscheidungen? Oder wurde meine Meinung immer beeinflußt?«

»Jetzt fängt bei mir eine Glocke zu läuten an«, meint Jane. »Als ich klein war, hatten meine Mutter und ich eine Beziehung, die ganz anders war, als sie meine Freundinnen mit ihren Müttern hatten. Ich habe in dieser Woche angefangen, darüber nachzudenken, als ich mich auf meine Erinnerungen konzentriert habe. In meiner Erinnerung sitzen meine Mutter und ich draußen unter der Veranda. Sie erzählt mir, daß mein Vater ziemlich brutal ist. Damals war ich vielleicht 13 Jahre alt. Meine Eltern hatten eine sehr zwiespältige Beziehung zueinander. Sie liebten sich, aber sie stritten sich auch über alles – und meine Mutter betrachtete mich dabei immer als ihre Verbündete. Wir saßen oft so ›unter Frauen‹ beieinander, wenn sie mir die intimsten Details ihrer Beziehung zu meinem Vater erzählte. Das meiste verstand ich damals noch nicht, aber ich unterbrach sie auch nie. Ich glaube nicht, daß sie eine sehr stabile Persönlichkeit war. Wenn ich so zurückdenke, dann glaube ich, daß es sehr wichtig für sie war, daß ich immer auf ihrer Seite stand ...« Janes Stimme überschlägt sich und klingt sehr nachdenklich. »Sie war meine Mutter, aber sie wollte immer, daß wir Freundinnen sein sollten.«

»Haben Sie sich oft gewünscht, Ihre Mutter hätte Ihnen solche Dinge nicht erzählt?« frage ich sie.

»Ich weiß nicht, ob ich das auch hätte sagen können. Ich erinnere mich, daß meine Freundinnen immer sehr eifersüchtig auf mich waren, weil ich eine so wunderbare Mutter hatte. Sie kamen gerne zu uns, um bei uns zu übernachten, weil meine Mutter immer wie eine von uns war. Damals war das großartig. Ich war wirklich sehr beliebt. Aber beliebt war vielleicht wirklich nur meine Mutter. Ich weiß es nicht. Als ich älter wurde, begann mich ihr Benehmen allmählich zu stören. Ich glaube, daß sie mich oft dazu benutzte, damit es ihr selbst besserging. Alles drehte sich immer nur um sie, nicht um mich. Ich glaube, ich wollte, daß ich auch manchmal im Mittelpunkt stand.«

»Sie wollten also, daß sie Ihre Mutter sein sollte, sie dagegen wollte Ihre Freundin sein?«
»Ich weiß es nicht. Ich wußte nicht, wie ich ihre Freundin sein konnte. Sie wollte, daß ich immer auf ihrer Seite stand – gegen meinen Vater, aber manchmal verstand ich auch gar nicht, was er überhaupt so Schlimmes getan haben sollte.«
»Erinnern Sie sich«, frage ich Jane, »ob es jemals eine Situation gab, in der Sie nicht auf ihrer Seite standen – sondern auf seiner Seite?«
»Nein.« Doch dann erinnert sie sich. »Oh, doch. Das war ein einziges Mal.«
»Was war passiert?«
»Ich kann mich an die Einzelheiten gar nicht mehr erinnern«, erzählt Jane. »Es ging wahrscheinlich um etwas ziemlich Dummes. Ich glaube, daß ich ganz verärgert gesagt habe: ›Weißt du, vielleicht hat Daddy recht.‹ Oder so etwas Ähnliches. Meine Mutter starrte mich mit riesigen Augen an. Sie konnte das einfach nicht glauben. Dann lief sie davon. Zwei Wochen lang hat sie kaum ein Wort mit mir gesprochen, als ob ich ein großer Verräter sei. Ich erinnere mich, daß es mir damals ziemlich schrecklich ging.«
»War das die Strafe dafür, daß Sie auf seiner Seite standen?«
»Ich habe das nie wieder getan. Als ich älter wurde, habe ich mich ganz rausgehalten. Meinen Vater habe ich eigentlich nie richtig gekannt. Meine Mutter war immer so dominant.«
»Das klingt ja so, als ob sie nie zulassen wollte, daß Ihr Vater wirklich Ihr Vater sein durfte«, sage ich. »Er war immer ihr Ehemann, und sie hat nur zugelassen, daß er nur das für Sie war. Ist das so richtig?«
»Ja.« Sie sieht traurig aus. »Ich glaube, daß es mir sehr geholfen hat, daß ich mich daran erinnert habe und daß ich darüber gesprochen habe. Aber ich muß Ihnen noch etwas sagen. Ich würde meine Eltern auf der Stelle wieder haben wollen, mit all den Kämpfen, wenn das möglich wäre. Irgendwie verbinden mich auch diese neuen Erkenntnisse über meine Mutter noch stärker mit ihr – auf eine sehr sympathische Weise. Sie war eine sehr unglückliche Frau. Es tut mir für sie leid, daß sie außer mir niemanden hatte, dem sie sich anver-

trauen konnte. Ich glaube, daß sie sich sehr einsam gefühlt hat. Ich will ihre Fehler damit nicht entschuldigen. Ich glaube nur, daß ich sie jetzt besser verstehe.«
Eineinhalb Stunden hat es gedauert, bis sie das erkannt hat. Die Luft scheint voller schwerer Erinnerungen zu hängen. Jeder ist in eine Art Tagtraum versunken – Erinnerungen von anderen wecken die eigenen, die an die Oberfläche drängen. Bevor die Gruppenteilnehmer gehen, bitte ich sie, für die nächste Sitzung neue Hausaufgaben zu erledigen. »Es kann sehr hilfreich für Sie sein, sich darüber klarzuwerden, wie Ihre Eltern oder Ihr Elternteil Sie wirklich gesehen haben oder hat – was sie über Sie sagen würden, nicht unbedingt in aller Öffentlichkeit, aber wenn sie ganz ehrlich wären. Ich möchte, daß Sie sich eine Liste zusammenstellen mit allen Wörtern, die Ihre Eltern benutzen würden, um Sie zu beschreiben. Verwenden Sie dafür ganz einfache Ein-Wort-Bezeichnungen. Bringen Sie bitte Ihre Listen nächste Woche mit, und wir werden sie uns gemeinsam ansehen.«
Die Gruppenteilnehmer brechen auf, und ich bin auch schon dabei wegzugehen, als Helen zu mir kommt. »Mir ist heute abend etwas aufgefallen«, sagt sie ganz eifrig.
»Was denn?«
»Die ganze Zeit dachte ich, daß ich nur wegen meines Vaters hier sei. Als wir aber über die Erinnerungen gesprochen haben, mußte ich immer wieder an das Gesicht meiner Mutter denken. Sie wissen, daß sie starb, als ich noch ein Teenager war.«
»Ja, ich erinnere mich.«
»Ich habe in den letzten Jahren oft an sie gedacht, aber ihr Gesicht war schon so verschwommen, daß ich mich kaum noch an sie erinnern konnte. Ich hatte geglaubt, daß ich meine tiefsten Gefühle, weshalb ich auch hier war, immer nur für meinen Vater empfunden hätte. Aber jetzt habe ich ihr Bild so deutlich im Kopf, daß ich gar nicht aufhören kann, immer an sie zu denken. Letzte Woche habe ich einige alte Photoalben hervorgeholt. Es gab ein Bild, auf dem ich vielleicht zwei Jahre alt war. Ich saß auf ihrem Schoß. Sie trug einen riesigen, überdimensional großen Sonnenhut und lachte. Plötzlich habe ich sie so sehr vermißt.«

»Das ist wie bei dem Experiment, bei dem jemand den empfindlichen Punkt berührt und es wieder überall weh tut«, erinnere ich sie.
Sie sieht mich betroffen an. »Das ist richtig. Daran habe ich gar nicht mehr gedacht. Das kommt alles so unerwartet. Es verwirrt mich, aber es ist auch wie ein Geschenk. Ich dachte, ich hätte meine Mutter schon längst vergessen, und nun habe ich sie wieder. Das ist wirklich gut. Vielen Dank.«
Sie drückt mich am Arm und verläßt schnell das Zimmer.
Ich fühle mich sehr gut. Momente wie diesen mag ich ganz besonders gerne. Auch die Ereignisse dieses Abends stimmen mich hoffnungsvoll, obwohl ich weiß, daß die Entdeckungen für einige Leute sehr schmerzhaft sind. Schnell sind wir von der Erfahrung der unmittelbaren Trauer zu etwas Tieferem vorgedrungen. Die Erinnerungen haben einer neuen Dynamik Platz gemacht. Ob es die Teilnehmer erkannt haben oder nicht, wir haben beim Entdeckungsprozeß neue Fortschritte gemacht. Aber obwohl ich schon mit vielen anderen Gruppen ähnliche Erfahrungen gemacht habe, mache ich mir trotzdem noch manchmal Sorgen. Ich bin überzeugt von der Richtigkeit meines Arbeitsplans und weiß, daß ihnen meine Arbeit letztendlich hilft, aber ich weiß auch, daß man nicht wirklich kontrollieren kann, wie die einzelnen mit ihren Entdeckungen umgehen werden. Ich denke dabei vor allem an Matt. Er weigert sich hartnäckig, tiefere Gefühle zuzulassen, und ich weiß, daß für ihn dieser Widerstand ein Schutz ist, bestimmte Dinge wahrnehmen zu können. Er weigert sich hartnäckig dagegen, sich zu verändern. Ich kann nur versuchen zu säen, und die Saat wird aufgehen oder nicht. Ich hoffe, er wird genau zuhören. Er muß ja nicht damit einverstanden sein, was die anderen sagen.
Ich verlasse den Raum und gehe hinaus in die kühle Nachtluft, aber ich höre trotzdem nicht auf, weiter über die Gruppe nachzudenken. Ich weiß aus Erfahrung, daß ich von jedem einzelnen immer ein Stück mit mir mitnehme.

Die Ein-Wort-Listen fallen jedem sehr schwer. Während der Woche werde ich zweimal angerufen. Ein Anruf kommt von Patricia, die mir mitteilt, daß sie an dieser Übung überhaupt nicht teilnehmen will. Sie meint, es sei für sie viel zu frustrierend, weil ihr Vater keine anschaulichen Worte benutzt hätte. Der andere Anruf kommt von Richard, der meint, daß ihm nur ein einziges Wort einfalle, das er auf seine Liste schreiben könne »und das sei nicht einmal sehr kreativ«. Ich mache beiden Mut und bitte sie, trotzdem ihr Bestes zu geben.

Die Gruppenmitglieder kommen mit Papierzetteln, Notizbüchern und kleinen Faltkarten zur nächsten Sitzung. Irgendwie hat sich die Stimmung verändert, und ich weiß auch, warum. Wir sind davon abgekommen, zufällige Gefühle auszugraben, und haben damit begonnen, spezifischer und konkreter zu arbeiten.

Als jeder sich seinen Stuhl geholt und sich in den Halbkreis gesetzt hat, beginne ich mit einer einleitenden Erklärung. »Ich weiß, daß Sie sehr neugierig sind, was diese Liste bedeuten soll. Einige von Ihnen haben schon erwähnt, wie schwer sie sich damit getan haben. Der Zweck der Liste ist es, zu erforschen, wie bestimmte Dinge in Ihrer Familie wahrgenommen wurden – welche Wertschätzung es gab. Was meine ich mit Wertschätzung? Ganz einfach das, daß verschiedene Familien unterschiedlichen Wert darauf legen, ob die Familienmitglieder künstlerisch aktiv oder gute Sportler sind, ob Universitätsabschlüsse wichtig sind oder ob es wichtig ist, gut gekleidet zu sein und ein bestimmtes Aussehen zu haben, oder sehr sozial zu denken usw. Bestimmte Werte können hoch und gleichzeitig auch gar nicht geschätzt werden. Beispielsweise kann Ihre Familie Ihre Großzügigkeit sehr hoch einschätzen, wenn man sie in der Familie praktiziert, sie aber auch kritisieren, wenn man für Freunde Geschenke kauft. Ihre Listen werden einiges darüber verraten, welches Wertesystem es in Ihren Familien gab. Lassen Sie uns im Kreis herumgehen und vorlesen, was Sie aufgeschrieben haben.« Ich wende mich an Mary Ann, die rechts von mir sitzt, und bitte sie zu beginnen.

»Ich habe geschrieben *geduldig, loyal, weiblich, ruhig*.« Damit ist ihre Aufzählung zu Ende. »Wollten Sie solche Beschreibungen?«

Ich nicke und wiederhole: »*Ruhig*. Sagen Sie mehr über *ruhig*.«

»Meistens, wenn ich meine Mutter nicht gerade beim Kürschner anschrie, sagte meine Mutter, daß ich eine ganz ruhige Frau sei. Sie hat das oft gesagt.«

»Und das schätzte sie sehr?«

»Ich war einfach so. Ich bewunderte sie – deshalb habe ich auch *loyal* auf meine Liste geschrieben. Ich vertraute ihren Ansichten ganz und gar.«

»Und sie haben Ihre Eltern nur ganz selten herausgefordert?«

»Ich glaube, das war ihre Art, wie sie sich um mich gekümmert haben. Ich wollte sie auch gar nicht herausfordern.«

»Gut. Amanda?«

Amanda liest vor: »*Liebenswerte Tochter, fleißige Arbeiterin, Single, Single, Single.*« Sie verdreht ihre Augen, als sie immer wieder *Single* wiederholt und bringt damit die anderen zum Lachen, was die Spannung ein bißchen auflockert.

»Ihre Mutter würde Sie also als Single bezeichnen«, sage ich geradeheraus.

»Nun, ich *bin* ein Single.«

»Sie haben uns vorher erzählt, daß das für Ihre Mutter ein großes Problem war«, meine ich. »Glauben Sie, daß sie sich darüber mehr Gedanken als Sie selbst gemacht hat?«

»Hm ...« Sie denkt darüber nach. »Ich wäre gerne verheiratet, aber ich muß auch sagen, daß es für sie ein weitaus größeres Problem war als für mich selbst. Ich habe mich selbst immer als eine vollständige und autarke Persönlichkeit gesehen. Meine Mutter stammte aus einer ganz anderen Generation.«

»Gut. Helen?«

»Mein Vater dachte immer, ich sei etwas ganz Besonderes«, sagt Helen ganz langsam, »deshalb habe ich auch *besonders* auf meine Liste geschrieben. Wir waren nach dem Tod meiner Mutter ganz allein, seine Schwester ausgenommen. Aber, um Ihnen die Wahrheit zu sagen, ich habe nichts anderes gefunden. Vielleicht war er stolz auf mich. Er war so glücklich, als ich Harry geheiratet habe. Er sagte zu mir, ich hätte eine gute Wahl getroffen.«

»Hat er Ihnen direkt gesagt, was er dabei über Sie gedacht hat?«

Sie sieht schockiert aus. »Nein ... ich glaube nicht. Er redete nur sehr ungern über seine Gefühle.«

»Wie alle Männer«, versichert ihr Amanda, und die drei Männer im Raum sehen kurzfristig ganz besorgt aus, als sich die Frauen ganz verständnisvoll zuwinkern. Ich mache weiter. »Irene?«

»Früher hätte mich mein Vater wahrscheinlich als *Krankenschwester, Dienstmädchen, Köchin und Geschirrspülerin* beschrieben«, meint sie. »Aber ich habe auf meine Liste auch *stabil* und *verantwortungsvoll* geschrieben.«
»Wurden diese Qualitäten in Ihrer Familie sehr geschätzt?« frage ich sie.
»Nun, mein Vater schätzte sie sehr, weil sie all das verkörperten, was meine Mutter nicht war«, meint Irene. »Sie ließ sich gehen, sie war korpulent und hat sich nicht um ihre Zuckerkrankheit gekümmert. Deshalb starb sie auch so jung. Ich glaube, er wußte es sehr zu schätzen, daß ich diese Züge nicht von ihr geerbt habe.«
»Und Ihr Bruder?«
»Tom war immer ein aufrechter und verantwortungsvoller Mann«, meint sie. »Aber er sagte mir früher immer, ich sollte doch fröhlicher sein. Wenn Sie nach seinen Werten fragen, dann kann ich Ihnen nur sagen, daß er seine Sammlung von Baseballkarten und seine Golfschläger geliebt hat.«
»Das klingt so, als ob Sie denken, daß Sie und Ihr Bruder ziemlich verschieden waren, so wie Sie und Ihre Mutter.«
»Da kann ich nur ja sagen«, erwidert sie sofort. »Aber mein Vater und ich waren uns sehr ähnlich.«
Ich sehe mich im Kreis um. »Ist es nicht faszinierend, was diese Wortlisten alles zutage fördern? Matt?«
Matt zieht ein Stück Papier heraus und liest vor: »*Fels von Gibraltar* – das hat meine Mutter tatsächlich gesagt, deshalb habe ich es auf meine Liste geschrieben. Dann habe ich noch *verläßlich, intelligent* – und – lachen Sie nicht – *gutaussehend.*«
»War *gutaussehend* in Ihrer Familie sehr wichtig?« frage ich ihn.
Matt ist überrascht. »Warum haben Sie sich gerade das herausgesucht? Ich glaube, für meine Mutter war das nicht besonders wichtig, aber sie hat darüber nachgedacht. Aber verläßlich und intelligent zu sein, war für sie sehr wichtig.«
»Welche Werte wurden bei Ihrem Bruder geschätzt?« frage ich.
»Das ist eine gute Frage«, sagt er ziemlich unwillig. »Mutter hat wohl gedacht, daß er ein feiner Mensch sei, obwohl er sie so ausgenützt hat. Sie war seine Mutter, aber sie war so blind, was seine Fehler anging.«

»Und bei Ihren Fehlern auch?«
»Meine Mutter war eine sehr großzügige Frau«, erklärt Matt. »Sie versuchte immer, bei jedem nur die guten Seiten zu sehen. Das war nicht immer weise, weil sich die Leute viele Vorteile verschaffen, wenn man einfach zu nett ist.«
»Sprechen Sie von Ihrer Mutter oder über sich selbst?« frage ich freundlich.
Er starrt mich ganz direkt an, aber ich denke, ich habe genau ins Schwarze getroffen. Damit hat er etwas sehr Wichtiges über sich preisgegeben. Seine Mutter hat sich nie mit seinem Bruder zerstritten. Ich überlege, was in den beiden Jahren passiert ist, nachdem sie das Haus von Matts Bruder verlassen hat und zu Matt gezogen ist. Was ist in dieser Zeit geschehen? Ich bin mir darüber im klaren, wie sensibel Matt auf diese Entdeckung reagieren wird. Aber ich will jetzt weitermachen. Ich fordere Patricia auf: »Sie sind dran.«
Sie hat einen ganz roten Kopf. »Ich hatte so große Schwierigkeiten mit dieser Liste, das glauben Sie mir gar nicht. Es war, als ob Papa und ich eine unausgesprochene Liebe geteilt hätten – wir verehrten einander. Aber er faßte das nicht in viele Worte. Mir ist nur eingefallen, daß es für ihn trotzdem einen Wert gab, den er sich für mich wünschte – das war mein Interesse für Religion. Mit mir hat er sich über religiöse Themen unterhalten. Er glaubte auch, daß ich eine gute Mutter sein würde. Das weiß ich. Es tut mir leid, wenn ich nicht mehr habe.«
»Sie haben das so gut gemacht, wie Sie konnten«, meine ich. »Erinnern Sie sich daran, wir vergeben hier keine Noten. Arlene?«
Sie liest vor: »*Musisch begabt, guter Kumpel, Seelenfreundin, schön.*« Sie hört mit der Aufzählung auf, um sie zu erklären. »Er sagte immer, daß ich schön sei. Einmal habe ich mein Haar abschneiden lassen, und er wäre fast gestorben. Natürlich«, fügt sie etwas widerwillig hinzu, »war auch meine Mutter eine sehr schöne Frau, aber das war ihm nicht genug. Daddy schätzte vor allem intelligente und kreative Freundschaften. Das konnte sie ihm nicht bieten.«
»Wenn Sie geschrieben haben, *musisch begabt*, dann denken Sie, daß das ein Kompliment von Ihrem Vater war, aber nicht unbedingt

auch von Ihrer Mutter geschätzt wurde?« Ich frage sie und kann mir die Antwort schon vorstellen, aber ich möchte, daß sie das auch selbst erkennt.
»Nein, meine Mutter hätte das nicht geschätzt.«
»In Ordnung. Richard?«
»Ich hatte auch Probleme«, gibt er zu. »Ich würde gerne *guter Jurist* schreiben, weil mein Vater das sehr geschätzt hätte. Leider ist er gestorben, als ich gerade zu arbeiten anfing, weshalb er nie die Gelegenheit hatte, mich auch wirklich als solchen zu erleben. Eines Tages hätte ich es sehr gerne gehabt, wenn er mich einen *Kollegen* genannt hätte.«
Das ist eine sehr rührende Bemerkung. Ich denke, daß man sehr stolz wäre, wenn man von einem Elternteil ein solches Kompliment erhalten würde. »Noch etwas?«
»Das ist alles. Es tut mir leid.«
»Keine Entschuldigungen, bitte. Jane?«
»Das ist eine Liste von meiner Mutter«, meint sie. »*Freund, Vertraute, Verbündete*, aber auch *verantwortungsbewußt*, weil ich eine Krankenschwester bin. Und natürlich *Single*, obwohl es, nicht wie bei Ihrer Mutter, Amanda, ein Kompliment war. Oh, und *einfach*. Sie dachte, ich sei ein sehr einfacher Mensch. Aber ich hätte große Schwierigkeiten, mir zu überlegen, wie mich mein Vater beschreiben würde. Ich muß darüber erst noch länger nachdenken.«
»Ich wette, Ihre Mutter hat nicht wirklich gedacht, daß Sie ein einfacher Mensch seien«, sagt Barry.
»Haben Sie ihre Mutter gekannt?« frage ich ihn.
Er lächelt ganz schuldbewußt. »Ups. Ich weiß, ich weiß. Ich versuche sie ›festzulegen‹.«
»Das ist schon sehr gut, wenn Sie das erkennen!« lache ich. »Eileen?«
»Soweit ich weiß, hat mich mein Vater nie als Person gesehen«, antwortet sie. »Aber meine Liste für meine Mutter ist ganz einfach: *Schwierig, verschlossen, lautes Mundwerk, Störenfried.*« Sie verzieht das Gesicht. »Das ergibt ein schönes Bild, nicht wahr?«
»Ich denke, daß man schon aus Ihrem Ton schließen kann, daß das nicht wirklich die Werte waren, die in Ihrer Familie wichtig waren«, meine ich.

»Ich mache keinen Scherz.«
»Alle Ihre Worte klingen so zornig«, sagt Irene ganz mütterlich. »Ich bin sicher, daß Sie Ihre Mutter sehr geliebt haben muß.«
»Wann haben Sie denn Eileens Mutter getroffen?« frage ich zurück.
Irene lacht und meint: »Ich wette, sie hat sie geliebt.«
»Wie können Sie das behaupten?« fragt Eileen kurz angebunden. »Das habe ich geschrieben, okay? Ich bin diejenige, die es wissen muß.«
Irene lehnt sich in ihren Stuhl zurück und sagt abwehrend: »Ich glaube nicht, daß in einer Familie alles nur schlecht sein kann.«
Ich hebe die Hand hoch. »Sehen Sie, wie einfach es ist, etwas ›festzulegen‹? Wir betrachten bei dieser Liste keine objektiven Kriterien. Es geht darum, zu sehen, welche Werte in einer Familie geschätzt wurden und wie man sich gegenseitig wahrgenommen hat. Deshalb, Barry, spielt es auch keine Rolle, ob Sie denken, daß Janes Mutter gedacht hat, ob sie ein einfacher Mensch sei oder nicht; oder, Irene, ob Sie denken, daß Eileens Eltern in einer bestimmten Art und Weise gefühlt haben. Ich nehme an, daß Sie erkennen, daß es sich dabei um keine wirklichen Informationen handelt. Sie haben sie nicht gekannt, also können Sie auch nichts sagen. Vielleicht ist es für einige von Ihnen sehr unangenehm, wenn Sie von jemandem so negative oder verletzende Dinge hören. Aber wie können Sie wissen, daß sie sich möglicherweise irren? Vielleicht würde Sie das trösten? Aber das verschließt die Türen zu Ihren Gefühlen. Was sollen sie denn machen, wenn Sie sie so herausfordern, wenn nicht in die Defensive gehen? Keiner von Ihnen wird dadurch etwas Neues über sich herausfinden. Ist das nachvollziehbar?« Barry und Irene nicken.
Eileen meint: »Ich möchte eines erklären, wenn ich darf. Ich glaube, daß mich meine Mutter geliebt hat. Meine Liste beschreibt nur, was sie über mich dachte, als ich versuchte, mir über meine Familie klarzuwerden. Das versuche ich immer noch.«
»Ich weiß. Das ist einer der Gründe, weshalb Sie hier sind«, sage ich. »Marian? Haben Sie eine Liste?«
»Ja.« Sie setzt sich in ihrem Stuhl gerade auf und faltet ein Stück Papier auseinander. »Ich glaube, meine Mutter würde nur nette Din-

ge über mich sagen. Ich habe deshalb geschrieben: *Gute Schülerin, lustig* – ich brachte sie mit meinen Witzen immer zum Lachen.« Sie unterbricht sich kurzfristig, um sich wieder zu sammeln, weil ihr die Tränen übers Gesicht laufen. »*Saloppe Kleidung* – das konnte sie nicht leiden. Und *Schönheitskönigin.*« Sie lacht trotz ihrer Tränen. »Ich weiß, daß sie das gesagt hat. Natürlich hat sie meinen neuen Haarschnitt nicht gesehen.«

Wir lachen. Marians Haare sind so kurz geschnitten, daß beinahe keine mehr vorhanden sind.

»So«, sage ich, weil ich möchte, daß Marian weiterredet, »wo waren hier die Werte? War es in Ihrer Familie wichtig, eine gute Schülerin zu sein?«

»Das war das Allerwichtigste«, erwidert sie. »Meine Mutter war wie ein Schießhund hinterher, wenn es ums Lernen ging. Und ich war nicht immer eine so gute Schülerin, als ich noch auf der High-School war. Meine Eltern hielten mir immer meinen Bruder Jack als Vorbild vor, was ich nicht besonders gerne mochte. Aber ich machte meine Sache dann trotzdem ganz gut. Was mit *lustig* gemeint ist, ist eine andere Sache. Jeder in unserer Familie war sehr witzig. Hatte man keine schlagfertige Antwort parat, dann war man schon unten durch.«

»Das heißt, daß nett und lustig sein die Werte waren. Ist Ihr Vater selbst nett und witzig?«

Sie senkt ihren Kopf und schaut auf ihre Füße. »Er ist nett. Er ist Wissenschaftler, und ich denke mir, daß er deshalb sehr nett ist. Aber witzig? Nein, witzig würde ich ihn nicht nennen.«

»Würde er es für ein Kompliment halten, jemanden witzig zu nennen?«

»Wau!« Marian blinzelt mit ihren Augen. »Sie stellen so viele Fragen!«

»Ich weiß. Das ist bei mir angeboren.«

»Mein Vater glaubt nicht unbedingt, daß witzig sein so wichtig ist«, meint sie. »Aber er hat nichts dagegen, solange man ansonsten erfolgreich ist.«

»Das ist interessant. Es ist immer erstaunlich, wie unterschiedlich die einzelnen Familien strukturiert sind. Sehen Sie das auch so?«

Marian sieht mich etwas unsicher an. »Uh-huh.«
Ich wende mich Barry zu. »Sie sind der letzte. Was haben Sie aufgeschrieben?«
Barry liest vor. »*Baby der Familie* – das macht mich ganz verlegen. *Intelligent, unterhaltsam, verschlossen, pleite* – ich hatte nie Geld. Bis heute nicht.« Er lacht freundlich.
»Ich vermute, daß Sie sehr oft das *Baby der Familie* genannt wurden«, meine ich. »Das haben Sie schon etliche Male erwähnt.«
»Ja. Alle denken das«, sagt er. »Es macht mich heute noch ein bißchen verlegen, weil ich ganz offensichtlich kein kleines Kind mehr bin. Aber meine Eltern und meine Schwestern haben sich immer sehr um mich gesorgt und gekümmert, und das war sehr nett.«
»Was heißt *verschlossen*? Warum denken Sie, daß Ihr Vater dachte, Sie seien verschlossen?«
»Ja, nun, manchmal, selbst wenn wir uns ausführlich unterhalten haben, dann gab es da etwas zwischen uns.«
»Hat Ihr Vater das je erwähnt?«
»Nicht direkt. Aber er stellte mir immer sehr viele Fragen, und manchmal war er mit meinen Antworten nicht besonders zufrieden. Ich blieb immer am liebsten an der Oberfläche – und machte Witze, anstatt etwas über mich selbst zu erzählen. Das habe ich erst kürzlich über mich selbst herausgefunden«, sagt er ganz ruhig.
Barry hatte vor der Gruppe nicht erzählt, daß er homosexuell ist, und natürlich kann er das so halten, wie er möchte. Ich bin sehr neugierig darauf, ob er das noch erzählen will oder nicht. Aber jetzt ist unsere Zeit um, und ich dringe nicht weiter in ihn.
»Was halten Sie von dieser Übung?« frage ich die Gruppe.
»Intensiv!« antwortet Richard.
»Das würde ich auch sagen«, meint Jane. »Es hat mich sehr berührt, als ich diese Übung vorbereitet habe, daß ich nicht wußte, was mein Vater über mich dachte. Ich konnte keine Liste für ihn zusammenstellen. Ich konnte an gar nichts denken. Ich erinnere mich, daß er, wenn ich ihn anrief und er am Apparat war, nie mit mir sprach. Er sagte immer sofort: ›Tag, mein Schatz, hier ist deine Mutter.‹ Dann gab er den Hörer meiner Mutter. Es kam ihm nie in den Sinn, daß

ich vielleicht auch gerne mit ihm gesprochen hätte, und auch mir war nie danach, mich mit ihm zu unterhalten.«

Als wir an diesem Abend die Sitzung beenden, bleiben mehrere Leute noch stehen, unterhalten sich miteinander und verlassen diesen sicheren Ort, der dieser Raum ist, nur sehr ungern. Ich sehe, daß sie viel mehr davon profitieren, als sie vorher angenommen haben. Vielleicht haben sie auch erfahren, daß Sicherheit und Trost nicht auch immer heißt, passiv bleiben zu müssen. Diese Arbeit ist eine große Herausforderung, wie eine Art Detektivspiel in einem sehr komplexen Geheimnis.

6 Erschütterungen von Familienbeziehungen

Der Tod beendet ein Leben, aber er beendet nicht eine Beziehung, die im Gedächtnis des Überlebenden weiterbesteht und nach einer Lösung sucht, nach einer Bedeutung, die sie vielleicht nie finden wird.

Robert Anderson

In einer Familie zu leben, ist nicht einfach, denn Familien sind wie das Leben selbst sehr komplex. Meist spielen sich die Dinge in einem System ab, in dem jede Person ein Leben lang eine feste Rolle spielt. Der Tod eines Elternteils kann das ganze System erschüttern und das Ergebnis ist oft chaotisch und unerfreulich. Ein Mann in meiner Gruppe nannte den Tod seines Vaters einmal das »Öffnen einer Dose voller Würmer«. Manchmal wird das Loch, das der Tote hinterlassen hat, sehr schnell wieder zugeschüttet, und jeder tut so, als gäbe es diese Leere nicht mehr.

Wenn der Tod eintritt, kann man vor seinen Auswirkungen auf alle anderen Beziehungen nicht davonlaufen. Der Tod bringt alles aus dem Gleichgewicht. Er zeigt Mängel und Schwächen auf, die lange verdeckt waren. Der Tod eines Elternteils kann auch Mythen, Furcht und Kämpfe in einer Familie offenlegen. Aber er kann auch eine günstige Gelegenheit sein, das ganze System neu zu überdenken, wieder neue Nähe unter den Familienmitgliedern entstehen zu lassen und alte Differenzen zu beseitigen.

Jede Familie lebt mit ihren eigenen Mythen, die eine lose Verknüpfung von Geschichten, Einstellungen und Etikettierungen sind. Ich nenne das gerne die »Familienfolklore«. Diese Folklore zeigt sich in den Abstempelungen, die man sich gegenseitig gibt, und in den Einstellungen, die die verschiedenen Rollenmuster begleiten, die die unterschiedlichen Familienmitglieder spielen. Beispielsweise können Leute sagen: »Meine Mutter war eine Heilige und mein Vater ein Schuft.« Und dabei übersehen sie, daß ihre Mutter und ihr Vater in einem bestimmten Schema zusammenarbeiteten. Vielleicht war er der, der die Feindseligkeiten für beide zum Ausdruck brachte, während sie schwieg. Oder eine Frau gibt sehr gerne sehr viel Geld aus, weil sie weiß, daß ihr Mann geizig ist. Die Leute sagen über Ehepaare oft Dinge wie: »Wie kann sie mit ihm leben? Sie ist so nett, und er ist so ein Rüpel.« Von außen scheint das oft unerklärlich zu sein, aber von innen betrachtet kann das perfekt funktionieren. Das ist wie beim Autofahren. Man hat das Gas- und das Bremspedal nebeneinander, die entgegengesetzt funktionieren, aber aufeinander abgestimmt sind.

Ich verfechte damit nicht die These, daß sich Gegensätze anziehen, oder meine, daß Ehepaare immer so unterschiedlich sein müßten. Ich gebrauche dieses Beispiel nur, um zu zeigen, daß die wirklichen Wahrheiten in Familienbeziehungen oft nicht offensichtlich sind und daß oft Personen, die als Opfer erscheinen, trotzdem voll am dynamischen Familiengeschehen teilhaben.

Jedes Kind spielt in der Familie eine ganz bestimmte Rolle. Darüber wird nicht offen gesprochen, aber diese Rollen existieren tatsächlich: Beispielsweise kann ein Kind das verantwortungsvolle sein – eine Rolle, die oft dem ältesten zufällt. Ein anderes kann das »Baby« sein oder das stille. Eines kann das nachdenkliche, ein anderes das witzige sein. Diese Dynamik versteht man leichter, wenn man etwas mehr über die Zusammensetzung von Familiensystemen weiß.

Familien brauchen sehr viel Zeit, um sich die Systeme zu schaffen, in denen sie leben. Jeder, der versucht hat, ein Familiensystem zu verändern, indem er neue Regeln aufstellen oder neue Einstellungen oder Verhaltensmuster einführen wollte, kann bestätigen, wie mächtig die einmal eingeführten Regeln und Grenzen sind. Oft werden die Familienmitglieder, die diese Grenzen in Frage stellen, »schwarze Schafe« genannt oder für krank oder verrückt gehalten – je nachdem, wie wichtig es für den Rest der Familie ist, ihre eigenen Mythen weiterhin beizubehalten.

Das Kontinuum in einer Familie kann von einem Extrem bis zum anderen reichen, indem es gar keine Regeln oder einen ganz strikten

Spielplan gibt. Aber selbst in Familien, in denen die »Regeln« herrschen, daß scheinbar »alles erlaubt« ist, gibt es Vorgaben und Übereinkünfte. Wie es ein Junge einmal so schön gesagt hat, als er nach den Regeln gefragt wurde, die in seiner Familie gelten würden: »Oh, wir haben keine Regeln, aber man bricht sie besser nicht!« Schon die meisten kleinen Kinder lernen die wichtigsten Informationen über die Regeln und Grenzen, die es in der Familie gibt, kennen. Sie sind vielleicht nicht in der Lage, sie direkt auszusprechen. Fragt man jedoch ein Kind, wie oft es seine Mutter bitten muß, um einen Keks zu bekommen, bevor sie ja sagt, wird es beispielsweise sofort sagen: »Fünfmal.« Das Kind weiß bereits, daß viermal zu wenig ist und die Mutter vor der sechsten Frage nachgeben wird. Das Kind weiß auch genau, wann es fragen muß. Dann, wenn seine Mutter von der Arbeit heimkommt, wenn sie müde und erschöpft ist. Kinder haben dafür ein sehr feines Gespür. Sie wissen auch sehr genau, welcher Elternteil welche Rollen im Haushalt übernimmt: Mutter wird sie eine Stunde lang für Hausarbeiten einspannen, bei Dad bekommen sie immer ein bißchen Extrageld usw.

Grenzen und Konsequenzen werden sehr leicht übertreten und ausgenützt – wie jeder weiß, der mit Teenagern zu tun hat. Ich habe Teenagern zugehört, die mit den bekannten Konsequenzen rechnen, wenn sie etwas tun wollen und ihre Entscheidungen folgendermaßen treffen: »Wenn ich spät nach Hause komme, dann wird sich mein Vater sehr aufregen und eine Viertelstunde mit mir schimpfen. Das ist es wirklich wert, zu dieser Party zu gehen.«

Wenn die Leute in meiner Gruppe anfangen, über andere Familienmitglieder zu reden, dann haben sie diese ungeschriebenen Regeln, die sich im Laufe vieler Jahre entwickelt haben, im Kopf, wenn sie über ihre Eltern, Brüder und Schwestern als bekannte Größen in ihrer Rechnung sprechen. Sie können sehr einfach beschreiben, wer bei einem Familientreffen was zu wem und wie sagt, und wer was wie macht. Diese Schemata haben sich im Laufe der Zeit herausgebildet und werden meist so ausgedrückt, wie: »Das sieht meiner Schwester ähnlich.«

Der Tod eines Elternteils ist ein großer Schock für das Familiensystem. Die Balance stimmt nicht mehr. Das beeinflußt alles. Ich hatte einmal eine Frau in meiner Gruppe, die beschrieb, wie es vor dem Tod ihrer Mutter in ihrer Familie zuging. Die Eltern ihres Mannes lebten im Stockwerk über ihnen, und ihre Mutter lebte am anderen Ende der Stadt. Immer wenn sie und ihr Mann Streit hatten, lief er zu seinen Eltern in das obere Stockwerk, und sie nahm das Telefon und telefonierte mit ihrer Mutter. Dieses Schema galt jahrelang. Als ihre Mutter gestorben war, ging er weiterhin nach oben, wenn sie sich stritten, aber sie konnte mit niemandem mehr telefonieren. Das Gleichgewicht stimmte nicht mehr. Sie hatte große Angst und weinte: »Wie sollen wir uns jetzt streiten?«

Vor allem in der ersten Zeit nach dem Tod eines Elternteils können Familienmitglieder sehr heftig miteinander auf die Verwirrung reagieren. Wenn sie unter Streß stehen, reagieren viele Leute meist auch sehr intuitiv. Alte, vielleicht längst überwundene Schemata – wie etwa Alkoholismus oder andere Süchte wie Eßstörungen – können wieder auftreten.

Menschliche Wesen sind nicht perfekt. Deshalb sind auch Familien nicht perfekt. Zu den Beziehungen zwischen Geschwistern gehören Eifersüchteleien, Vorurteile und eine ganze Bandbreite von emotionalen Zeitbomben. Stirbt ein Elternteil, können solche Bomben bei gegenseitigen Schuldzuweisungen und Verletzungen explodieren.

Familien können aber auch so darauf reagieren, daß sie näher als vorher zusammenrücken. Eine Frau erzählte mir einmal ganz glücklich, daß sie nach dem Tod ihrer Eltern ihre Schwester ganz neu kennenlernte. Ein junger Mann erinnerte sich, wie aus seinem älteren Bruder, von dem er immer gedacht hatte, er würde ihn nicht leiden können, in einer einzigen Woche ein Freund wurde, als sie zusammen den Haushalt ihrer Mutter auflösten. Die Möglichkeit, daß sich etwas ändert, besteht immer, unabhängig davon, wie eng das Familiensystem ist.

Aber meistens sind es die alten Verletzungen, die die meisten Streitereien verursachen, wenn ein Elternteil stirbt:

- »Du bist immer sein Liebling gewesen!«
- »Du warst so egoistisch. Du konntest dir nicht einmal seinen Geburtstag merken und eine Karte schreiben.«
- »Du hast Mutters Herz gebrochen.«

- »Du konntest nie etwas falsch machen, wenn es um sie ging. Die ganze Arbeit blieb immer nur an mir hängen.«

Das könnte so noch endlos weitergehen. Das Lieblingskind, das schwarze Schaf, der Außenseiter, der Kontrolleur – die Rollen werden durch den Tod voll ausgespielt, verzerrt oder erweitert.

An diese Rollen knüpfen sich auch viele Gefühle. Und selbst wenn ein Elternteil nicht mehr lebt, kann der Wettbewerb, immer der Beste zu sein, der Beliebteste, der, der die größte Trauer empfindet, andauern. Personen, die in meine Gruppen gekommen sind oder sich bei mir Rat geholt haben, haben mir oft erzählt, daß sie sich von ihren Geschwistern übergangen oder nicht richtig verstanden fühlen. Es gibt die Tendenz, die eigenen Brüder und Schwestern sehr streng zu beurteilen – vor allem für die Art und Weise, wie sie sich in der Zeit vor und nach dem Tod eines Elternteils verhalten haben.

Hier einige typische Kommentare:

- »Meine Schwester hat bei der Beerdigung keine einzige Träne vergossen. Sie war wie ein Eisberg. Ich konnte das nicht verstehen. Hat sie unsere Mutter nicht geliebt?«
- »Mein Bruder hat sich in der Nacht, als unser Vater starb, betrunken und einige sehr unschöne Sachen über ihn gesagt. Er hat mich zum Weinen gebracht. Wie konnte er das nur tun?«
- »Wir beide wurden zur gleichen Zeit telefonisch benachrichtigt, daß mein Vater gestorben war, aber meine Schwester brauchte vier Stunden, um zum Krankenhaus zu kommen. Meine Mutter und ich mußten ewig lange auf sie warten, bis sie endlich kam. Was hatte sie denn Wichtigeres zu tun, daß sie so lange brauchte?«

Wenn ich die Leute, die solche Beschwerden anführen, frage, wie ihre Geschwister die Dinge sehen, dann haben sie selten eine Antwort parat. Meist haben sie nicht daran gedacht, daß die verschiedenen Mitglieder einer Familie ganz unterschiedlich trauern können: Der Stoische kann nicht weinen, der Trinker entkommt der Situation durch die Flucht in den Alkohol, der Ängstliche bringt es nicht einmal übers Herz, den sterbenden Elternteil im Krankenhaus zu besuchen – diese Reaktionen sind alle viel komplizierter, als sie zunächst erscheinen. Sehr schnell ist man hier bereit, zu voreiligen Ergebnissen über die Motivation von anderen zu kommen und die zugrundeliegenden Gefühle falsch einzuschätzen. Das habe ich ganz deutlich gemerkt, als mir ein Mann seine Geschichte über den Tod seines Vaters erzählt hat:

»Ich war mit meiner Mutter und meinen Schwestern im Krankenhaus, als er gestorben ist. Alle haben geheult, und einmal hat sich meine Mutter buchstäblich auf ihn geworfen, ihn gepackt und ganz jämmerlich geweint. Ich stand in der Ecke des Zimmers und habe sie beobachtet. Meine Gefühle waren sehr stark, aber ich wußte, daß ich sie unter Kontrolle halten mußte. Ich war im Vietnamkrieg in der Marine gewesen und habe viele Tote gesehen. Deshalb war ich es auch gewohnt, Ruhe zu bewahren. Ich konnte nicht einmal weinen. Auch während des Begräbnisses – das ich natürlich organisieren mußte, weil ich der einzige war, der nicht hysterisch reagierte – stand ich ganz ruhig da wie eine Steinstatue, während rings um mich alle schluchzten und weinten. Als wir an diesem Abend wieder zu Hause waren, kam eine meiner Schwestern zu mir und sagte ganz abfällig: ›Du bist so eiskalt, das macht mich ganz krank. Fühlst du denn überhaupt nichts?‹ Ich drehte mich um und ging aus dem Haus hinaus. Ich war zutiefst verletzt. Sie kannte mich doch ... wie konnte sie dann so etwas denken?«

Wenn ein Elternteil stirbt, müssen sich die erwachsenen Kinder mit den tatsächlich bestehenden Beziehungen in der Familie auseinandersetzen. Jede Ambivalenz, die man füreinander empfunden haben mag, zeigt sich jetzt deutlich, bis dahin immer verborgen gehaltene Gefühle und Abneigungen treten deutlich zutage und lösen gegenseitige Verletzungen aus. Meist kommt es dabei zu Diskussionen über bis dahin noch nie ausgesprochene Dinge, oder uralte Wunden werden wieder aufgerissen.

In anderen Fällen können normale Verhaltensschemata wie vorher weitergelebt werden, sind aber dann oft wesentlich schwerer zu handhaben. Eines der Kinder – das Lieblingskind der Eltern – kann der Sprecher für die anderen werden und verkörpert von da an die alten Werte der verstorbenen Eltern.

Das Kind, das versucht, für die Eltern einen Schrein der Verehrung zu errichten, kann von den anderen in der Familie verletzt werden, die versuchen, diesen Kult zu zerstören. Das Kind, das darauf besteht,

daß es am besten sei, den Verlust zu akzeptieren und sein Leben weiterzuleben, wird wahrscheinlich von den anderen zornig angegriffen werden, die versuchen, an der Trauer festzuhalten.
Und selbst wenn Kinder im selben Haushalt aufgewachsen sind, können ihre Erinnerungen daran sehr unterschiedlich sein. Meist sehen die Geschwister dasselbe Verhalten aus unterschiedlichen Perspektiven. Eines der besten Beispiele ist die »Geschichte von der alten Puppe«. Diese Geschichte erzählte mir einmal eine Frau als Inbegriff der wunderbaren Qualitäten ihres Vaters. Als sie noch ein kleines Mädchen von etwa sechs Jahren war, fuhr ihre ganze Familie in den Ferien zu Besuch zu Verwandten. Dazu waren sie zwei Tage lang mit dem Auto unterwegs und übernachteten jedesmal auf der Strecke in einem Motel. Weil das Ehepaar insgesamt acht Kinder hatte, war die ganze Unternehmung ziemlich aufwendig und anstrengend. Die Frau erinnerte sich jedoch nur an eine Einzelheit dieser Reise. An dem Tag, an dem sie wieder nach Hause fuhren, mußten sie zweieinhalb Stunden mit dem Auto fahren, bevor sie an einem Motel anhielten. Hier merkte das Mädchen, daß es seine alte Lieblingspuppe vergessen hatte, und fing an, ganz untröstlich zu weinen. Ihr Vater, erzählte sie mir, hatte mit ihr so viel Mitleid, weil sie ihre kostbare Lieblingspuppe nicht hatte, daß er sich sofort wieder ins Auto setzte und den ganzen Weg wieder zurückfuhr – insgesamt fünf Stunden -, um ihr die Puppe zu holen. Das blieb für immer ihre allerschönste Erinnerung an ihren Vater. Während sie jedoch ihre Seite dieser rührenden kleinen Geschichte erzählte, dachte ich an die übrigen Umstände dieses Ereignisses. Ich stellte mir vor, wie ihre erschöpfte Mutter mit acht Mündern, die sie stopfen und ins Bett bringen mußte, allein im Motel zurückblieb, während ihr Ehemann fünf Stunden lang unterwegs war. Ich stellte mir ihre Geschwister vor und wie sie sich gefühlt haben müssen. Ich sagte ganz offen zu ihr: »Das ist Ihre Lieblingserinnerung. Glauben Sie, daß es auch die Lieblingserinnerung Ihrer Brüder und Schwestern ist? Oder die Ihrer Mutter?« Sie war ganz sprachlos. In all den Jahren hatte sie nie daran gedacht, wie sich die anderen gefühlt haben müssen, als ihr Vater wieder in die Nacht hinausfuhr, um ihr ihre Lieblingspuppe zu holen.

Eine andere Frau erzählte mir, daß ihre Großmutter mütterlicherseits ihre Memoiren geschrieben hatte, bevor sie gestorben ist: Per Hand auf liniertem Papier abgefaßt, waren die einzelnen Seiten mit dicken Bändern zusammengebunden; die Geschichten stammten aus ihrem ganzen Leben. Die Frau war so fasziniert, als sie die Geschichten aus der Kindheit ihrer Mutter und ihrer Tante las, die die Großmutter als sehr glücklich und sorglos mit vielen Abenteuern und vielen lustigen Streichen beschrieb. Als ihre Tante die Memoiren las, standen ihr Tränen in den Augen. Sie meinte, ihre Mutter hätte perfekt die ganze Atmosphäre ihrer Kindheit eingefangen. Als jedoch ihre eigene Mutter die Geschichten las, reagierte sie ganz anders. Sie war sehr wütend. »Das sind lauter Lügen!« schrie sie. »Das war gar nicht so schön!«

Die Frau, die mir diese Geschichte erzählte, war von der Reaktion ihrer Mutter ganz überrascht, denn sie hatte selbstverständlich daran geglaubt, daß die Geschichten nur wahr sein könnten, vor allem, weil auch ihre Tante das bestätigt hatte. Als sich ihre Mutter wieder beruhigt hatte, erklärte sie ihr folgendes: »Meine Mutter und meine Schwester konnten es nie leiden, wenn es Ärger gab, deshalb schufen sie sich eine Welt, in der sich das Leben nur von seiner schönsten Seite zeigen konnte. Wir durften nie etwas Negatives sagen, aber, glaube mir, es gab da trotzdem viele unausgesprochene Spannungen.«

Ich höre solche Geschichten sehr oft. Manchmal habe ich auch gleichzeitig zwei Geschwister in einer einzigen Gruppe und wundere mich immer wieder über deren unterschiedliche Wahrnehmungen. Wenn man nicht wüßte, daß sie verwandt sind, würde man glauben, daß sie in zwei völlig verschiedenen Familien aufgewachsen seien. Ich erinnere mich dabei besonders an zwei Schwestern, von denen jede einen ganz unterschiedlichen Eindruck von der Beziehung der anderen zu ihrer »komplizierten« Mutter hatte.

»Du hast immer zu ihr gehalten«, sagte eine Frau zu der anderen.

»Zu ihr gehalten?« antwortete sie entsetzt. »Wie kannst du das sagen? Ich habe sie immer gemieden. Du warst diejenige, die immer auf ihrer Seite stand.«

Die andere Frau schüttelte ganz energisch den Kopf. »Nein, ich habe mich in ihrer Gegenwart immer klein gemacht. Ich habe ihr nie etwas von mir erzählt, was sie nicht hören wollte.«
Ich glaube, daß es gar nicht so erstaunlich ist, daß Geschwister manche Dinge unterschiedlich sehen. Vieles, was wir verinnerlichen, hängt davon ab, wer der Wortführer und wer der Zuhörer ist. Ich denke, daß sich Geschwister, wenn sie sich gegenseitig erlauben können, an ihrer eigenen »Wahrheit« festzuhalten, einander näherkommen und so den anderen ihre eigenen Erfahrungen machen lassen können. Andererseits gibt es genug Kämpfe, die ausgetragen werden, um zu zeigen, wer »recht« hat – wobei der Gewinner jedoch immer leer ausgeht.
Ich versuche damit nicht zu suggerieren, daß es immer Konflikte geben muß. Einige Geschwister verstehen sich sehr gut, wenn aber die Spannungen in der Familie sehr groß sind, dann vergrößert der Tod eines Elternteils die bestehenden Probleme erst recht.
Obwohl es in einigen Familien sehr feinsinnige Arrangements gibt, wie sich die einzelnen um ihre älteren oder kranken Eltern kümmern, können bestehende Rivalitäten ganz deutlich hervortreten, wenn sich eines der Geschwister fast ausschließlich um die alten oder kranken Eltern vor deren Tod gekümmert hat. »Mein Bruder lebt tausend Meilen von hier entfernt und kam nur zweimal im Jahr mit dem Flugzeug, um meine Mutter zu besuchen«, erzählt eine Frau ganz verbittert, »während ich in derselben Stadt lebe und sie jeden Tag besuchte, für sie einkaufen ging und für sie alles besorgte, was sie brauchte. Als sie krank wurde, nahm ich sie in mein Haus auf und tat alles, was ich konnte, um ihr noch ein angenehmes Leben zu bieten, bevor sie starb. Ich habe nie ein einziges Wort gesagt und mich nie beklagt. Sie war eine so wunderbare Mutter für mich, und ich war ihr das auch schuldig. Aber trotzdem dachte ich manchmal, daß mein Bruder etwas mehr tun könnte. Mein Mann war derselben Meinung, er hielt meinen Bruder immer für einen Rüpel. Als meine Mutter schließlich starb, kümmerte ich mich um alles. Ich kaufte die Grabstätte, ging zum Bestattungsunternehmer und wählte den Sarg aus, erledigte alle Telefonate – Todesanzeigen, Familie, Freunde – und wählte sogar das Kleid aus, in dem sie beerdigt wurde. Mein

Bruder und seine Familie kamen mit dem Flugzeug zum Begräbnis und taten so, als ob sie todtraurig seien. Aber diese ganze Trauershow hinterließ bei mir nur ein schales Gefühl, obwohl ich wußte, daß er unsere Mutter geliebt hatte und auch traurig über ihren Tod war. Aber ihr Tod würde sein Leben nicht im geringsten beeinflussen. Er würde wieder nach Hause fliegen und wie vorher weiterleben, während ich mit diesem Verlust fertig werden und mich noch um vieles kümmern mußte. Ich brauchte Monate, um Mutters Haus auszuräumen. Meinem Bruder kam es nie in den Sinn, daß er mir vielleicht helfen könnte, er hat mir das auch nie angeboten.«
Die traurigste Zeit dieser Frau war in den Tagen, als sie die Sachen ihrer Mutter zusammenpacken mußte und alle Vorbereitungen traf, um das Haus zu verkaufen. »Das war eine schreckliche Erfahrung. In jedem Raum hingen noch so viele Erinnerungen. Ich konnte die ganzen Aufräumungsarbeiten nur ganz langsam verrichten und tat jeden Tag nur ein bißchen was. Ihr Schlafzimmer räumte ich erst ganz zum Schluß aus. Diesen Tag werde ich nie vergessen. Ich räumte ihren Kleiderschrank aus und fand dabei eine große Schublade voller Karten und Briefe von meinem Bruder. Ich schwöre, daß sie jeden Gruß zum Geburtstag, jede Muttertagskarte und jede Weihnachtskarte, die er ihr jemals geschickt hat, in dieser Schublade aufbewahrt hatte. Alle hatte sie aufgehoben. Einige von ihnen waren wirklich sehr komisch. Ich las: ›Du warst wie eine Mutter für mich!‹ Mein Bruder war so. Das verletzte mich mehr, als ich sagen kann – und wie habe ich mir gewünscht, daß ich diese verdammte Schublade nie gefunden hätte! Das veränderte alle meine Erinnerungen, die ich an sie hatte. Ich bewies ihr jeden Tag meine Liebe, während mein Bruder nur ganz selten einen Finger rührte. Aber er war ihr Liebling. Seine Karten waren für sie sehr wertvoll. Meine Karten, glaube ich, nicht. Was hätte ich denn sonst noch für sie tun sollen?«
Eine interessante Anmerkung zu dieser Geschichte, die die unterschiedliche Einstellung der Leute zeigt, ist folgende: Als ich Jahre später diese Geschichte in einer meiner Gruppen erzählte, interpretierte eine Frau sie so: Die Mutter hatte die Karten aufbewahrt, weil sie sie als Erinnerungsstücke an ihren Sohn brauchte, während ihre Tochter jeden Tag anwesend war.

Wenn es Spannungen unter Geschwistern gibt, wie man sich um den alten Elternteil kümmern soll, kann es sehr hilfreich sein, sie aus den Blickwinkeln zu beurteilen, mit denen in der Familie Entscheidungen getroffen werden. Beispielsweise sollte sich eine darüber verbitterte Frau, die sich um die ganze Pflege ihrer Mutter kümmert, folgendes selbst fragen: Wie kam es zu dieser Situation? Hat mich meine Mutter gebeten, diejenige zu sein, von der sie gepflegt werden will? Hat mich eines meiner Geschwister darum gebeten? Wurde es einfach allgemein angenommen? Oder wollte ich das freiwillig tun? Hatte ich das Gefühl, keine andere Wahl zu haben? Glaubte ich wirklich, daß nur ich sie richtig pflegen könnte?

Ereignisse und Entscheidungen passieren nicht einfach. Sie wachsen in den Familienstrukturen heran, je nach den verschiedenen Rollenmustern, die von den Leuten erwartet werden, und aus den stillschweigenden und ausgesprochenen Grundregeln und Übereinkünften, die zwischen den Familienmitgliedern herrschen.

Auseinandersetzungen entstehen oft über die Verteilung der persönlichen Habe und des Vermögens, und dabei können selbst die geringsten Anlässe zu großen Spannungen zwischen den Geschwistern führen. Meistens sind nicht die Wertsachen an sich der Anlaß für Streitereien, sondern die Bedeutung und die Erinnerungen, die sich an die Dinge knüpfen: Wer wurde mehr geliebt, wer hat mehr für die Eltern gemacht, wer ist dafür verantwortlich, wem wollte Mutter diesen Ring eigentlich schenken? Erinnern Sie sich, daß jeder bei der Neuverteilung der Rollen versucht, so gut wie möglich abzuschneiden und viele Geschwister deshalb oft viele Ellbogenkämpfe ausfechten.

Viele Eltern sagen vorher nicht, wie sie ihr Vermögen verteilen wollen oder hinterlassen kein Testament, was oft viel Anlaß zu Streitereien gibt, vor allem dann, wenn die Eltern schon alt oder lange krank waren. Haben sie das vergessen? Hatten sie Angst vor dem Tod? Oder hatte das andere Gründe? Die Geschwister und der überlebende Elternteil bleiben zurück und müssen sich um alles selbst kümmern. Eine Frau beklagte sich darüber, daß sie und ihre drei Brüder und Schwestern als gemeinsame Erben für das Vermögen ihres Vaters eingesetzt wurden, was ihnen offensichtlich

Schwierigkeiten bereitete. »Es ist ein einziger Alptraum«, erzählte sie mir. »Wir konnten uns schon zu seinen Lebzeiten nie auf etwas einigen und jetzt natürlich erst recht nicht. Ich ärgere mich so über sie, daß ich mich erbrechen könnte!«

»Sie ärgern sich über *sie*?« fragte ich ganz erstaunt. »Warum ärgern Sie sich nicht über Ihren Vater? Er hat Ihnen das alles eingebrockt.«

Ich wollte nicht verletzend sein, obwohl meine Bemerkung ziemlich grob war. Das war aber die Wahrheit. Sicherlich hatte ihr Vater ihre Zwistigkeiten gut gekannt. Hätte er nicht vorhersehen können, daß sie nicht fähig sein würden, das Erbe gemeinsam anzutreten?

Auch hier, wenn es um die Verteilung des Erbes geht, wird dasjenige der Kinder, das sich noch zu dessen Lebzeiten um den kranken Elternteil gekümmert hat, oft das Gefühl haben, daß er oder sie ein größeres Stück vom Kuchen verdient hätte.

Eine 52 Jahre alte Frau hatte ihren verwitweten Vater in seinen letzten Jahren gepflegt, als er schon verwirrt war und an der Alzheimer-Krankheit litt. Sie erzählte, wie fassungslos sie an dem Tag war, als sie und ihre Schwester durch sein Haus gingen und über die Verteilung seiner Sachen diskutierten. »Sie war der Meinung, daß wir halbe-halbe machen sollten, aber das schien mir nicht gerecht zu sein. Ich hatte mich um unseren Vater gekümmert – was wirklich nicht einfach war, das können Sie mir glauben –, und ich hatte in den letzten Jahren alle seine Rechnungen bezahlt. Ich hatte das Gefühl, daß mir mehr als die Hälfte zustand.«

Sie sagte, daß sie sich schrecklich fühlen würde, wenn sie das sagen würde, aber sie gab zu, daß es nie eine solche Vereinbarung gegeben hätte. »Tatsächlich wurde das Vermögen, wie es in Vaters Testament stand, das er noch vor seiner Krankheit abgefaßt hatte, dann auch halb-halb geteilt. War das wirklich gerecht? Ich glaube nicht. Ich hätte erwartet, daß meine Schwester mir angeboten hätte, mir überall den Vortritt bei der Auswahl zu lassen. Statt dessen nahm sie auch ausgerechnet noch Vaters alte Kriegsmedaillen, die ich aus sentimentalen Gründen sehr gerne gehabt hätte. Ich gab auch nach und ließ sie ihr. Mein Gott, wie war ich enttäuscht! Seitdem sind wir uns sehr fremd geworden.«

Ein junger Mann erzählte mir, daß er mit seiner Mutter sehr häufig heftige Auseinandersetzungen gehabt hätte. »Offensichtlich war mein Bruder ihr Lieblingssohn. Meine Mutter legte sehr viel Wert auf Stil und gutes Aussehen, und mein Bruder paßte genau in ihr Bild und hatte auch diese Lebenseinstellung. Ich war ganz anders – ich hatte immer Übergewicht und war sehr ungeschickt, meine Kleidung war mir immer egal. Sie erinnerte mich immer daran, daß ich mich mit meinem Bruder nicht messen könnte. Sie müssen wissen, daß meine Mutter aus der ›High-Society‹ war und ihre Familie immer sehr viel Geld besessen hatte. Ich glaube, daß sie bei mir immer dachte: ›Du kannst dich zwar gut anziehen, aber ich will mich trotzdem nicht mit dir sehen lassen.‹ In den letzten Wochen, in denen meine Mutter im Sterben lag, hatte man die teuerste und beste Pflege für sie organisiert, die man bekommen konnte, aber ich hatte das Gefühl, daß ich bei ihr sein sollte. Ich zog in ihr Haus, saß an ihrem Bett und half den Schwestern dabei, sie zu füttern. Nicht mein Bruder, den sie so sehr liebte. Dann kam er zur Totenwache und brachte seine Frau mit, die wirklich eine Schreckschraube ist. Während der ganzen Zeit schien mein Bruder sehr unruhig zu sein und wollte, daß alles schnell vorüber sei, während seine Frau tatsächlich schon so unverschämt war, die Kleiderschränke meiner Mutter durchzusehen und sich Kleider und Pelze heraussuchte, die sie gerne mitnehmen würde. Ich war so entsetzt und bat sie, damit aufzuhören. Mein Bruder und ich gingen uns dabei fast an den Kragen, aber das machte mir nichts aus. Das war alles so schrecklich.
Wie auch immer. Meine Mutter starb am nächsten Morgen, etwa um vier Uhr früh. Die Krankenschwester weckte mich auf und sagte mir, daß sie sterben wird. Ich war wirklich sehr besorgt. Ich weckte meinen Bruder, der jedoch kaum reagierte. Er weigerte sich, aufzustehen und sie ein letztes Mal zu sehen. Die Beerdigung fand drei Tage später statt. Am selben Abend flog er nach Texas zurück – nachdem er alles Wertvolle, was er in die Hände bekam, mitgenommen hatte. Sie haben nicht einmal selbst ihre Koffer gepackt, sie baten den Butler, das für sie zu tun. Das war so kaltherzig! Ich erinnere mich noch sehr genau, daß ich in der Nacht, nachdem er fort war, in das Zimmer meiner Mutter ging, am Fenster saß und die

Sterne anstarrte. Es war ein klarer, kalter Abend. Ich begann laut mit meiner Mutter zu sprechen: ›Ich liebe dich. Ich hoffe, dir geht es gut, wo immer du jetzt auch bist. Ich verspreche dir, daß ich dich vermissen werde, selbst wenn dich mein Bruder nicht vermißt.‹ Letztendlich war ich derjenige, der sie geliebt und verehrt hatte, obwohl sie sich so schwer damit tat, mich zu lieben.«

Dieser Mann und sein Bruder hatten danach eine lange juristische Auseinandersetzung um das Vermögen seiner Mutter. Sie waren beide sehr wohlhabend, und das Testament ihrer Mutter bedachte beide mit einem großzügigen Erbe. Aber dieser Kampf ging eigentlich nicht um Geld. Es ging um das emotionale Vermächtnis, mit dem jeder zu kämpfen hatte – der Sohn, der nichts dafür tun mußte, um akzeptiert zu werden, und der andere, der nicht akzeptiert wurde, was immer er auch tat.

Weil der Tod eines Elternteils wie eine große Ungerechtigkeit wirkt, ist es auch meist so, daß deshalb dafür ein Sündenbock gesucht wird. Dieser »Sündenbock« kann der Bruder oder die Schwester sein, die sich kurz vor dem Tod um die Eltern und deren Vermögen gekümmert haben. Damit beginnt eine zweite Verhandlungsrunde.

- »Warum hast du darauf bestanden, daß die Ärzte unserem Vater Medikamente zur Beruhigung gaben? Er war wochenlang nicht ansprechbar. Er konnte kaum noch atmen. Ich glaube, das hat seinen Tod noch beschleunigt.«
- »Wo hast du denn diesen Arzt aufgetrieben? Ich dachte, du hättest gesagt, er sei der beste. Du weißt ja überhaupt nichts!«
- »Wie konntest du nur die Entscheidung treffen, die Maschinen, die ihn am Leben hielten, abschalten zu lassen! Wir werden dich dafür verantwortlich machen, aber ich hätte nie erwartet, daß du beschlossen hast, Gott zu spielen.«
- »Diese Krankenschwester, die du engagiert hast, war eine dumme Kuh. Sie hätte jede Minute bei ihm sein sollen. Aber sie verbrachte mehr Zeit in der Küche, um dort Kaffe zu trinken und Kreuzworträtsel zu lösen, als sich um ihren Patienten zu kümmern. Ich hätte von dir gerne eine Erklärung, warum sie nicht einmal im Zimmer war, als unsere Mutter aufhörte zu atmen.«

Die unausgesprochene Botschaft lautet: »Ich möchte, daß jemand anders für diesen Fehler verantwortlich ist.« Die Person am anderen Ende, auf die solche bissigen Bemerkungen abzielen, sieht die Sachverhalte oft ganz anders.
Eine Frau erinnerte sich voller Zorn daran, wie ihre Schwester, die sich während der langen Krankheit ihrer Mutter nicht im geringsten um sie gekümmert hatte – und die auch tatsächlich ihre Schwester gebeten hatte, sich um die Dinge zu kümmern, weil sie selbst nicht dazu in der Lage wäre –, später zu einem gemeinsamen Freund sagte: »Ich hätte besser auf die Pflege meiner Mutter achten sollen. Vielleicht wäre alles anders gekommen, wenn ich mich selbst darum gekümmert hätte.«
»Natürlich ist mir das zu Ohren gekommen, was sie gesagt hat, und ich war sehr wütend und sehr verletzt. Sie wollte überhaupt nichts mit der Pflege unserer Mutter zu tun haben, und jetzt klagt sie mich an, daß ich nicht genug getan hätte. Wie konnte sie das wagen!« schrie sie ganz verzweifelt, als sie sich an die letzten Wochen ihrer Mutter erinnerte. »In Wahrheit konnte sie die Nähe meiner Mutter gar nicht mehr ertragen. Ihre letzten Wochen waren schrecklich. Sie brach ständig schwarze und grüne Flüssigkeit, und das roch unglaublich. Niemand will sich so an seine Mutter erinnern. Das war so demütigend für sie und häßlich für mich, aber ich tat, was ich tun mußte. Offensichtlich war ich viel stärker als meine Schwester und zwang mich dazu, das zu ertragen. Ich denke immer noch: ›Das ist meine Mutter. Ich muß das tun.‹ Meine Schwester hat wirklich Nerven, mich jetzt zu kritisieren. Bevor sie mich verurteilt, sollte sie ihr eigenes Verhalten überdenken.«
Am Beginn der Trauerzeit tauchen solche Geschichten voller Wut auf die Geschwister bei vielen Leuten auf, deren Furcht, Traurigkeit, Verwirrung und in manchen Fällen oft auch die Anhäufung von jahrelang ungelösten Problemen sich spontan entlädt. Die Erinnerungen der Leute kristallisieren sich klar heraus, wenn sie versuchen, ihren Verlust zu bewältigen, und selbst die kleinsten Verletzungen der Vergangenhcit fangen plötzlich wieder zu schmerzen an. Plötzlich ist ein Mann zornig darüber, daß sein Bruder früher bei Familienausflügen immer vorn im Auto bei seinen Eltern sitzen

durfte oder daß seine Schwester am Thanksgiving Day immer die Trommel schlagen durfte. Wurden Kinder unterschiedlich von ihren Eltern geliebt, bestraft oder hatten unterschiedliche Vorzüge, kommen diese jetzt selbst nach sehr langer Zeit wieder ans Tageslicht. Manchmal kann der Ärger sich auch wie bei einem brechenden Damm Luft verschaffen, was auch zu überraschend positiven Ergebnissen führen kann. Eine Frau beschrieb das erste Abendessen am Thanksgiving Day nach dem Tod ihrer Mutter folgendermaßen: »Meine Schwester beschloß in diesem Jahr, eine ganz neue Sauce zum Truthahn zu machen. Nach 40 Jahren, in denen meine Mutter immer dieselbe Sauce zubereitet hatte, beschloß sie, ein anderes Rezept zu verwenden. Wir stritten uns deshalb sehr mit ihr und warfen eine Pfanne an die Wand. Ich wußte, daß mein Zorn vollkommen außer Kontrolle geraten war und dem geringfügigen Anlaß überhaupt nicht mehr angemessen war, aber ich konnte nichts dagegen machen. Sie schrie mich auch an und schüttete die Sauce schließlich weg. Als wir beide innehielten und uns selbst ansahen, fingen wir an, ganz hysterisch zu lachen, und dann weinten wir. Das hat so gut getan.«

Die Neuzusammensetzung des Familienpuzzles ist schwierig, wenn es noch einen überlebenden Elternteil gibt. Auch hier haben die Kinder oft Schwierigkeiten, sich damit zurechtzufinden. Vielleicht weil der Elternteil nicht auf die Art und Weise auf den Tod des Verstorbenen reagiert, wie man vermutet oder es sich gewünscht hätte. Plötzlich kann man nicht mehr miteinander reden. Man scheint um zwei völlig verschiedene Menschen zu trauern – und das tut man ja eigentlich auch. Die Kinder vergessen oft, daß sie nicht nur einen Elternteil verloren haben, sondern daß ihre Mutter oder ihr Vater auch einen Ehemann oder eine Ehefrau verloren hat. Die Beziehung der beiden Eheleute war vollkommen anders zueinander, und deren Reaktion auf den Tod mag für die Kinder oft auch gar nicht verständlich sein. Ich habe zum Beispiel mit Witwen geredet, die mir erzählt haben, was sie ihren eigenen Kindern nie zu sagen gewagt hätten – daß sie nach dem Tod ihres Mannes erleichtert waren, vor allem wenn er nach einer langen und schweren Krankheit eingetreten ist.

Der überlebende Elternteil kann für die Kinder auch sehr fremd werden, weil er sich mit Schmerzen und Sehnsüchten auseinandersetzen muß, die ganz anders als die der Kinder geartet sein können. Oft erzählen mir Witwen und Witwer ganz frustriert: »Meine Kinder machen sich überhaupt keine Vorstellung davon, wie es mir eigentlich geht. Sie erwarten, daß ich mich um sie kümmere, damit sie selbst nicht mehr traurig sind. Wenn ich nicht für sie dasein kann, beklagen sie sich darüber, daß ich kalt sei oder kein guter Elternteil. Sie verstehen mich einfach nicht.«

Wenn der überlebende Elternteil schon älter oder krank und pflegebedürftig ist, entsteht dadurch bei den Kindern ein zusätzlicher Druck. »Die ganze Zeit, während meine Mutter im Sterben lag, hatte ich nur einen einzigen Gedanken in meinem Hinterkopf: Was sollen wir nach ihrem Tod mit meinem Vater anfangen?« gestand eine Frau. »Ich sage das nur sehr ungern, aber es wäre viel einfacher gewesen, wenn er zuerst gestorben wäre. Er war schon sehr alt und vergeßlich, und ich wußte, daß er nicht allein leben konnte. Ich sah ihn schon, wie er den Ofen anließ und das Haus in Brand stecken würde oder in der Dusche stürzen würde. Ich hätte es aber auch nicht ertragen können, wenn ich ihn in ein Heim gegeben hätte. Sollte ich ihn mit zu mir nehmen? Ich machte mir so viele Sorgen um meinen Vater, daß ich gar keine Zeit hatte, richtig um meine Mutter trauern zu können.«

Eine andere Konstellation mit einem überlebenden Elternteil ergibt sich, wenn er oder sie *nicht* hilflos ist. Wenn man selbst immer noch Schwierigkeiten damit hat, den Verlust zu akzeptieren, wird man es nicht sehr gerne sehen, wenn der überlebende Elternteil sein Leben ganz einfach weiterlebt. Vielleicht denkt man dann, daß er sich eigentlich um seine noch trauernden Kinder kümmern oder die Rolle übernehmen sollte, die der Verstorbene früher gespielt hat. Hat ein Mann beispielsweise von seiner Mutter immer Geld geschenkt bekommen, wird er zornig, wenn ihm sein Vater diese finanzielle Unterstützung plötzlich verweigert, nachdem seine Mutter gestorben ist.

Eine Frau staunte über das veränderte Leben ihrer Mutter, daß diese ein Jahr nach dem Tod ihres Mannes führte – eine Veränderung, die sie nur sehr ungern sah. »Meine Mutter hatte sich plötzlich vollkommen verändert«, meinte sie. »Sie war glücklicher und viel selbstbewußter. Ich muß zugeben, daß mir das gar nicht gefiel. Ich wollte natürlich, daß sie glücklich war – das meine ich nicht. Aber Sie müssen auch verstehen, daß ich sie immer nur als Vaters Frau gekannt hatte. Das war für mich ihre Identität. Jetzt ging sie plötzlich alleine aus und traf sich mit Leuten – sie machte sogar eine Kreuzfahrt. Sie genoß das Leben, aber tief in meinem Inneren hatte ich das Gefühl, daß sie einen Verrat begehen würde.«

»Wäre es Ihnen lieber gewesen, sie wäre zu Hause geblieben und hätte um Ihren Vater getrauert?« fragte ich sie.

»Nein!« sagte sie laut und deutlich, aber dann kamen ihr doch Zweifel. »Vielleicht doch. Ich weiß es nicht. Mir fehlte er so sehr, und sie hätte eigentlich sein Andenken bewahren sollen. Wenn sie so weitermachte und ihr eigenes Leben führte, oder sogar wieder heiraten wollte, was sollte dann aus meinen Erinnerungen werden?«

Eine andere Frau war sehr verletzt, als ihr verwitweter Vater eine 20 Jahre jüngere Frau heiratete. »War er letztendlich froh, daß meine Mutter tot war?« wunderte sie sich. »Es hat ja nicht sehr lange gedauert, bis er Ersatz gefunden hat.«

Ich wollte wissen, ob sie ihrem Vater gesagt hätte, was sie sich dachte. Sie sagte nein. »Er hat jetzt eine neue Familie. Er kümmert sich nicht mehr darum, was ich denke.«

»Was, glauben Sie, würde er tun, *wenn* er sich um Sie Gedanken machen würde?« fragte ich.

Diese Frage erwischte sie kalt. Sie wußte darauf keine Antwort. In diesem Moment wurde ihr klar, daß die neue Ehe ihres Vaters kein Zeichen dafür war, daß er sie nicht mehr mochte. Als sie das erkannt hatte, konnte sie damit beginnen, ihre eigenen widersprüchlichen Gefühle über den Tod ihrer Mutter zu ergründen, die Erwartungen, die sie an ihren Vater hatte, und die Angst, daß sie in seinem Leben keine wichtige Rolle mehr spielen würde.

Ein 70jähriger Mann verhalf mir dabei zu ganz neuen Ansichten. Seine Frau war fünf Jahre zuvor gestorben, er war in eine Wohnung gezogen, hatte angefangen, sich in der Gemeinde in der Sozialarbeit zu engagieren und trug sich sogar mit dem Gedanken, noch einmal zu heiraten. »Über 40 Jahre lang war ich mit meiner geliebten Frau verheiratet«, erzählte er. »Jeder Tag mit ihr war ein Geschenk. Meine Kinder können nicht verstehen, warum ich jetzt wieder heiraten will. Aber wir alten Leute wissen etwas, was sie noch nicht wissen: daß das Leben nicht ewig dauern wird und daß man leben muß, so lange es geht. Vielleicht zählen die alten Regeln und das alte Besitzdenken nicht mehr so viel, wenn man schon 70 ist und nicht mehr 40, weil man in jungen Jahren noch die Möglichkeit hat, sich für das eine oder das andere zu entscheiden.«

Im Laufe der Zeit können Gefühle entweder verschwinden oder offen ausgesprochen werden – oder die einzelnen Familienmitglieder versteifen sich immer mehr in ihren Positionen. Es gibt immer mehrere Möglichkeiten. Und selbst in den Familien, in denen alles so schnell wie möglich wieder »normal« läuft, ist es doch eine unumstößliche Tatsache, daß es nie wieder so wie vorher sein wird. Die Rollen verändern sich, so wie sich Sand in der Wüste bewegt und die leeren Löcher wieder auffüllt.

Das Resultat ist jedoch nicht unbedingt negativ. Der Tod eines Elternteils kann auch positive Veränderungen in den Beziehungen der Familienmitglieder zueinander mit sich bringen und sie enger zusammenschweißen. Plötzlich ist man damit konfrontiert, wie schnell das Leben zu Ende sein kann und wie schnell die Leute, die wir lieben, sterben können. Die Familienmitglieder versuchen vielleicht, Wege zueinander zu finden, die Individualität der anderen stärker zu akzeptieren, und sie suchen nach Möglichkeiten, wieder enger in der Familie zusammenzuleben.

Vieles, was diese Veränderungen der Familiendynamik betrifft, hängt mit der gewachsenen Kommunikationsstruktur in der Familie zusammen. Wie Marray Bowen, ein Vorreiter in der Familienforschung in seinem Buch *Living Beyond Loss* (Leben nach dem Verlust) geschrieben hat, haben alle Familien entweder ein »offenes« oder ein »geschlossenes« Verhältnis zueinander. In einem offenen System können die einzelnen Mitglieder ihre wichtigsten Gedanken und Gefühle vor den anderen offen und frei aussprechen. In einem geschlossenen System gibt es automatische Schutzmechanismen, bei denen jeder Angst hat, an Tabuthemen zu rühren. Zu diesen tabuisierten Themen können alle Themen gehören, das hängt jeweils von den einzelnen Familien ab. Aber der Tod ist natürlich eines der häufigsten Tabuthemen. Bowen schreibt, daß jede Veränderung – und vor allem die, die durch den Tod eines zentralen Familienmitglieds wie eines Elternteils ausgelöst wird – das emotionale Gleichgewicht einer Familie empfindlich stören kann. Aber es wird für jeden noch viel schwieriger sein, sich damit zurechtzufinden, wenn die Familie ein geschlossenes System ist.

Wenn in Ihrer Familie ein geschlossenes Familiensystem besteht, ist das Beste, was sie tun können, Fragen zu stellen. Wie Monica McGoldrick, eine Expertin für Verluste in der Familie, schreibt: »Fragen sind das mächtigste Werkzeug, um in der Familie ein neues Verständnis zu erreichen. Erinnert man sich nur ungern an Todestage, oder werden diese Tage wie heilige Riten begangen? Wie wohl fühlen sich die Familienmitglieder dabei, wenn sie über ihre toten Angehörigen reden oder über die Umstände des Todes? Darf man sowohl positive als auch negative Erinnerungen aussprechen? Je mehr Informationen Familienmitglieder haben, desto mehr Perspektiven können sie für sich selbst und ihr Leben und für bessere Chancen gewinnen, um der Zukunft mit Zuversicht entgegensehen zu können.«

7 Die Eröffnung eines Familiendialogs

Das Familienleben ist zu intim, um es mit dem Geist der Gerechtigkeit zu schützen. Aber es kann von einem Geist der Liebe getragen werden, der über die Gerechtigkeit hinausgeht.

Reinhold Niebuhr

In den ersten Sitzungen mit meiner Gruppe scheint es immer so zu sein, als ob jeder für sich allein im Raum herumschweben würde und in einen Kokon von privater Trauer eingesponnen sei. Die Leute im Raum können auch als Einzelkinder ohne Brüder und Schwestern und ohne Tanten, Onkel oder Cousinen aufgewachsen sein. Obwohl ich sie immer wieder nach den anderen Personen in ihren Familien frage, erhalte ich zuerst immer nur zurückhaltende Antworten. Sie leben in einem engen Tunnel des Trauerns, und die einzige andere Person, die sie in ihrem engen Tunnel wirklich sehen wollen, ist der verstorbene Elternteil, dessen lebenslange Präsenz nun beendet ist.

Wenn wir in unserer Gruppenarbeit jedoch vorankommen und die komplexen Strukturen der Vergangenheit ergründen sowie die Verhältnisse in der Familie erforschen wollen – und hierbei vor allem die Verhältnisse zwischen den Geschwistern und dem überlebenden Elternteil –, dann erreichen wir erst den eigentlichen Kern unserer Diskussion. Ich bitte alle in der Gruppe, ihre Augen zu schließen und sich vorzustellen, daß sie vor einem Fenster ihres Elternhauses stehen, durch das sie innen eine Szene aus ihrer Kindheit sehen. In dieser Szene beobachten sie einen Eßtisch, an dem alle direkten Familienmitglieder versammelt sind. Ich bitte sie, lange und genau hinzusehen und sich zu überlegen, was sie genau sehen. Wer sitzt am Tisch? Wo sitzen die einzelnen? Worüber wird gesprochen?

Welche Beziehungen stellen sich zwischen den Leuten im Raum ein?
»Jetzt«, sage ich, »gehen wir an das andere Fenster, von dem aus wir etwas anderes sehen können. Was sehen Sie jetzt? Bedenken Sie dabei, daß Sie jetzt eine ganz andere Perspektive haben. Das ist wieder genau Ihre Familie – die einzige, die Sie haben«, sage ich ganz ruhig. »Wir wollen diese Familie jetzt nicht verändern, sondern uns genau ansehen, was wir sehen, wenn wir sie aus unterschiedlichen Perspektiven betrachten. Wenn Sie diese Szene durch das Fenster der Erinnerung beobachten, werden Sie vielleicht sehr tiefe Gefühle empfinden. Sehen Sie sich die Familie auch so an, wie sie wirklich – in der Realität außerhalb von Ihnen – war. Die Erinnerungen zeigen immer wieder Bilder von glücklichen Augenblikken, Lachen über gemeinsame Witze, Streitereien und Spannungen, die Ebbe und Flut im normalen Familienleben. Beobachten Sie es, wie es wirklich ist, ohne etwas daran zu verändern. Gehen Sie jetzt zu einem dritten Fenster. Was sehen Sie jetzt aus diesem Blickwinkel? Was haben Sie vorher nicht gesehen, und warum haben Sie das noch nicht gesehen? Weil es noch verborgen war, oder weil Sie nicht genau genug hingesehen haben? Wir übersehen viele Aspekte von Personen, wenn wir sie nicht mit anderen Augen betrachten.«
Die wichtigste Übung ist das genaue Beobachten, nicht das Feststellen von Veränderungen. Aber ich bin mir trotzdem bewußt, daß das, was sie sehen, nur zum Teil etwas mit der Wirklichkeit zu tun hat und auch zu einem Großteil aus Mythen besteht. Wir haben schon einige der in dieser Gruppe existierenden Mythen untersucht. Beispielsweise Arlenes Behauptung, daß sie immer das Lieblingskind ihres Vaters war, während ihr Bruder immer der Liebling ihrer Mutter war. Oder Mary Anns Behauptung, daß sie die einzige von all ihren Geschwistern war, die ihre Mutter wirklich geliebt hat. Oder Matts Glaube, daß er der einzige wirkliche Sohn der Familie ist. Diese und andere Mythen beleuchten das Innenleben der Familie sehr gut. Aber heute abend werden wir versuchen, unter diese Oberflächen zu dringen, um tief auf den Grund sehen zu können.
Die ganze Gruppe sitzt mit geschlossenen Augen im ruhigen Raum. Die Zeit vergeht, und jeder ist in seine eigene Vergangenheit einge-

hüllt. Ihre Gefühle spiegeln sich so deutlich auf ihren Gesichtern wie Photos auf einer weißen Wand. Nach einiger Zeit bitte ich sie, wieder in die Gegenwart zurückzukehren, und alle öffnen wieder die Augen – einige nur sehr widerstrebend, wie ich sehe – und zwinkern mit den Augen und reiben sie sich, als wären sie eben gerade aufgewacht und wüßten noch nicht genau, daß sie sich wieder in einem hell erleuchteten Seminarraum befinden. »Jetzt«, meine ich, »lassen Sie uns doch über Ihre Familien reden.«

Wenn wir in unseren Sitzungen so weit gekommen sind, daß wir die Gespräche auch auf die übrigen Familienmitglieder ausdehnen, wird es oft sehr schwierig. Einige in der Gruppe haben schon eingeräumt, daß ihnen ihre Brüder und Schwestern oder der überlebende Elternteil sehr fremd geworden seien oder daß sie sehr zornig auf sie seien. Ich akzeptiere ihr Zögern, sich näher auf die Erforschung der Verhältnisse in der Familie einzulassen und meine: »Einige von Ihnen haben mir schon gesagt, daß es Ihnen lieber wäre, wenn wir keine Zeit damit verschwenden würden, über Ihre Geschwister zu reden, weil Sie nicht glauben, daß sie eine wichtige Rolle bei Ihrer Trauerarbeit einnehmen würden. Vielleicht haben Sie ihnen gegenüber tiefe Gefühle, sind zornig auf sie, oder sie sind Ihnen fremd geworden, oder Sie haben vielleicht gar kein Verhältnis zu ihnen. Aber erinnern Sie sich bitte an das ganze Bild Ihrer Familie – das, das Sie eben durch das Fenster gesehen haben –, und dann werden Sie wissen, daß das Verhältnis, das Sie mit ihrem toten Elternteil hatten, nicht im Vakuum existierte. Alle anderen Familienmitglieder spielten ebenfalls eine Rolle.

Lassen Sie uns damit beginnen, daß wir uns darüber unterhalten, wie die verschiedenen Mitglieder Ihrer Familie mit dem Verlust umgegangen sind. Wie haben sie zum Beispiel auf den Tod reagiert? Wer war dabei und wer nicht? Haben Sie darüber gesprochen? Wer hat sich um alle praktischen Details gekümmert – die Leute benachrichtigt, das Begräbnis organisiert, die Beerdigung, die Einäscherung usw.? Gab es dabei Zwischenfälle und Unstimmigkeiten?«

»Keiner von uns war dabei«, meint Marian traurig, »weil es ein Unfall war. Mein Bruder Jack kümmerte sich, glaube ich, um alles.

Und mein Vater. Wir haben darüber noch nicht gesprochen. Aber es gibt keine verletzten Gefühle oder so etwas Ähnliches. Es ist nur ... es ist ganz allgemein sehr hart.«

»Ich denke, wir müssen dabei sehen, daß Ihre Erfahrungen hier ganz andere waren«, sage ich zu Marian. »Ein plötzlicher und gewaltsamer Tod, der vor allem auch noch einen relativ jungen Elternteil trifft, hat eine ganz andere Wirkung bei den einzelnen Familienmitgliedern. Sie hatten keine Zeit, sich darauf vorzubereiten.«

Barry erinnert sich: »In der Nacht, als mein Vater starb, gingen meine Mutter, meine Schwestern und ich direkt vom Krankenhaus zum Haus meiner Eltern, und Mutter holte eine alte Flasche Brandy aus dem Schrank. Keiner von uns ist es gewohnt, viel zu trinken, aber damals stürzte erst einmal jeder von uns ein Glas Brandy hinunter. Dann saßen wir alle am Küchentisch und redeten stundenlang miteinander. Ich erinnere mich daran, daß ich gar nicht weggehen und zu mir nach Hause wollte, weil dann der Tod meines Vaters endgültig besiegelt gewesen wäre. Deshalb blieben wir die halbe Nacht auf, und ich fiel schließlich müde auf die Couch. Ich wollte nicht heimgehen.«

»Ich habe mich um alle Formalitäten gekümmert«, erzählt Patricia. »Keiner von den anderen wäre dazu in der Lage gewesen, das Begräbnis zu organisieren. Ich war danach ganz erschöpft. Dann kamen jede Woche die Verwandten und viele Freunde, um bei uns zu trauern. Ich war so müde, daß ich nicht einmal genug Zeit hatte, mich überhaupt traurig zu fühlen. Ich meine, wir waren zwar im Haus meiner Mutter, aber ich war es, die sich um alles gekümmert hat. Aber warum hätten wir darüber sprechen sollen? Nein, das haben wir nicht gemacht. Nur mit meinem Sohn habe ich viel geredet. Er hatte so viele Fragen. Das war wirklich sehr interessant. Joel verkraftete die Beerdigung sehr gut, aber ich machte mir große Sorgen um ihn, weil er noch so jung ist. Mama wollte erst nicht, daß er dabei sein sollte, aber ich dachte, daß es für ihn sehr wichtig sei, das zu sehen. Dann, etwa eine Woche später, stand er nachts immer wieder auf und klagte darüber, daß er nicht mehr schlafen könnte und Alpträume hätte. Er wollte zu mir ins Bett kriechen, was ich normalerweise nicht dulde, aber diesmal machte ich eine Ausnahme. Ich vermutete, daß das alles mit Vaters Tod zu tun hatte, aber er wollte darüber nicht sprechen. Schließlich waren wir eines Tages zusammen in der Küche. Ich kochte das Abendessen, und er spielte am Tisch, als er mich plötzlich fragte: ›Was passiert eigentlich, wenn jemand stirbt?‹ Ich hielt inne und setzte mich zu ihm. Ich fragte ihn, ob er sich Gedanken wegen Großvater machen würde, und er sagte nein. Er würde sich nur ganz allgemein Gedanken darüber machen. Natürlich wußte ich, daß Großvaters Tod dazu der Anlaß war. Ich erzählte ihm, daß einige Leute glauben, daß man, wenn man gestorben ist, in den Himmel kommt und dort für immer glücklich ist. Andere Leute glauben daran, daß der Geist des Toten auch noch auf der Erde weiterlebt, selbst wenn der Körper schon gestorben ist. Ich erzählte ihm, daß verschiedene Leute an verschiedene Dinge glauben. Er war sehr daran interessiert, zu wissen, welche Beweise es dafür geben würde. Das war für mich etwas völlig Neues, aber ich machte es so gut, wie ich konnte. Ich drehte die Frage um und fragte ihn, woran er glauben würde. Er begann mir zu erzählen, daß er glauben würde, daß es einen Ort gäbe, zu dem jeder hingehen würde, aber daß er sich nicht ganz sicher sei. Er wollte herausfinden, welche Beweise es dafür gäbe. Er sagte auch, daß er sich sehr fürchten würde, wenn er schlafen gehen würde und dabei vielleicht sterben könnte. Das war ein sehr bewegendes Gespräch. Ich wollte Joel trösten, ihn beschützen und ihm versichern, daß alles in Ordnung sei, aber ich wußte nicht, wie ich das machen sollte – und ich wollte auch nicht lügen.« Sie hört plötzlich zu reden auf und wird rot. »Es tut mir leid. Ich wollte das gar nicht alles erzählen.«

»Sie müssen sich überhaupt nicht entschuldigen«, meine ich. »Das ist sehr wichtig. Die meisten vergessen immer wieder, daß Kinder genauso beobachten, was passiert. Ihnen entgeht nichts. Sie können versuchen, sie zu ›beschützen‹, indem Sie sich weigern, ihre Fragen zu beantworten, oder – wie meist üblich – Sie können sie trösten, indem Sie ihnen etwas vorlügen. Aber es ist viel hilfreicher, wenn Sie versuchen, sie dazu zu bringen, über ihre Gefühle zu reden, um zu wissen, was in ihren Köpfen vorgeht.«

»Kinder werden vom Tod eines Familienmitglieds ähnlich getroffen wie die Erwachsenen. Sie entwickeln Gefühle und sind sehr neugierig. Sie fürchten sich, vor allem wenn keiner mit ihnen über den Tod redet. Für ein Kind bedeutet der Tod eines Menschen, daß der eigene Tod – oder Ihrer – eine drohende Gefahr darstellt.«

»Glauben Sie, daß es nicht richtig von mir war, daß ich Joel mit zur Beerdigung genommen habe?« fragt mich Patricia.

»Kinder nehmen viele Dinge wahr, ob Sie versuchen, sie davor zu beschützen oder nicht. Die Wahrheit ist für sie nicht wirklich gefährlich, sondern manchmal ist es viel gefährlicher für sie, zu versuchen, die Wahrheit zu vertuschen. Dann haben sie einen Sack voller Fragen, auf die ihnen niemand eine Antwort gibt. Patricia, Eltern wissen am besten, wie sie mit ihren Kindern umgehen müssen. Aber meiner Meinung nach sollten Kinder erst in einem Alter von etwa sieben Jahren zu einer Beerdigung mitgenommen werden, vorausgesetzt, daß man ihnen vorher erklärt, was sie in etwa erwartet.«

»Da stimme ich zu«, meint Richard. »Mein Bruder und ich durften nicht zu Großmutters Beerdigung gehen – damals waren wir zehn und 15 Jahre alt. Es war so, als ob sie an einem Tag da war und für uns Plätzchen backte, und am nächsten Tag war sie verschwunden. Die beschönigende Formulierung ›Großmutter macht eine Reise‹ beantworteten wir natürlich mit der Frage: ›Wann wird sie zurückkommen?‹« Er lacht. »Das war so dumm. Lange Zeit erwarteten wir, daß sie wieder mit ihren Koffern und vielen Geschenken in der Türe steht.«

»Tod ist für viele Familien ein Tabuthema«, sage ich. »Aber jetzt gibt es einige sehr gute Bücher, die speziell für Kinder geschrieben wurden. Ich werde Ihnen die Autoren und Titel später nennen, wenn Sie daran interessiert sind. Aber nicht nur die Kinder sind betroffen. Einer meiner Klienten, dessen Mutter gestorben war, erzählte mir, daß seine Familie beschlossen hätte, einer älteren Tante, die in einem Pflegeheim lebte, nichts über den Todesfall zu erzählen. Sie dachten, daß sie, wenn sie vom Tod ihrer Nichte erfahren würde, einen Herzanfall erleiden würde. Aber nach einigen Wochen wurde die Tante sehr mißtrauisch. Sie fragte immer wieder: ›Wo ist Phyllis? Sie hat mich nicht mehr angerufen, und sie hat mich nicht mehr besucht. Wo ist sie?‹ Und dann meinte sie: ›Oh, ich muß irgend etwas getan haben, was sie sehr zornig gemacht hat, weil sie mich nicht mehr besucht.‹ Sie war sehr verzweifelt, bis sich die anderen Familienmitglieder schließlich gezwungen sahen, ihr von ihrem Tod zu erzählen. Ich glaube, Sie können daran sehen, daß es mehr Schaden anrichten kann, wenn man versucht, ein Geheimnis zu bewahren, als wenn man die Wahrheit erzählt.«

Irene will unbedingt etwas sagen. »Seit unser Vater tot ist, vermeiden es mein Bruder und ich, uns zu sehen – oder, besser gesagt, er vermeidet es, mich zu treffen. Ich habe versucht, den Grund dafür herauszufinden, und ich glaube, daß es daran liegt, daß ihn der Tod meines Vaters so erschreckt hat. Es muß für ihn so gewesen sein, als ob er in einen Spiegel gesehen hätte. Sie sahen sich so ähnlich, vielleicht sah er da sein Abbild. Sie wissen, daß man bei den orthodoxen Juden die Spiegel in einem Haus verhängt, wenn jemand stirbt, damit das Bild des Toten nicht auf dem eigenen Gesicht reflektiert wird. Tom fürchtete sich davor. Er ist nicht sehr glücklich älter geworden.«

»Wie haben Sie versucht, mit ihm wieder in Kontakt zu kommen?«

»Das ist sehr schwierig«, gibt sie zu. »Jetzt sind wir beide schon über 60 Jahre alt – ich bin schon fast 70 –, und wir beide sind sehr eigensinnig. Wenn ich mit Tom rede, scheint er immer so abwesend und gekränkt zu sein, und er läßt es nicht zu, daß ich Vater erwähne. Ich will ihn nicht dazu zwingen – wir sind beide zu alt, um uns noch zu ändern. Außerdem war er nie ein sehr offener Mann. Aber ich würde mir wünschen, daß wir mehr Zeit miteinander verbringen, weil wir die einzigen sind, die noch übriggeblieben sind. Außerdem fühle ich mich manchmal sehr einsam …«

»Haben Sie versucht, ihm das zu erzählen?« frage ich sie.

Sie schüttelt ihren Kopf. »Nein, bis jetzt noch nicht. Ich habe versucht, eine Möglichkeit dafür zu finden. Die Ferien kommen jetzt bald. Vielleicht dann …« Ihre Stimme klingt sehr hoffnungsvoll.

»Wird Ihre Tochter in den Ferien nach Hause kommen?« fragt Patricia. »Ich weiß nicht, vielleicht würde das helfen, das eisige Verhältnis etwas aufzutauen. Dann könnten Sie zusammen mit Ihrer Tochter etwas unternehmen.«

Irene scheint mir etwas fröhlicher zu werden, wenn sie daran denkt. »Ja, sie wird mich besuchen kommen. Sie und mein Bruder haben sich immer gut verstanden. Ich erinnere mich, daß sie vor Jahren immer zusammen Tennis gespielt haben.«

»Mir fällt auf, daß Sie zum erstenmal ausführlich, und nicht mehr nur nebenbei, Ihre Tochter erwähnen«, sage ich. »Welches Verhältnis hatte sie denn zu Ihrem Vater?«

»Sie ist jetzt schon gut 40 Jahre alt.« Irene sucht nach einer Antwort. »Ich nehme an, daß sie viel Zeit miteinander verbrachten, als sie noch jünger war. Sie hat hier nur knapp 20 Jahre gelebt. Ich kann mir gar nicht genau vorstellen, was sie wirklich für ihn empfindet.«

»War sie bei der Beerdigung?«

»Oh, ja. Sie kam und blieb zwei Wochen bei mir. Ich glaube, das hat sie sehr aufgeregt. Nicht so sehr wegen Dad, sondern weil sie sich um mich Sorgen machte. Seitdem versucht sie auch den Kontakt nicht mehr abreißen zu lassen. Aber es ist für sie nicht möglich, mich außerhalb der Ferienzeiten zu besuchen.« Sie lächelt etwas gequält. »Ich habe sie dazu erzogen, unabhängig zu sein, und das ist sie auch. Ich bin glücklich, wenn ich sie einmal im Jahr sehe. Bei Vaters Tod hat sie eine Ausnahme gemacht, aber ich will ihr nicht allzusehr zur Last fallen. Sie führt ihr eigenes Leben.«

»Was, glauben Sie, würde sie sagen, wenn Sie ihr erzählen würden, wie Sie sich fühlen, und Sie versuchen würden, mit ihr über Ihre Ängste und ihre Einsamkeit zu sprechen?«

»Darüber haben wir noch nie gesprochen«, sagt sie zögernd.

»Glauben Sie, daß Ihnen das guttun würde? Daß es ihr helfen würde, eine andere Seite von Ihnen kennenzulernen? Und sie näher zusammenbringen würde?«

»Vielleicht. Ich will nicht, daß Sie sich dazu verpflichtet fühlt.«

Ich mache ihr einen Vorschlag. »Irene, warum überlegen Sie sich nicht, warum das, was Sie empfinden und Sie anderen, die Sie lieben, auch mitteilen, für die anderen eine Last sein könnte? Manchmal schließen starke Menschen die anderen ganz unbeabsichtigt dadurch aus, daß sie sich nicht helfen lassen wollen.«

»Dem kann ich nur zustimmen«, meint Marian ganz vehement. »Mein Bruder ist zwölf Jahre älter als ich. Seit unsere Mutter tot ist, behandelt er mich, als ob er jetzt mir gegenüber die Eltern vertreten müßte. Er fühlt sich für mich verantwortlich. Er hat sich um alle Angelegenheiten meiner Mutter gekümmert, und er hat mir gar nichts darüber gesagt, obwohl ich weiß, daß es einige Probleme gibt. Ich würde ihn am liebsten anschreien.«

»In Ordnung. Was würden Sie denn schreien?« frage ich sie.

»Ich würde laut schreien: ›Ich bin erwachsen! Ich kann das auch ertragen.‹«

Ich lache. »Stellen Sie sich vor, wie Sie vor ihm stehen und ihn anschreien oder sich auf den Boden werfen, mit Ihren Füßen strampeln und wie ein Kind schreien: ›Ich bin erwachsen!‹« Alle anderen, selbst Marian, fangen zu lachen an.

»Nun, vielleicht ist ›schreien‹ nicht das beste Wort dafür«, kichert sie. »Aber Sie wissen, was ich meine.«

Barry mischt sich ins Gespräch ein: »Ich glaube, ich weiß auch, was Sie meinen. Ich bin zwar älter als Sie, aber ich wuchs immer als das Baby der Familie auf, und so werde ich auch heute noch behandelt. Meine Mutter und meine Schwestern führen untereinander ihre eigenen Gespräche und niemand sagt mir, was eigentlich los ist.«

»Was zum Beispiel?« frage ich ihn.

»Oh, wie es zum Beispiel unserer Mutter geht. Ob sie genug Geld hat. Oder ob es andere offene Fragen gibt, die mit dem Tod meines Vaters zusammenhängen. Solche Sachen.«

»So«, meine ich zu Marian und Barry, »was würden Sie gerne zu Ihrer Familie sagen, die Sie so sehr beschützt?«

»Ich würde Jack gerne sagen, daß ich es wirklich zu schätzen weiß, was er alles für mich getan hat und ihm dafür danken«, erwidert Marian. »Aber dann würde ich ihm auch sagen, daß er mich gleichberechtigt behandeln soll. Wir haben uns noch nicht einmal über Mutter unterhalten. Ich weiß überhaupt nicht, was er darüber denkt.«

»Ich weiß nicht, was ich sagen würde«, murmelt Barry. »Ich will nur in den Club der Erwachsenen aufgenommen werden.«

»Das ist ein gutes Beispiel, daß fürsorgliches Verhalten nicht immer dazu führt, daß es den Leuten dadurch bessergeht«, führe ich aus. »Irene, ich glaube, das ist es auch, was ich Ihnen zu sagen versucht habe, wenn Sie Ihre Tochter zu sehr beschützen. Manchmal schätzen es die Menschen mehr, wenn sie sich dadurch nicht ausgeschlossen fühlen. Marian und Barry, das klingt ja so, als hätten Sie zu Ihren Geschwistern sehr gute Beziehungen. Warum versuchen Sie nicht, ihnen mitzuteilen, wie es Ihnen geht? Glauben Sie, daß Sie das könnten?«

Barry meint: »Ich glaube schon. Warum denn nicht? Ich weiß nicht, ob sie mir auch zuhören würden, aber das kommt auf einen Versuch an.«

»Ich kann versuchen, mit Jack zu sprechen«, sagt Marian. »Vorausgesetzt, ich schaffe es, ihn für fünf Minuten aus seinem Büro von seiner Arbeit wegzulocken.«

»Verabreden Sie sich doch zum Essen, versuchen Sie einen Termin in seinem Kalender zu bekommen. Erinnern Sie sich daran, daß es sehr schwierig ist, festgefügte Familienbeziehungen wieder zu verändern. Das kann viele Anstrengungen bedeuten. Wenn Sie immer eine bestimmte Rolle gespielt haben oder in einer bestimmten Art und Weise eingeschätzt wurden, wird sich das auf die Dauer festschreiben.«

»Ja, so wie ich immer diejenige war, die sich um meine Eltern gekümmert hat«, meint Amanda.

»Richtig. Aber manchmal hat man die Kraft, das auch wieder zu verändern.« Ich erzähle ihnen die folgende Geschichte: »Eine Frau in einer meiner Gruppen hat sich immer ausschließlich um ihre Mutter gekümmert, die in einer anderen Stadt lebte. Jedes Jahr an Weihnachten fuhr sie nach Hause, um die Feiertage mit ihrer Mutter zu verbringen, und ihr Bruder fragte sich nie, welche Rolle er dabei eigentlich spielte. Dann rief er sie einmal kurz vor den Feiertagen an und fragte sie: ›Ich denke, du fährst wieder nach Hause.‹ Aber sie antwortete: ›Nein, dieses Jahr nicht.‹ Er war ganz überrascht und meinte: ›Was? Willst du denn unsere Mutter allein lassen?‹ Sie meinte daraufhin: ›Ich glaube schon.‹ Was schließlich zum Ergebnis hatte, daß der Bruder in diesem Jahr nach Hause fuhr. Was, glauben Sie, würde passieren, wenn Sie etwas Ähnliches versuchen würden?« frage ich Amanda.

Das scheint sie sehr zu interessieren. »Ich weiß es nicht, aber darüber könnte ich ja einmal nachdenken.«

»Wenn Sie sich entschließen, die Rolle, die Sie in der Vergangenheit gespielt haben, nicht mehr zu spielen, können die Leute sehr verärgert oder verletzt sein. Sie sollten wissen, warum Sie etwas anders machen wollen. Das ist jedoch nicht einfach«, warne ich sie. Ich wende mich an Eileen. »Sie hatten sich gemeldet ...«

»Ja, ich möchte Ihnen etwas über meinen Bruder und meine Schwester erzählen.« Sie schüttelt ihre blonden Locken aus der Stirn. »Ich bin überzeugt davon, daß es in unserer Familie nicht so weitergehen kann, wie wir mit unserer Kindheit umgehen. Nachdem wir uns letzte Woche getroffen hatten, beschloß ich, meine Gedanken zu Papier zu bringen und schrieb einen Brief an Anne und Jerry – das sind mein Bruder und meine Schwester. Ich habe ihn noch nicht abgeschickt ... soll ich ihn vorlesen?«

»Natürlich.« Ich bitte sie, damit anzufangen.

»Liebe Anne und lieber Jerry,

ich weiß eigentlich nicht, wie ich anfangen soll, weshalb ich erst einmal möchte, daß Ihr wißt, daß ich Euch beide sehr liebhabe.

Wie ich Euch schon früher erzählt habe, gehe ich seit Jahren schon regelmäßig zu einem Therapeuten und versuche mir über unsere Vergangenheit klarzuwerden.

Ich weiß, daß Ihr Euch nicht gerne daran erinnert, wie schrecklich unsere Kindheit war, aber ich selbst kann das nicht vergessen. Wann immer ich versucht habe, mit Euch darüber zu reden, seid Ihr mir über den Mund gefahren und habt gemeint, das mache Euch heute nichts mehr aus. Als ich nach Mutters Tod im Krankenhaus lag, wußte ich, daß ich über das Schlimmste schon hinweg war.

Tatsache ist, daß wir alle ein Opfer der Sucht waren, nicht nur ich. Ihr sagt, daß Euch das nicht berührt, aber Anne, Du warst zweimal mit einem süchtigen Mann verheiratet, und Jerry, Du selbst hast offensichtlich auch große Probleme mit dem Trinken. Ich glaube, daß alle Probleme, die wir haben, direkt damit zusammenhängen, was wir als Kinder erlebt haben.

Ich glaube, daß wir diese Erkenntnis nicht so einfach beiseite schieben und vergessen können. Das beeinflußt auch heute noch unser

Leben. Wir sollten uns daran erinnern, daß wir, wenn es irgendeine Hoffnung geben soll, nicht so weitermachen können.
Wenn Ihr wollt, dann sollten wir uns irgendwann treffen und irgendwo darüber reden.
Eure Euch liebende Schwester Eileen.«

Als sie aufgehört hat zu lesen, schaut mich Eileen erwartungsvoll an.
»Welche Antwort werden Sie auf diesen Brief wahrscheinlich erhalten?« frage ich.
»Ich hoffe, daß er sie aufrütteln wird.«
»Klingt das nicht wie das, was Sie schon früher zu ihnen gesagt haben, oder geben Sie ihnen damit neue Informationen?« frage ich zurück.
»Ich weiß nicht, was Sie damit meinen.«
»Aus Erfahrung weiß ich, daß man, wenn man etwas schon 99mal gesagt hat und es ein 100. Mal wiederholt, damit niemanden mehr beeindrucken kann.«
»Oh ...« Sie scheint unsicher zu sein, was sie darauf antworten soll.
»Denken Sie daran, was Sie ihnen Neues mitteilen könnten«, schlage ich vor. »Vor allem neue Informationen über Sie selbst, nicht über sie. Trotzdem, finde ich, kann ein Brief sehr hilfreich sein, die Spannung oder den Zorn, den man empfindet, abzuschwächen und dafür freier und ehrlicher zu sprechen. Denken Sie daran, daß Sie überhaupt nicht beeinflussen können, wie sie reagieren werden. Lassen Sie nicht zu, daß Sie wieder enttäuscht werden.«
»Da stimme ich zu. Einen Brief zu schreiben, war für meine Schwester und mich wirklich sehr befreiend, das hoffe ich wenigstens«, meint Mary Ann. »Das ist erst vor einigen Wochen passiert, und ich habe das noch nicht erwähnt, weil ich nicht wußte, was passieren würde.«
Es ist sehr erfreulich, Mary Ann so positiv über jemand anderen außer ihrer Mutter reden zu hören. Ich ermutige sie, weiterzuerzählen.
Sie erklärt: »Meine Mutter war die Telefonzentrale der Familie. Sie hielt zwischen uns allen die Verbindung aufrecht. Meine Schwester und ich hatten uns daran gewöhnt, daß Mutter die Kommunikation

machte, und wir selbst sprachen direkt nur ganz selten miteinander. Sie rief Mutter an und erzählte ihr, was ihr passiert war, und dann konnte mir meine Mutter das mitteilen – und umgekehrt. Das war das Schema. Zwischen uns gab es eine Distanz, die aber nicht eigentlich unangenehm war – es gab sie einfach. Ich sagte mir, das käme davon, daß sie in einer anderen Stadt lebte, aber ich glaube, daß trotzdem mehr dahintersteckte. Nachdem Mutter gestorben war, telefonierten wir ab und zu miteinander – aber wir wußten nicht so recht, worüber wir uns unterhalten sollten. Wir fühlten uns beide wirklich – ich weiß nicht – schrecklich. Nach einigen Wochen setzte ich mich hin und schrieb ihr einen Brief. Ich schrieb: ›Ich möchte Dir etwas sagen, aber ich weiß gar nicht, was. Aber ich möchte, daß Du weißt, daß ich an Dich denke. Wenn Du nicht weißt, was Du mir antworten sollst, dann ist das in Ordnung … Ich liebe Dich.‹ Ich gab den Brief auf und war sehr neugierig, was sie mir antworten würde. Einige Tage später rief sie mich im Büro an, was für sich genommen schon sehr ungewöhnlich für sie war. Den Brief erwähnte sie nicht, obwohl ich sicher war, daß sie ihn erhalten hatte. Sie bat mich um die Adresse eines gemeinsamen Freundes, und dann unterhielten wir uns noch eine Weile über Verschiedenes, bevor wir wieder auflegten. Nach diesem Anruf ging es mir sehr gut, selbst wenn wir nicht so recht wußten, was wir eigentlich miteinander reden sollten.«

»Was, glauben Sie, hat dieser Anruf bedeutet?« frage ich sie.

»Es war, als ob mir meine Schwester damit sagen wollte: ›Ich weiß, was du meinst, aber ich weiß auch nicht, was ich sagen soll. Aber laß uns versuchen, uns wieder näherzukommen.‹«

»Und wie fühlen Sie sich dabei?«

»Sehr gut. Ich weiß nicht, wo das hinführen wird, aber das werden wir ja sehen.«

Ich wende mich an Matt, der privaten Gedanken nachzuhängen scheint. »Matt, Sie erwähnten, daß Sie sehr zornig über Ihren Bruder waren. Wie haben Sie mit ihm nach der Beerdigung gesprochen?«

Matt rutscht etwas unsicher auf seinem Stuhl hin und her und streckt seine langen Beine aus. »Ich will mit ihm nichts mehr zu tun ha-

ben«, meint er. »Mutter hätte das nie geduldet. Sie hätte viele Entschuldigungen für ihn gefunden.«
»Sie können doch Ihren eigenen Bruder nicht einfach ignorieren«, unterbricht ihn Jane.
»Vielleicht nicht rein rechtlich, aber auf jede andere Art und Weise. Er bedeutet mir überhaupt nichts, ich will ihn gar nicht mehr sehen, ich glaube, daß er ein sehr brutaler Mensch ist – soll ich noch mehr erzählen?« Matt schaut Jane herausfordernd an.
»Sie scheinen sehr einsam zu sein«, meint Irene mitfühlend. »Vielleicht würde es Ihnen helfen ...«
Matt lacht sarkastisch. »Sie haben meinen Bruder eindeutig noch nie gesehen. Lassen wir dieses Thema doch einfach fallen, in Ordnung?«
»Es ist eine sehr große Entscheidung, den Bruder einfach zu ignorieren«, sage ich zu Matt. »Selbst wenn Sie sich schon sehr auseinandergelebt haben, sind Sie beide trotzdem die einzigen Menschen auf der Welt, die bestimmte gemeinsame Erinnerungen haben. Das möchte ich Ihnen noch erzählen: Eine Frau in meiner Gruppe berichtete einmal, daß sie so zornig auf ihren Bruder sei und daß es ihr egal sei, ob sie jemals wieder mit ihm sprechen würde. Aber nach einigen Wochen, in denen sie darüber nachgedacht hatte, erinnerte sie sich an eine Szene, die sich zwischen ihr und ihrem Bruder abgespielt hatte, als sie noch klein waren. Früher hatten sie immer zusammen gespielt. Er stand vor dem Spiegel und übte seine Antrittsrede als Präsident von Amerika. Sie stand in ihrem Nachthemd auf dem Bett und dirigierte den ›Halleluja-Chor‹. Dann sagte sie: ›Mein Bruder und ich sind die einzigen, die diese Erinnerung miteinander teilen. Selbst heute noch brauche ich nur einige Töne davon anzustimmen, und wir brechen in Gelächter aus.‹ Bedenken Sie also, Matt, was Sie alles aufgeben, wenn Sie Ihren Bruder ignorieren wollen. Es ist vielleicht einfacher, wenn Sie ihn jetzt für eine Weile nicht sehen, aber dann können Sie Ihre Meinung später immer noch ändern. Ihr Zorn auf ihn ist so, als ob Sie eine heiße Kohle in der Hand halten. Sie sind der, der sich verbrennen wird und sie nicht fallenlassen kann. Sehen Sie denn das als einzige Möglichkeit? Denken Sie auch, daß Sie ihn auch ignorieren würden, wenn Ihre Mutter noch leben würde?«

»Das würde ich ganz bestimmt nicht. Denn sie wollte ihn immer bei sich haben.«

»Das sollten Sie bei Ihren Überlegungen auch mit einbeziehen«, meine ich. »Lassen Sie uns jetzt weitermachen und an andere Veränderungen in den Familienbeziehungen denken. Ein Tod in der Familie, und ganz besonders der Tod eines Elternteils, verändert das Familiensystem sehr stark. Marian, Sie haben das schon ein bißchen angesprochen, als Sie berichtet haben, daß Ihr Bruder jetzt sehr väterlich geworden ist. Hat sonst noch jemand eine Rollenveränderung in der Familie beobachtet, seit einer Ihrer Eltern gestorben ist?«

»Dazu habe ich etwas zu sagen«, meint Mary Ann. »Meine Mutter war immer der Mittelpunkt der Familie, sie war nicht nur die Kommunikationszentrale. Alles blieb an ihr hängen. Sie organisierte alle Familienversammlungen – nicht nur für uns, sondern auch für unsere Tanten und Onkel und Cousins und Cousinen. Als sie starb, dachte ich, wer das wohl jetzt für sie machen würde? Da ich die Älteste bin, dachte ich natürlich, daß das automatisch ich sein würde. Vor allem in den Ferien. Meine Mutter starb im Juni, und seit ihrem Tod dachte ich nur noch daran. Vor einigen Wochen rief mich mein Bruder an und fragte mich: ›Was werden wir jetzt dieses Jahr am Thanksgiving Day machen?‹ Zuerst fragte ich ihn: ›Warum fragst du mich das?‹ Aber dann fiel mir ein: Jetzt bin ich die Schaltstelle. Und daß die ganze Familie deshalb zu mir kommen wird, auch die Tanten, die Onkel, und daß ich an Thanksgiving die ganze Arbeit haben werde in meinem Haus und versuchen werde, alles so zu machen, wie es meine Mutter immer gemacht hat.«

»Und wie fühlen Sie sich in Ihrer neuen Rolle?« frage ich sie. »Fühlen Sie sich dazu gezwungen, oder sind Sie ganz glücklich darüber? Vielleicht auch von beidem etwas – das ist auch nicht ungewöhnlich.«

»Ich bin mir noch nicht ganz sicher«, antwortet sie vorsichtig. »Ich möchte erst einmal sehen, wie dieses Thanksgiving verläuft, dann kann ich Ihnen mehr sagen. Bis jetzt habe ich nur das Gefühl, daß das sehr viel Arbeit bedeutet. Ich bin es nicht gewöhnt, für 24 Leute zu kochen. Ich glaube, daß mir das trotzdem sehr gut gefallen wird. Das ist schon aufregend.«

»Mein Bruder ist jetzt an die Stelle meiner Eltern getreten, so sieht es jetzt aus«, meint Eileen. »Er ist jetzt das Familienoberhaupt.«
»Und was macht er alles?«
»Er entscheidet, wer was bekommt, wer was zu tun hat – Sie wissen schon.«
»Haben Ihre Eltern ein Testament hinterlassen?« frage ich sie. »Das ist ein sehr häufiger Streitpunkt unter Geschwistern.«
»Das meiste haben sie ihm hinterlassen. Das hat bei uns zu etlichen Mißstimmungen geführt. Ich hatte große Probleme, bis ich Mutters Ring bekommen habe, obwohl er mir gar nicht guttut, denn ich habe davon eine Allergie bekommen.«
»Ach ja.« Das war so ziemlich das erste gewesen, was mir Eileen früher erzählt hatte.
Irene meint ganz traurig: »Das Problem ist, daß sich meine Rolle überhaupt nicht verändert hat, sondern daß sie einfach gestrichen wurde.«
»Das ist doch wirklich eine große Veränderung, oder nicht?« frage ich sie. »Von der, sich um alles zu kümmern zu – was?«
»Darüber muß ich erst noch nachdenken«, seufzt sie.
»Zwischen meinem Bruder und mir ist etwas Schreckliches passiert«, erzählt Amanda. »Solange meine Mutter lebte, drehten sich die meisten Gespräche um ihn. Sie rief mich an und sagte: ›Ich kümmere mich so um deinen Bruder. Er hat mich schon lange nicht mehr angerufen.‹ Oder: ›Dein Bruder hat momentan sehr viel Streß.‹ Worüber wir auch immer geredet haben, stets fing sie wieder an, über meinen Bruder zu reden, selbst wenn er es offensichtlich nicht so nötig hatte, daß man sich um ihn so viele Gedanken machen mußte. Er hat eine Frau und Kinder. Das ärgerte mich – ich hatte das Gefühl, daß ihr mein Leben gar nicht so wichtig war wie seines. Vielleicht dachte sie gar nicht daran, daß ich sie auch so brauchen würde wie er. Das weiß ich nicht. Dann, nach ihrem Tod, fand ich heraus, daß ich genau dasselbe machte – daß ich mir ständig Sorgen um meinen Bruder machte, ihn oft anrief und ihm anbot, ihm zu helfen. Ich habe genau ihre Rolle übernommen.«
»Glauben Sie, das hätte Ihrer Mutter gefallen?«

»Ja, natürlich.« Dann wird ihr mit einem Schlag bewußt: »Ja, das klingt ja genauso wie der alte Spruch, den man immer wieder sagt, wenn jemand gestorben ist: ›Deine Mutter hätte das so gewollt.‹«
Ich muß lachen. »Das ist der beliebteste Spruch. Vielleicht wollen Sie jetzt fragen, ob Sie jetzt eine Wahl haben oder nicht. Wenn Sie sich jetzt um Ihren Vater und um Ihren Bruder kümmern, hält Sie das dann davon ab, sich um das zu kümmern, was Sie selbst gerne tun würden?«
Amandas Stimme wird jetzt sehr ernst. »Darüber habe ich gerade in letzter Zeit viel nachgedacht«, meint sie. »Ich bin jetzt 50 Jahre alt und würde gerne einen Mann kennenlernen, aber jetzt sitze ich hier und kümmere mich um meinen Vater und meinen Bruder wie eine alte Jungfer aus der guten alten Zeit. Was läuft da nur falsch?«
Ich antworte nicht, und deshalb erzählt sie auch weiter: »Ich fange an zu erkennen, daß ich zum Teil deshalb Schwierigkeiten habe, einen Mann kennenzulernen, weil ich so viele familiäre Verpflichtungen habe. Vor einigen Wochen hatte ich eine Verabredung mit einem Mann – was sehr selten vorkommt –, und nach dem Essen mußte ich unbedingt telefonieren, um meinen Vater anzurufen. Dieser Mann konnte das gar nicht glauben, und als ich da so am Telefon stand und meinem Vater zuhörte, der mir wie üblich aufzählte, was er den ganzen Tag über alles gegessen hatte, konnte ich es selbst plötzlich gar nicht mehr glauben. Hier muß sich irgend etwas ändern. Ich weiß nur noch nicht genau, wie ich das machen soll.«

Diese Diskussionen, die wir in der Gruppe über die Familienbeziehungen führen, ufern fast immer aus und gleiten oft zu anderen Themen ab. Ich glaube, das ist auch ganz richtig so, wenn man bedenkt, daß die Familienbeziehungen selbst wie Labyrinthe konstruiert sind, mit vielen Kreuzungen und Kurven. Nachdem ich die Gruppe verlassen habe und auf dem Weg nach Hause bin, überlege ich mir, daß wir damit schon sehr weit gekommen sind und viele Fortschritte gemacht haben, die sich jedoch noch nicht konkret manifestieren lassen. Dafür gibt es kein vorgeschriebenes Drehbuch, in dem die Szenen exakt aufeinander folgen und mit einem großen und heilsamen Endergebnis abschließen. Aber ich habe dadurch selbst gelernt, die meist kaum sichtbaren Zeichen für Veränderungen in einer Gruppe zu erkennen. Ich glaube zum Beispiel nicht, daß es jedem aufgefallen ist, daß wir an diesem Abend kaum über die toten Eltern gesprochen haben, sondern uns hauptsächlich über das Leben unterhalten haben. Mich beeindruckt auch sehr, wie ernst es den Gruppenteilnehmern damit ist, auch die verwinkeltsten Ecken auszuleuchten. Meistens machen ihnen solche Erkenntnisse keine Angst, selbst wenn sie ziemlich verwirrend erscheinen.

Wie viele verschiedene Gefühlsebenen gibt es eigentlich in einer Familie oder im Leben? Sie können endlos sein. Wir wollen uns auch nicht zu lange mit der Vergangenheit aufhalten, weil sich das auch sehr negativ auswirken kann. In der nächsten Woche wollen wir noch ein bißchen tiefer graben und dann all unsere Entdeckungen betrachten und uns die Fragen stellen, die wir aus den dunklen Kanälen beim Graben zutage gefördert haben, und die Konsequenzen bedenken, die sich daraus ergeben.

8 Ausgesprochene und unausgesprochene Geheimnisse

Geheimnisse sind Dinge, die wir anderen geben, um sie für uns selbst zu behalten.
Elbert Hubbard

Kürzlich rief mich eine Freundin an und wollte mit mir reden. Obwohl ihr Vater schon seit mehr als 20 Jahren tot war, hatte sie gerade erstaunliche Neuigkeiten über ihn herausgefunden. Ich hatte ihren Vater selbst nie gekannt, aber sie hatte mir oft von ihm erzählt – wenn auch nicht immer in der freundlichsten Art und Weise. Er war eigentlich ein guter Mensch, wie sie mir erzählte, er war sehr kreativ, aber auch sehr launisch. Sie hatte zu ihm immer ein etwas gespanntes Verhältnis. Jetzt, erzählte sie mir ganz provokativ, hatte sie etwas über ihn erfahren, was die Vergangenheit in einem ganz neuen Licht erscheinen ließ.
Wir verabredeten uns für den kommenden Abend zum Essen in einem Restaurant in unserer Stadt, und als wir uns am Tisch gegenüber saßen und unser Essen bestellt sowie die letzten Neuigkeiten aus unserem Leben erzählt hatten, zog sie einen Stapel Papier aus der Tasche. »Du bist die einzige, der ich davon erzählen kann«, sagte sie. »Ich bin nicht sicher, ob ich das alles meiner Mutter und meinen Brüdern sagen soll.« Sie lächelte verlegen. »Ich glaube fest an die Philosophie, daß man schlafende Hunde nicht wecken sollte. Aber das ist wirklich eine ganz neue Entdeckung, und ich würde gerne wissen, was du darüber denkst.«
Ich war sehr neugierig geworden. »Natürlich.«
»Diese Papiere sind die Militärpapiere meines Vaters. Ich bat um sie vor einigen Monaten, und jetzt, nachdem ich sie gelesen habe, bin ich ganz erstaunt darüber, daß man mir die ganzen Einzelheiten

mitgeteilt hat. Mein Vater war im Zweiten Weltkrieg in Italien stationiert – das haben wir immer gewußt –, aber uns war nie ganz klar, was dort eigentlich alles passiert ist. Er hat uns nie irgendwelche Erlebnisse aus dem Krieg erzählt oder uns Bilder gezeigt oder ähnliches. Ich dachte, er hätte den Krieg ›ganz normal‹ erlebt – was immer das heißt. Wie ich jetzt in den Papieren gelesen habe, fuhren er und ein Sergeant etwa zwei Wochen, nachdem er in Italien eingetroffen war, mit einem Jeep auf eine Mine auf. Der Sergeant wurde getötet, und mein Vater wurde nur leicht verwundet. Aber man fand die beiden erst nach drei Tagen, und in der Zeit ist mein Vater ausgeflippt – er war damals erst 18 Jahre alt. Als sie ihn fanden, saß er an der Straße und wiegte den toten Sergeant wie ein Baby in seinen Armen. Wahrscheinlich hatte er ihn schon drei Tage lang so gehalten.«

»Wie schrecklich.«

»Ja, wirklich. Stell dir vor, wie das ist, wenn dir so etwas passiert, wenn du erst 18 bist. Wie auch immer. Die Army brachte meinen Vater in die USA zurück und steckte ihn in eine Nervenklinik. Und dort blieb er bis zum Kriegsende. Die Krankenpapiere beschreiben seinen Zustand als sehr ernst – geistig und psychisch. Unglücklicherweise wußte man damals noch nicht so gut über posttraumatischen Streß Bescheid. In den Papieren stand auch, daß er vor dem Krieg verlobt war und danach heiraten wollte, aber daß ihn die Frau verließ, nachdem er ein Jahr lang im Krankenhaus gewesen war. Sie konnte damit nicht leben. Leider ist ihr Name hier nicht erwähnt.« Sie hielt einen Moment inne. »Da ist noch mehr. Hier steht auch, daß es in der Familie meines Vaters schon mehrere Fälle von geistiger Verwirrung gegeben hätte – sowohl seine Großmutter als auch seine Schwester waren mehrmals deswegen im Krankenhaus. Sie führen nicht aus, welche Schwester das war – ich kannte alle meine drei Tanten sehr gut, aber davon hat man nie etwas erwähnt.«

»Glaubst du, daß deine Mutter darüber nichts weiß?« fragte ich sie.

»Ich bin sicher, daß sie davon nichts weiß. Ich habe versucht, sie ganz vorsichtig auszuhorchen und kann aus ihrer Reaktion schließen, daß sie wirklich keine Ahnung hat. Meine Mutter konnte noch nie etwas für sich behalten und war auch nie eine gute Schauspiele-

rin. Es wäre ihr ganz sicher herausgerutscht, wenn sie etwas gewußt hätte. Jetzt sitze ich also auf einem Pulverfaß und weiß nicht so recht, was ich mit all diesen Informationen anfangen soll.«
»Du weißt nicht, ob du deiner Mutter und deinen Brüdern etwas erzählen sollst oder nicht?«
»Genau. Vielleicht wäre das auch wirklich nicht richtig, aber vielleicht würde es auch meinen Brüdern helfen. Das erklärt einiges.«
»Warum?«
»Als ich diese Papiere zum erstenmal las, war ich nur geschockt. Sie schienen jemand ganz anderen zu beschreiben. Das ergab ein so ganz anderes Bild von meinem Vater, als ich es selbst hatte. Du weißt, daß man die eigene Familiengeschichte ein Leben lang mit sich herumträgt. Und daß man alles glaubt und nie etwas in Frage stellt. Aber je mehr ich darüber nachdenke, um so mehr erkenne ich auch plötzlich, warum viele Dinge bei Dad nie einen Sinn ergeben haben. Er hatte zum Beispiel oft ganz heftige Temperamentsausbrüche, die aus dem Nichts zu kommen schienen. Er hat uns nie geschlagen, aber er war sehr oft zornig. Ich ging ihm dann immer aus dem Weg, aber meine Brüder hatten mit ihm dann immer Kämpfe bis auf die Knochen. Jetzt glaube ich, daß das alles mit seinem großen Geheimnis zu tun hat. Ich glaube sogar – das mag sehr dumm klingen –, daß er deswegen auch Krebs bekommen hat.«
»Weil er das Geheimnis für sich behalten hat?«
»Ganz sicherlich. Der Druck muß enorm groß gewesen sein. Keiner wußte davon, nicht einmal unsere Mutter.«
»Seine Familie muß es aber gewußt haben.«
»Das bezweifle ich. Denn seine Eltern waren schon tot, als er meine Mutter geheiratet hat, und seine Schwestern standen ihm nie sehr nahe.«
Sie schüttelte etwas hilflos den Kopf und glaubte wirklich, daß niemand darüber Bescheid gewußt hat. »Mein Vater war immer sehr distanziert, aber ich hätte mir nie träumen lassen, daß er so viele Geheimnisse für sich bewahren konnte.«
»Bist du jetzt zornig?« fragte ich sie.
Sie sah mich überrascht an. »Zornig? Das weiß ich nicht. Vielleicht ein bißchen. Ich bin eher wirklich frustriert. Ich glaube, ich wundere

mich nur. Was weiß ich denn sonst noch alles nicht? Und wenn meine Mutter nichts weiß – und da bin ich mir ganz sicher –, was sagt das dann über die Beziehung aus, die meine Eltern miteinander hatten? Jetzt gibt es so viele offene Fragen.« Sie hob die Hände und hätte am liebsten geweint. »Wer behält denn solche Geheimnisse für sich?«

Das tun in Wahrheit sehr viele Menschen, weil die allgemeine Erziehung, und vor allem die ganz besonders strenge der Nachkriegsgeneration, das so verlangte, keine schlechten Nachrichten und nichts, was die Familie belasten könnte, an die Oberfläche dringen zu lassen, um ihre Lieben vor den harten Realitäten des Lebens zu beschützen, vor allem die Kinder. Es kommt häufiger vor, daß mir Leute gestehen, daß sie sehr wenig über die eigene Familiengeschichte wissen. Sie sprechen von Eltern, die über entfernte Tanten munkeln und sich vage an Skandale erinnern oder an Familienfehden. Selbst wenn die Kinder schon erwachsen sind und mehr darüber wissen wollen, rücken sie mit der Wahrheit meist selten heraus. Meist wird sofort das Thema gewechselt, wenn unangenehme Fragen gestellt werden.

Jeder hat Geheimnisse und manchmal ist es auch ganz in Ordnung, wenn man sie für sich behält, weil jeder ein Stück Privatraum braucht. Das Problem, solche gravierenden Familiengeheimnisse nicht weiterzuerzählen, besteht darin, daß damit oft ein falsches Fundament gelegt wird, auf dem sich alles andere aufbaut.

Ich denke dabei an die Frau, der man gesagt hatte, daß ihre Eltern geschieden worden seien, als sie noch klein war. Ihr ganzes Leben lang bestand ihre Mutter darauf, daß sie mit ihrem Vater nichts mehr zu tun haben sollte, weil sie sonst die Loyalität ihr gegenüber verletzen würde. Selbst als sie schon erwachsen war, bat ihre Mutter sie immer wieder eindringlich, nicht mit ihrem Vater Kontakt aufzunehmen. Dann erhielt sie eines Tages eine Nachricht von ihrem Vater, daß er im Krankenhaus liegen und bald sterben würde. Sollte sie jetzt zu ihm gehen? Sie fühlte sich hin- und hergerissen. Das wäre ein Akt der Unloyalität ihrer Mutter gegenüber gewesen, aber sollte sie denn diese Gelegenheit verstreichen lassen? Schließlich ging sie doch ins Krankenhaus. Als sie das Krankenzimmer ihres

Vaters betrat, saß ihre Mutter an seinem Bett, hielt seine Hand und erzählte ihm gerade, wie sehr sie ihn lieben würde. Das war schockierend genug – und später fand sie auch heraus, daß sie nie geschieden worden waren.

Sie wandte sich wütend an ihre Mutter. »Unloyalität?« schrie sie. »Du erzählst mir etwas über Unloyalität und hast selbst nie aufgehört, ihn zu lieben?« Später meinte sie: »In diesem Moment sah alles, was ich jemals im Leben geglaubt hatte, ganz anders aus.«

Viele der großen Geheimnisse, die die Leute für sich behalten, dienen dazu, den schönen Schein aufrechtzuerhalten oder Intimität zu vermeiden. Ein Mann erzählte mir einmal, daß er dachte, es sei völlig in Ordnung, wenn er die Höhe seines Gehalts vor seiner Frau geheimhielt. Offensichtlich war dieses Geheimnis nur eines von vielen, die seine Beziehung zu seiner Frau trübten.

Im Laufe der Jahre habe ich mit Hunderten von Erwachsenen gesprochen, die mehr über ihre Eltern wissen wollten. Aber die Frage, was man weiß und was man verschweigt, ist viel komplizierter, als es auf den ersten Blick aussieht. Manchmal tut die Wahrheit auch so weh, daß sie die Menschen lieber für sich behalten.

Ich denke dabei an den Mann, der eine erstaunliche Entdeckung machte, als seine Mutter gestorben war. Er ging ihre Sachen durch und entdeckte ein altes Photo, auf dem seine Mutter ein Hochzeitskleid trug und einen Mann am Arm hielt, den er noch nie vorher gesehen hatte. Mein Klient war ein Mann, der seine Mutter sehr geliebt hatte und angeblich alles über sie wußte. Als er mir von seiner Entdeckung erzählte, interessierte mich das sehr. »Das sieht ja wirklich so aus, als ob Ihre Mutter vorher schon einmal verheiratet war. Haben Sie versucht, die Wahrheit herauszufinden und andere Verwandte gefragt?«

»Nein«, sagte er hart. »Ich habe das Bild zerrissen.«

Weil er die Wahrheit nicht sehen wollte, die direkt vor seinen Augen lag, sie aber nicht akzeptieren konnte, hat er sie einfach negiert. Wenn kein Bild existierte, dann gab es auch keine Hochzeit.

Während meiner Arbeit habe ich schon viele Leute kennengelernt, die schockierende Entdeckungen nach dem Tod eines Elternteils gemacht haben. Frühere Heiraten, Todesursachen, Affären, Krankheiten, uneheliche Kinder und andere Geheimnisse tauchen plötzlich bei den Überlebenden auf, die sich zu fragen beginnen, ob sie ihren Verstorbenen eigentlich wirklich gekannt haben.

Eine Frau, die auch entdeckte, daß ihre Mutter vor der Ehe mit ihrem Vater schon einmal mit einem anderen Mann verheiratet gewesen war, versuchte diese Tatsache zu verleugnen, indem sie alle Beweise zerstörte. Aber sie war sehr verwirrt. »Meine Mutter und ich waren die besten Freundinnen. Wie konnte sie mir verheimlichen, daß sie vor ihrer Ehe mit meinem Vater schon einmal fünf Jahre lang mit einem anderen verheiratet war?« sagte sie und weinte, nachdem sie die Scheidungspapiere in den Akten ihrer Mutter gefunden hatte.

Aber nicht alle Geheimnisse, die man erst nach einer Beerdigung entdeckt, sind negativ. Eine Frau in einer meiner Gruppen war erstaunt, als sie eine ganze Schachtel voller Auszeichnungen und Medaillen ihrer Mutter fand, die sie für ihre Sozialarbeit erhalten hatte. »Meine Mutter war immer sehr aktiv, aber ich wußte nie so genau, was sie eigentlich tat«, erzählte sie mir und war über das ganze Ausmaß an Arbeit in der Gemeinde, die ihre Mutter geleistet hatte, wirklich sehr erstaunt. »Jetzt habe ich erst herausgefunden, daß sie eine Art ›Mutter Teresa‹ war!«

Eine andere Frau war verblüfft, als so viele Leute zur Beerdigung ihres Vaters gingen. »Er hatte immer behauptet, daß er nicht viele Freunde habe und sehr allein sei. Aber da waren alle diese Leute, die sagten, daß sie seine Freunde gewesen seien.«

In anderen Fällen können solche Entdeckungen dazu führen, daß man sich vorher unverständliches Verhalten plötzlich erklären kann und das inzwischen erwachsen gewordene Kind beruhigt wird. Ein Diskjockey beschrieb einmal eine solche eigentümliche Erfahrung. Er hatte, seit er erwachsen war, zu seinen Eltern keinen Kontakt mehr, zog in eine andere Stadt und hatte kaum noch etwas mit seinen Eltern zu tun. Vor allem seine Mutter, die er für eine sehr unfreundliche und depressive Frau hielt, wollte er nicht mehr treffen. Als sie starb, wußte er erst gar nicht recht, wie er sich fühlen sollte. Aber bald nach ihrem Tod erhielt er ein Paket mit der Post, das ihm ein alter Freund seiner Mutter gesandt hatte. Im Begleitbrief stand, daß das Paket Briefe enthielt, die ihm seine Mutter vor vielen Jahren geschrieben hatte und die er vielleicht gerne haben würde. Als er begann, die Briefe zu lesen, sah er seine Mutter plötzlich in einem ganz anderen Licht. Sie gestand ihrem Freund, wie hart ihr Leben mit einem Alkoholiker (er hatte nie gewußt, daß sein Vater einer gewesen war!) sei und wie sehr die Familie kämpfen mußte, um über die Runden zu kommen (auch das hatte er nie gewußt). Jetzt sah er, daß es für das Unglück seiner Mutter ganz andere Ursachen gab. Das erklärte vieles.

Manchmal werden in meiner Gruppe auch ganz überraschende Entdeckungen gemacht. Ich erinnere mich, daß eine Frau an einem Abend in die Sitzung kam und erzählte, daß sie gerade den Schock ihres Lebens erlebt hätte. »Ich habe herausgefunden, daß mein Vater vorher schon einmal verheiratet war«, erzählte sie uns. »Ich kann das gar nicht glauben – es ist einfach zu seltsam. Ich habe einen Halbbruder in Europa. Ich bin jetzt 50 Jahre alt, und ich wußte nie, daß ich einen Bruder habe.« Sie weinte fast. »Wie konnte er entscheiden, daß ich darüber nichts wissen sollte? Dachte er, daß mich das gar nichts anginge, daß ich einen Bruder habe? Jetzt frage ich mich, was ich eigentlich noch alles nicht weiß.«

Dann gab es einen Aufschrei, der quer durch den Raum hallte, und wir alle drehten uns um, um eine andere Frau anzusehen, die ganz weiß geworden war. »Das kann ich gar nicht glauben«, schrie sie. »Mein Mann war schon einmal verheiratet und hatte mit seiner ersten Frau auch ein Kind. Wir kennen uns überhaupt nicht. Wir haben darüber gesprochen und beschlossen, unserem Sohn nichts darüber zu erzählen.«

Die zwei Frauen starrten sich an, und im ganzen Raum herrschte eine große Spannung. Schließlich sagte die zweite Frau: »Wenn ich Ihnen zuhöre, dann stelle ich mir die Zeit in der Zukunft vor, wenn unser Sohn dieselbe Entdeckung machen wird. Jetzt verstehe ich, daß wir ihm sagen müssen, daß er eine Halbschwester hat. Wir haben nicht das Recht, ihm das zu verheimlichen.« (Eine Anmerkung zu dieser Geschichte: Diese Frau traf ich ein Jahr später wieder, und sie gestand mir ganz bekümmert, daß sie bis jetzt ihrem Kind immer noch nichts erzählt hätte.)

Aber ebensowenig, wie den erwachsenen Kindern oft die gut gehüteten Familiengeheimnisse verborgen bleiben, die ihnen Anhaltspunkte geben könnten, wer ihre Eltern wirklich waren, kann es auch sein, daß die Eltern nie wichtige Dinge über ihre erwachsenen Kinder erfahren werden. Natürlich wissen wir, daß Kinder ihren Eltern nicht alles aus ihrem Leben erzählen, und das ist meist auch gut so, weil die meisten Eltern sich oft große Sorgen machen würden, wenn sie jedes Abenteuer kennen würden, das ihre Kinder bestanden haben. Auch hier ist es wieder sehr wichtig, zwischen privaten und familiären Geheimnissen zu unterscheiden. Private Geheimnisse kann man erzählen oder nicht, aber sie gehen eigentlich niemanden etwas an. Aber Familiengeheimnisse sind meist Geheimnisse, die man bewußt verbergen will, weil man die Konsequenzen fürchtet, wenn man sie erzählt. Es scheint so, als hätte man die Wahl. Jeder hat ein Privatleben, in das niemand anderer eindringen kann. Kein Elternteil weiß alles über ein Kind – selbst die, die behaupten, sie könnten ihrem Kind alles von der Stirn ablesen.
Wenn ich aber mit erwachsenen Kindern, die gerade einen Elternteil verloren haben, spreche, bin ich oft überrascht, wie sehr sie deswegen traurig sind, weil sie ihren Eltern wichtige Mitteilungen vorenthalten haben. Sie sagen oft: »Meine Mutter (oder mein Vater) hat mich gar nicht richtig gekannt, und jetzt habe ich nie wieder die Gelegenheit, ihr (oder ihm) mein wirkliches Ich zu zeigen.«
Warum erwachsene Kinder ihren Eltern wichtige Informationen vorenthalten, kann viele Ursachen haben. Vielleicht wollen sie sie nicht enttäuschen oder sie aufregen oder sie in Diskussionen verstricken, die sowieso zu nichts führen würden. Ähnlich versuchen auch Eltern oft umgekehrt, etwas, was sie wissen, einfach zu ignorieren. Dann müssen sie auch keine Fragen stellen und brauchen sich die Antworten nicht anzuhören.
Je mehr Geheimnisse es gibt, um so geschlossener werden die Familienbeziehungen und um so tiefer ist die Verzweiflung nach einem Tod. Viele Leute haben mir schon erzählt, daß sie vorhatten, den Eltern irgendwann ihre Geheimnisse mitzuteilen, und daß sie dann sehr traurig waren, als sie starben, bevor sie dazu die Gelegenheit hatten.

»Mein Vater wußte nie, daß ich unehrenhaft aus der Marine entlassen wurde«, gestand mir ein Vietnamveteran um die 40. »Ich wurde erwischt, als ich mit Drogen handelte. Ich war jung und überdreht, aber Dad war auch Marinesoldat, und ich dachte, wenn er das damals gewußt hätte, dann hätte er mich umgebracht. Später wollte ich ihm das oft erzählen, aber nie schien dafür der richtige Moment gekommen zu sein.«

»Meine Eltern wußten nie, daß ich eine illegale Abtreibung als Teenager machen ließ«, erzählte mir eine Frau. »Ich kann mich an alles noch sehr gut erinnern. Ich hatte solche Angst. Ich weinte die ganze Zeit und hätte mir so gewünscht, daß meine Mutter bei mir gewesen sei. Jahre später hätte ich es ihr einmal beinahe gesagt. Wir diskutierten über Abtreibung, und sie war so sehr dafür, daß Frauen frei wählen konnten. Aber es war schon viel zu spät für ein Geständnis, weil ich glaubte, daß sie sehr verletzt gewesen wäre, weil ich damals nicht zu ihr gekommen bin. Ich ließ die günstige Gelegenheit verstreichen.«

»Meine Mutter dachte, daß ich perfekt sei«, erzählte mir eine andere Frau. »Ich frage mich, was sie wohl gesagt hätte, wenn sie gewußt hätte, daß ich immer wieder kleine Geldbeträge aus ihrem Geldbeutel gestohlen habe, um mir davon Zigaretten zu kaufen. Heute sieht das wie eine kleine Unart aus – was Kinder eben so alles anstellen. Aber wenn sie das gewußt hätte, hätte sie mich vielleicht viel realistischer eingeschätzt. Ich ging immer wie auf Eierschalen, damit ich die perfekte Tochter war, wie sie glaubte. Tief in meinem Innersten hoffte ich immer darauf, daß sie mich erwischen würde, damit ich gewußt hätte, ob sie mich wirklich liebte, selbst wenn ich nicht ganz so perfekt war.«

Viele Kinder werden von der Last erdrückt, ein Geheimnis zu haben, das sie nicht weitererzählen dürfen. Ein Mann erinnerte sich, daß er als kleiner Junge gesehen hatte, daß sein Vater einen Ladendiebstahl beging. Er verehrte seinen Vater und konnte kaum glauben, was er sah. Sein Vater beschwor ihn, niemandem davon zu erzählen, und dieses Geheimnis beschäftigte den jungen Mann noch 30 Jahre später. Schließlich – nachdem sein Vater bereits seit langem tot war – erzählte er seiner Mutter davon, nur um zu wissen, ob

sie immer schon gewußt hätte, daß ihr Mann häufiger Ladendiebstahl beging.
Aus der Perspektive von Kindern kann vieles wie ein Geheimnis aussehen, das letztendlich gar keines ist. Auch dann ist es manchmal sicherer, wenn man glaubt, dieses Geheimnis bewahren zu müssen.
Ein Mann sagte einmal zu mir: »Ich habe meiner Mutter nie erzählt, daß mich mein Vater mit dem Gürtel geschlagen hat, als ich vier Jahre alt war.«
Ich war sehr erstaunt. »Glauben Sie nicht, daß Ihre Mutter das gewußt hat?«
»Nein«, meinte er, »mein Vater schlug mich immer, wenn sie nicht zu Hause war.«
»Hat sie nicht die Striemen auf Ihrem Rücken gesehen, wenn sie Sie gebadet hat?«
Er schüttelte den Kopf. »Nein, nie.«
Selbst wenn er mit einer unwiderlegbaren Tatsache konfrontiert war – wie hätte sie das übersehen können? –, konnte er sich selbst nicht erlauben, daß das wahr sein sollte.
Manchmal sind die Geheimnisse sehr ernst. Eine Frau, deren Eltern schon vor Jahren gestorben waren, kam einmal zu mir und war emotional total aufgelöst. »Sie haben mich so geliebt«, sagte sei. »Sie hätten alles für mich getan, um mich zu beschützen. Aber ich habe ihnen nie erzählt, daß mich mein Onkel mißbraucht hat, als ich elf Jahre alt war. Damals war ich so verwirrt, und ich glaube, ich dachte, sie würden mir nicht glauben. Das zerstörte jahrelang mein Leben, und sie haben nichts davon gewußt. Ich wußte, daß sie auf meiner Seite gewesen wären. Sie hätten dafür gesorgt, daß ich Hilfe bekommen hätte. Aber ich habe ihnen nie die Gelegenheit gegeben, mir zu helfen.«
Ein Mann berichtete, daß er seinen Eltern nie gesagt hatte, daß er homosexuell sei. »Wir waren die perfekte Familie aus dem amerikanischen Mittelwesten – wie aus dem Bilderbuch«, sagte er reuevoll. »Ich war ein Durchschnittskind, aber erst als ich 14 war, wußte ich, daß ich schwul war. Das machte mir selbst angst und schockierte mich – das war ein so großes Geheimnis. Ich habe auch nie daran gedacht, meinen Eltern davon zu erzählen. Statt dessen bin ich nach

New York gegangen, wo ich mein eigenes Leben leben konnte. Wenn wir uns unterhalten haben, dann habe ich alles über mich erzählt, nur die Hauptsache habe ich immer verschwiegen. Es hat mich immer verletzt, daß ich mit einer solchen Lüge leben mußte. Früher dachte ich, es sei nicht fair von mir, es ihnen zu verschweigen, und das war es sicher auch nicht. Aber ich hatte nicht den Mut dazu, ihnen wirklich die Wahrheit zu sagen.«

Als Beispiel, daß große Geheimnisse nicht immer auch zu voraussehbaren Ergebnissen führen, erzählte ein anderer Homosexueller schließlich die Geschichte, daß er seinen Eltern endlich gestand, daß er schwul sei. »Mein Vater war Priester und meine Mutter Lehrerin. Ich war auf das Schlimmste gefaßt. Aber mein Vater hatte Krebs, und er hatte nicht mehr lange zu leben. Ich beschloß deshalb, es ihm endlich zu sagen. Ich wählte sehr sorgfältig den Augenblick dazu aus und zitterte dabei wie Espenlaub. Meine Mutter sagte: ›Oh, mein Liebling, das haben wir immer gewußt. Aber wir sind glücklich, daß du uns das erzählt hast.‹«

Er weinte, als er sich an diesen Moment erinnerte, und jetzt, da seine Eltern nicht mehr lebten, sagte er, fühle er sich so glücklich, daß er sie an seinem Leben teilnehmen ließ und sie ihn akzeptiert hatten.

Manchmal wissen die Menschen auch nicht, welche Auswirkungen die Geheimnisse, die sie für sich behalten und nicht ihren Eltern erzählen, auf die Beziehung zu ihnen haben. Ich erinnere mich an eine Frau in einer Therapiegruppe, die ausführlich und mit Begeisterung schilderte, wie herzlich ihr Verhältnis zu ihrem Vater gewesen sei. Ihre Mutter war einige Jahre vorher gestorben, und die beiden, Vater und Tochter, waren von da an unzertrennlich. Sie meinte, daß sie alles von ihm wüßte und er alles von ihr – nur eines nicht. Sie hatte ihm nie erzählt, daß sie zwei schwere Krebsoperationen hinter sich hatte. Ich war davon vollkommen überrascht und fragte sie, wie sie so ein wichtiges Geheimnis vor einem Mann, dem sie sich so nahe gefühlt hatte, verbergen konnte. Sie beschrieb ganz stolz ein sehr komplexes Gefühlssystem von gemischten Gefühlen und Enttäuschungen. »Das hat mich Mühe gekostet, aber es hat funktioniert«, meinte sie.

»Aber warum?« fragte ich.

Ihre Erklärung dafür war, daß sie nicht wollte, daß er sich um sie Sorgen machen sollte. »Er hätte solche Angst gehabt.« Ich dachte daran, wie traurig es doch eigentlich ist, daß manche Leute meinen, daß sie die Menschen, die sie am meisten lieben, vor der Wahrheit beschützen müßten, obwohl die Wahrheit oft so befreiend sein kann. Sie verweigerte ihrem Vater die Gelegenheit, ihr Trost spenden zu können, und sie verweigerte sich selbst die Gelegenheit, getröstet zu werden. Und in der ganzen Zeit hatte sie nie daran gedacht, welche Konsequenzen sich für ihn ergeben hätten, wenn er alles herausgefunden hätte. Was wäre passiert, wenn er erfahren hätte, daß sie im Krankenhaus lag? Wenn sie gestorben wäre?

In der Gruppe sprechen wir über Geheimnisse. Ich benutze die Gelegenheit, dabei auch über offene und geschlossene Familiensysteme zu sprechen. »Manchmal beschützen sich die Leute selbst, weil sie keine Fragen stellen und weil die Antworten darauf oft zu traumatisch ausfallen könnten. Wenn Sie Fragen haben, die Sie nie in Ihrer Familie gestellt haben, welche Konsequenzen haben Sie dann befürchtet? Und welche Konsequenzen hätten sich ergeben können, wenn Sie die Antworten gewußt hätten? Wenn Sie die Möglichkeit hätten, Ihrem toten Elternteil noch eine Frage zu stellen, was würden Sie dann fragen und was würden Sie dann über ihn wissen wollen, über Sie selbst und über die ganze Familie?« frage ich. Jetzt herrscht vollkommene Stille, als sie darüber nachdenken. Ich hatte schon Gruppen, in denen niemandem etwas eingefallen ist, in denen die Leute den Kopf schüttelten und sagten: »Keine Fragen.« »Nein, ich weiß alles.« »Es gibt nichts Bestimmtes, was ich wissen will.« In dieser Gruppe gibt es dafür erfreulicherweise doch Fragen.
»Ich würde meinen Vater bitten, mir mehr über seine Erfahrungen im Konzentrationslager zu erzählen«, sagt Patricia nachdenklich. »Erst vor kurzem war ich in einer Konferenz für Kinder von Überlebenden des Holocaust, und ich kann nur sagen, wie sehr ich es bedauert habe, daß ich nicht die persönlichen Erinnerungen meines Vaters kenne – obwohl es wahrscheinlich sehr schmerzhaft für ihn gewesen wäre, darüber zu berichten, und für mich ebenso, mir diese Erinnerungen

anzuhören. Jetzt sind diese Erinnerungen für mich, meinen Sohn und die kommenden Generationen für immer verlorengegangen.«

»Können Sie nicht Ihre Mutter bitten, Ihnen mehr darüber zu erzählen?« frage ich.

»Seit dieser Konferenz habe ich versucht, mit ihr vorsichtig darüber zu reden – wie ein Detektiv. Sie redet nur sehr ungern über die Vergangenheit, und es beunruhigt sie, warum ich plötzlich so viel frage. Das ist ganz komisch: Sie will die Vergangenheit vergessen, und ich will mich daran erinnern. Natürlich ist es auch möglich, daß ihr Papa nie viele Details seiner Erlebnisse erzählt hat. Er war immer ein sehr verschwiegener Mann, und eigentlich hätte er eher versucht, sie zu beschützen, indem er sie davor bewahrt hätte, sich solche grausame Geschichten anhören zu müssen. Aber für mich ist das sehr wichtig. Das ist Geschichte – meine eigene und zugleich Weltgeschichte.«

»Ich kann das verstehen, daß man mehr über die eigene Familiengeschichte wissen will«, meint Richard. »Seit mein Vater tot ist, will ich jedes Detail der Familiengeschichte kennenlernen. Meine Mutter ist dabei keine große Hilfe für mich, aber glücklicherweise hat mein Vater noch eine ältere Schwester, die sich eifrig als Chronistin der Familie betätigt. Ich habe gerade herausgefunden, daß mein Urgroßvater auf Ellis Island gelandet ist und dort im Register geführt wird. Und daß der Großonkel meiner Mutter im Bürgerkrieg gekämpft hat. Mütterlicherseits lebt die Familie schon über 150 Jahre in diesem Land. Das wußte meine Mutter nicht einmal. Erst ich habe ihr das erzählt.« Er grinst ganz stolz.

»Ich kann Ihnen sagen, daß das eine aufregende Erfahrung ist, die die Geschichte für mich wieder lebendig gemacht hat. Ich hätte nie gedacht, daß meine Familie ein Teil der amerikanischen Geschichte ist.« Er wendet sich an Patricia. »Ihr Vater hat persönliche Erfahrungen gemacht, aber er war auch ein Teil eines historischen Augenblicks, der die Zukunft einer ganzen Rasse von Menschen verändert hat.«

»Ich weiß. Und sich vorzustellen, daß ich ihn sterben ließ, ohne mir mehr davon zu erzählen.« Sie seufzt und ärgert sich über sich selbst, weil sie diese Gelegenheit verpaßt hat.

»Ich weiß nicht, ob es in meiner Familie irgendwelche großen Geheimnisse gibt«, meint Richard. »Aber ich habe erst kürzlich etwas erfahren, was meine Sichtweise ein bißchen verschoben hat. Ich hatte immer gedacht, daß meine Eltern einfach nur meine Eltern waren, keine wirklichen Leute – wenn Sie wissen, was ich meine. Sie handelten so, wie man es von Eltern erwartet, und ich stellte keine weiteren Fragen. Als ich aufwuchs, waren sie einfach immer da. Der einzige Unterschied in meiner Familie im Gegensatz zu denen von meinen Freunden bestand nur darin, daß mein Vater immer auch noch spätabends arbeitete. Ansonsten war alles normal. Ich fragte mich nie, was sie füreinander empfanden oder worüber sie sich unterhielten, wenn sie allein waren. Ich machte mir nie Gedanken darüber, welches Leben sie führten, bevor sie verheiratet waren und Kinder hatten. Ich hätte es wahrscheinlich auch geglaubt, wenn mir jemand erzählt hätte, daß meine Mutter schon fertig als Mutter auf die Welt gekommen wäre. Wie auch immer: Vor einigen Wochen erzählte sie zufällig, daß sie schon einmal verlobt gewesen war, bevor sie meinen Vater geheiratet hat. Das verblüffte mich wirklich. Sie sollten meine Mutter kennen! Ich begann darüber nachzudenken: Auch meine Eltern waren jung gewesen, sie haben sich getroffen und ineinander verliebt. Wie alle anderen Menschen auch.« Der Ton von Richards Stimme ist sehr komisch. Wir lachen alle, und auch er muß dann lachen. »Das ist wie, daß alle Kinder wissen, daß ihre Eltern mindestens einmal im Leben miteinander Sex gehabt haben, aber daß sie sich trotzdem immer noch wünschen, daß sie der Storch gebracht hätte«, meint er.
»Sie beschreiben etwas ganz Universelles«, sage ich zu Richard.
»Das hat auch seinen Grund. Kinder wollen ihre Eltern allmächtig sehen und nicht als Menschen. Das gibt ihnen ein Gefühl für Sicherheit. Als Erwachsener ist es manchmal hart, die Eltern plötzlich als ganz normale Menschen aus Fleisch und Blut zu sehen.«
Ich sehe mich im Kreis um. »Hat jemand sonst noch eine Frage, die er den Eltern gerne stellen würde?«
»Mein Großvater mütterlicherseits starb, bevor ich geboren wurde«, erzählt Amanda, »und niemand hat je davon gesprochen, woran er eigentlich gestorben ist. Ich vermutete immer an Krebs oder an

einem Herzanfall oder ähnlichem. Dieses Thema wurde immer ganz schnell abgeschlossen, und weil ich ihn nie kennengelernt habe, interessierte ich mich auch nie besonders für ihn. Erst jetzt, vor kurzer Zeit, besuchte uns mein Vater an einem Wochenende, und wir unterhielten uns über die Rezession. Plötzlich ließ er eine Bombe platzen: Mein Großvater hatte in den dreißiger Jahren nach dem großen Börsenkrach Selbstmord verübt. Er sprang aus dem Fenster. Können Sie sich das vorstellen? Offensichtlich war das ein peinliches Familiengeheimnis, über das niemand sprach. Ich hätte mich so gerne mit meiner Mutter darüber unterhalten.«
»Wenn mein Vater heute noch leben würde, würde ich ihn fragen, warum er einmal ein Tasse mit heißem Kaffee nach mir warf, als ich ungefähr sieben Jahre alt war«, sagt Eileen feierlich. »Was dachte er sich dabei? Warum hat er das gemacht? Das würde ich gerne wissen.«
»Glauben Sie, daß es eine Antwort auf Ihre Frage gibt?« frage ich sie. »Oder eine Erklärung? Es gibt keine akzeptable Erklärung dafür, ein Kind mit heißem Kaffee zu übergießen. Oder glauben Sie, Sie haben etwas gemacht, das ihm einen Anlaß dazu gegeben hätte?«
»Natürlich nicht. Er war betrunken.« Sie sieht enttäuscht aus. »Ich vermute, daß ich für Fragen Antworten will, auf die es gar keine Antworten gibt.«
»Das ist bei mir auch so«, meint Jane. »Ich würde meine Mutter gerne fragen, ob sie Selbstmord verübt hat oder ob es ein Unfall war. Manchmal glaube ich, daß ich sterben werde, ohne die Wahrheit zu kennen.« Sie wirkt ganz zornig und fängt zu weinen an. »Schon etwa eine Million Male habe ich jetzt daran gedacht, und ich komme immer wieder zu dem gleichen Ergebnis: Ich kann es nicht beweisen, aber ich habe das untrügliche Gefühl, daß sie Selbstmord begangen hat.«
Für einen Moment ist es ganz still in der Gruppe, weil niemand weiß, wie sie mit dieser neuen Information umgehen sollen. »Warum, glauben Sie, würde Ihnen das so viel helfen, wenn Sie das sicher wüßten?« frage ich sie.
»Dann wäre ich zufriedener. Ich könnte sagen, nun gut, meine Mutter hat Selbstmord begangen. Es ist schlimmer, das nicht genau zu

wissen. Wenn mich die Leute fragen, wie sie gestorben ist, erzähle ich ihnen immer, daß es ein Unfall war. Aber ich denke mir dabei immer: ›Vielleicht war es Selbstmord.‹ Sie war die Frau, die wahrscheinlich meine beste Freundin auf der ganzen Welt war, und sie hat sich in meinem Appartement umgebracht. Das ist zu viel für mich.«

»Sie sagten, daß Ihre Mutter große Probleme hatte ...«

»Richtig. Außerdem war sie sehr krank. Ich glaube nicht, daß sie überhaupt noch recht lange gelebt hätte. Aber Selbstmord ... ich weiß nicht. Das ist so häßlich, so einsam.«

Ich erkläre ihr folgendes: »Wenn ein Elternteil oder ein anderes Familienmitglied Selbstmord verübt, dann ist das wahrscheinlich einer der schwierigsten Tode, die man zu bewältigen hat. Es ist auch ganz natürlich, daß Ihre Gedanken immer bei diesen ›Was-wäre-gewesen-Wenn‹ hängenbleiben und daß Sie sich schuldig fühlen für alle Dinge, die Sie nicht getan haben. Aber Ihre Mutter hatte selbst die Wahl. Können Sie diese Wahl unabhängig von sich sehen, die mit Ihnen selbst überhaupt nichts zu tun hatte?«

Jane schluchzt. »In unserer Kirche ist es eine Todsünde, Selbstmord zu begehen. Ich kann den Gedanken nicht ertragen, daß meine Mutter für immer in der Hölle braten wird.«

»Vielleicht sollten Sie mit Ihrem Priester darüber sprechen«, schlage ich vor.

Richard streckt seinen Arm zu Jane hinüber. »Ich bin auch katholisch«, sagt er ganz freundlich. »Ich glaube fest an Gottes Gnade.«

Im Raum ist es still geworden. Barry sagt dann ganz ruhig: »Ich habe auch ein großes Geheimnis.« Jeder dreht sich zu ihm um und sieht ihn interessiert an. »Ich bin homosexuell«, gesteht er. »Ich weiß nicht, ob das jemand in diesem Raum weiß. Ich habe das weder meinem Vater noch jemand anderem in meiner Familie erzählt. Ich wünschte mir, ich hätte es meinem Dad erzählt, wirklich.«

»Sie sollten es der übrigen Familie sagen«, schlägt Richard vor. »Dann geht es Ihnen vielleicht besser.«

»Das habe ich vor«, meint Barry. »Aber ich werde nie wieder eine Gelegenheit haben, es Dad zu erzählen. Und das tut mir so leid.«

»Was wäre denn anders gewesen, wenn er es gewußt hätte?« frage ich ihn.
Das verblüfft ihn. »Das weiß ich nicht. Aber mir kommt es jetzt so vor, als hätte ich mein ganzes Leben lang mit einer Lüge gelebt.«
»Vielleicht sollten Sie das in einem Brief ausdrücken«, rege ich an. »In der nächsten Woche wollen wir in der letzten Sitzung darüber reden, wie wir den Tod der Eltern ritualisieren können. Eine Möglichkeit ist, den Toten einen Brief zu schreiben. Dann können Sie sich verabschieden, ihnen Geheimnisse mitteilen oder irgend etwas anderes, was Ihnen in den Sinn kommt. Denken Sie daran, daß Abschied nehmen von einem Toten nicht dasselbe heißt wie ihn zu vergessen.«
»Ich habe das Gefühl, wir bräuchten noch 15 oder 20 Stunden mehr«, murmelt Arlene.
»Das sagen die Leute immer.« Ich sehe sie freundlich an. »Machen Sie sich keine Sorgen. Das ist noch nicht das Ende. Sie sind noch weit davon entfernt. Sie können auch sagen, daß das erst der Anfang ist.«

9 Sich verabschieden

Der Tod nimmt uns jemanden. Das ist alles. Aber die Trauer bringt den Verstorbenen zurück. Wenn man Trauer erlebt, sind wir nicht nur vom Schmerz aufgewühlt, sondern unsere Horizonte erweitern sich, und wir wachsen daran. Wir leben danach bewußter und lernen, anderen und uns selbst zu helfen.

Candy Lightner

Unser letztes Treffen hat die bittersüße Atmosphäre einer Abschiedsfeier. Wir verabschieden uns nicht nur persönlich voneinander, sondern auch von allen anderen, die wir kennengelernt haben, den toten Eltern und den anderen Familienmitgliedern. Einige Leute haben Photos von ihren Eltern mitgebracht, die sie herumzeigen und die man wiedererkennt, als wären sie alte Freunde – was sie in gewissem Sinne ja auch sind. Die Zeit, die wir zusammen verbracht haben, war recht kurz, aber die Gespräche waren auch sehr intensiv. Ich vermute, daß die Leute in diesem Raum die übrigen Teilnehmer nie vergessen werden. An die Geschichten, die sie sich erzählt haben, wird sich jeder immer wieder erinnern, und sie werden ihnen dadurch auch immer wieder, auch noch lange nach den Sitzungen, neue Einsichten und neuen Trost bringen.

»Das ist also unsere letzte Sitzung«, sage ich und sehe mich in der Gruppe um, um jedem persönlich in die Augen sehen zu können. Ich hoffe, daß meine Stimme etwas von meiner Sympathie überträgt, die ich für jeden Teilnehmer empfinde. »Heute abend haben wir uns die Aufgabe gestellt, uns von den Toten zu verabschieden. Vielleicht konnten Sie sich dazu entschließen, an Ihren toten Elternteil einen Brief zu schreiben, oder Sie haben sich ein anderes Abschiedsritual ausgedacht. Einige von Ihnen denken vielleicht, daß

sie dazu noch nicht in der Lage sind. Wenn das der Fall ist, dann ist es sehr hilfreich, sich zu fragen: ›Welchen nächsten Schritt kann ich nun tun?‹ Wer möchte anfangen?«
»Ich will«, meint Patricia. »Gestern schickte ich meinen Sohn zu Freunden, damit ich allein sein konnte. Ich fühlte mich sehr niedergeschlagen. Diesen Brief zu schreiben ... daran hatte ich die ganze Woche gedacht. Ich wußte aber immer noch nicht, was ich eigentlich schreiben wollte. Ich beschloß schließlich, mich einfach hinzusetzen und mit dem Schreiben anzufangen und abzuwarten, was mir alles einfallen würde. Ich räumte alle anderen Papiere auf meinem Schreibtisch weg und holte mein schönstes Notizbuch heraus. Mein Schreibtisch steht direkt am Fenster, von dem aus man in den Garten im Hinterhof sehen kann. Die Bäume haben schon alle ihre Blätter verloren, aber auf dem Boden lagen immer noch große Haufen Laub. Papa hatte das Laub immer sehr sorgfältig zusammengekehrt. Dieses Jahr wollte ich es einfach so liegenlassen. Dann schrieb ich ihm diesen Brief.« Sie wird ganz rot im Gesicht. »Offen gestanden hatte ich gar nicht gewußt, was ich mir eigentlich alles dachte, bevor ich meine Gedanken zu Papier gebracht hatte.« Sie liest vor:

»Lieber Papa,
seit dem Tag, an dem Du gestorben bist, habe ich jeden Tag an Dich gedacht. Dein Tod kam so unerwartet, und ich hatte nie die Möglichkeit, Dich zu umarmen, Dir einen Kuß zu geben und mich so zu verabschieden. Um Dir die Wahrheit zu sagen: Das hätte ich wahrscheinlich auch nicht gemacht, wenn noch genug Zeit dazu gewesen wäre. Umarmungen und Küsse waren in unserer Familie immer eine große Seltenheit. Gestern habe ich Mama herzlich umarmt und ihr gesagt, wie sehr ich sie liebe. Ich wollte die Gelegenheit nicht versäumen. Du hättest vielleicht gelacht, wenn Du gesehen hättest, wie sie reagiert hat. Sie war richtig schockiert! Sie fragte mich, ob mit mir etwas nicht in Ordnung sei, und ich sagte nein, ich wollte sie nur wissen lassen, wie ich mich fühlte. Ihr Gesicht lief puterrot an, aber ich denke, sie hat sich sehr gefreut.
Gefühle zu zeigen, ist uns allen immer sehr schwergefallen, nicht wahr? Aber ich habe nie im geringsten daran gezweifelt, daß wir uns

alle sehr liebhatten. Du und Mama habt viel zusammen erlebt, wovon ich nicht die geringste Ahnung habe. Ich habe immer geglaubt, daß diese Erfahrungen Eure Gefühle wie ein Schleier bedeckt hielten. Ich möchte, daß Du weißt, daß ich das respektiere und daß ich mir nie gewünscht habe, daß Du anders gewesen wärest, als wie Du warst. (Und selbst wenn ich mir das gewünscht habe, vielleicht ein kleines bißchen, war es, als ich noch jung war und noch nichts von all dem wußte, was ich heute weiß.)
Es gibt viele Dinge, die ich gerne über Euer Leben wissen würde, aber ich verstehe auch, daß Ihr Gründe dafür gehabt habt, das für Euch zu behalten. Vielleicht wolltet Ihr uns ersparen zu wissen, wie schrecklich diese Erlebnisse waren. Heute will ich, um mich besser an Euch erinnern zu können, soviel wie möglich über die Vergangenheit erfahren. Das ist meine Art, mich an Euch zu erinnern.
Du hast mir so viel gegeben, ich kann gar nicht alles aufzählen. Du sollst wissen, daß ich Dich liebe und daß ich Dich nie vergessen werde. Das gilt auch für Joel. Ich bin so dankbar dafür, daß er einen Großvater wie Dich hatte. Heute morgen fand ich den Brief wieder, den Du kurz vor Deinem Tod geschrieben hast, und ich habe ihn gelesen. Die weißt, daß wir ihn erst per Post erhielten, als Du schon tot warst, und ich war bis jetzt nicht in der Lage, ihn zu lesen. Jetzt habe ich ihn also gelesen und habe Deine Stimme gehört. Du hast davon erzählt, wie herrlich der Strand war, wie farbenprächtig die Muscheln, die Du gesammelt hast, und wie witzig die Tretboote waren, mit denen die Leute fuhren. Das war ein ganz gewöhnlicher Brief, der von einem ganz gewöhnlichen Tag berichtete. Ich dachte über Dich nach, und mir fiel auf, wie viele von diesen ganz gewöhnlichen Tagen Du – wie auch wir alle – verbracht hast. Aber in Deinem Leben gab es auch viele außergewöhnliche Tage. Du hast die Fähigkeit besessen, die Vergangenheit zu vergessen, und hast gelernt, das Leben wieder zu genießen, obwohl Du wirkliche Tragödien in Deinem Leben erlebt hast. Das gibt mir ein gutes Beispiel, an das ich mich immer erinnern werde und an das ich auch Joel immer erinnern werde.
Lebe wohl, Papa. Ich liebe Dich. Patricia.«

Patricia laufen die Tränen die Wangen hinunter, als sie mit dem Lesen fertig ist. Wir sind alle sehr bewegt. Ganz still reiche ich die Schachtel mit den Taschentüchern im Kreis herum. Patricia meint: »Ich weine, aber nicht, weil ich traurig bin, jedenfalls nicht mehr so traurig wie früher. Das ist schwer zu erklären, aber ich fühle mich auch irgendwie erleichtert. Papa Lebewohl zu sagen, war so endgültig, aber es hat mir gutgetan, diesen Brief zu schreiben. Vieles von dem, was ich ihm mitgeteilt habe, hätte ich ihm nie sagen können, als er noch gelebt hat. Aber ich fühle, daß er es jetzt weiß, weil ich ihm diesen Brief geschrieben habe. Macht das Sinn?«

Einige im Kreis nicken. Sie fügt hinzu: »Ich habe ihm im Brief versprochen, daß ich versuchen werde, unsere Familiengeschichte kennenzulernen. Das will ich auch tun.«

Jane sitzt da und hält die Hände vors Gesicht. »Jane?« frage ich.

Sie sieht mich an. Sie wirkt erschöpft, und ihr Gesicht ist vor lauter Tränen rot und fleckig. »Tut mir leid«, schnieft sie. »Ich habe gerade nachgedacht.«

»Worüber?«

»Mir ist so viel durch den Kopf gegangen. Mir kam es so vor, als ob ich durch ein brennendes Haus gelaufen wäre. Der Schmerz, an meine Eltern zu denken, war schier unerträglich. Aber der Schmerz war vor allem deshalb so groß, weil zwischen uns so viel unausgesprochen blieb. Nach der Sitzung in der letzten Woche, in der ich über den Selbstmord meiner Mutter erzählt habe – den möglichen Selbstmord –, habe ich zwei Tage lang Tag und Nacht geweint. Ich war mir nicht sicher, ob ich es aushalten würde, wenn ich die Wahrheit wissen würde. Jetzt weiß ich auch, warum Leute oft Geheimnisse für sich behalten! Ich wollte damit beginnen, meinen Brief zu schreiben und überlegte mir, wie ich sie danach fragen sollte. Aber ich hatte solche Angst vor ihrer Antwort, und ich weiß nicht, ob ich es aushalten würde, mit dieser Antwort auch zu leben.«

»Was könnte sie denn antworten, was Sie nicht aushalten würden?« frage ich vorsichtig.

Sie hält inne und schneuzt sich. »Oh ... sie könnte sagen, daß sie das Leben einfach nicht mehr ertragen konnte. Sie war so unglücklich. Selbst ich konnte sie nicht mehr glücklich machen. Obwohl sie

wußte, wie sehr mich ihr Tod treffen würde ... das hat nicht mehr ausgereicht.«
Ich verstehe sie gut. Ein Selbstmord trifft die Hinterbliebenen sehr schwer. Sie haben nicht nur jemanden verloren, den sie geliebt haben, sondern es bleiben auch sehr viele andere Gefühle übrig: Schuldgefühle, daß man ihm nicht helfen konnte, verletzte Gefühle, weil die eigene Liebe nicht ausgereicht hat, um den anderen am Leben zu erhalten, Zorn darauf, daß sich der Selbstmörder dazu entschlossen hat, den Trauernden einfach allein zurückzulassen.
»Jane, haben Sie das Gefühl, daß Sie sie hätten retten können?«
Sie schüttelt erst überzeugt den Kopf, aber dann ist sie sich nicht mehr so sicher. »Ich weiß es wirklich nicht. Von der Vernunft her weiß ich, daß ich das nicht gekonnt hätte. Ich habe schon viele Selbstmorde im Krankenhaus erlebt. Und ich sage den Hinterbliebenen immer, daß sie sich selbst dafür keine Schuld geben sollten. Aber das kann man einfach nicht mit dem Verstand bewältigen. Mein Kopf sagt mir, daß es nicht meine Schuld war, aber mein Herz sagt mir, daß ich mir darüber nicht so sicher bin.«
»Und wie war das bei Ihrer Mutter? Wundern Sie sich nicht, warum sie Ihnen das angetan hat? Sind sie darüber sehr zornig?«
»Das weiß ich auch nicht. Ich habe sie erst sehr spät richtig kennengelernt und gemerkt, wie unglücklich sie eigentlich war, deshalb kann ich sie jetzt auch besser verstehen. Vielleicht konnte sie das Leben einfach nicht mehr ertragen – sie war so krank und so schwach und so unglücklich.«
»Haben Sie mit Ihrem Priester gesprochen?« fragt sie Richard.
Jane nickt. »Das war sehr gut. Er meint, daß seine Religion mit Schwefel und Höllenfeuer unrecht hat, und er konnte viele meiner Ängste dadurch ausräumen. Er hat mir auch angeboten, wieder zu ihm zu kommen und darüber zu reden, und das werde ich auch tun. Aber ich würde mir wünschen, daß wir in dieser Gruppe noch etliche Wochen zusammen verbringen könnten.«
»Sie haben die Türen geöffnet und angefangen, hineinzusehen, aber das ist erst der Anfang«, sage ich zu ihr.
Sie seufzt und ist zum gleichen Ergebnis gekommen.
»Hat noch jemand einen Brief geschrieben oder will etwas sagen?«

»Das war wirklich eine gute Erfahrung«, meint Barry. »Ich habe beschlossen, daß ich – lieber später als nie – meinem Vater schreiben würde, daß ich homosexuell bin. Das in einem Brief zu schreiben, war schon etwas seltsam. Mir kam es so vor, als ob er mir über die Schulter sehen würde.« Barry beginnt zu lesen:

»Lieber Dad,
an dem Tag, an dem Du gestorben bist, hatte ich keine Gelegenheit, Dir Lebewohl zu sagen. Ich hatte solche Angst, im Krankenhaus zu bleiben und Dich sterben zu sehen. Deshalb bin ich nach Hause gerannt und habe mich versteckt. Mein Gott, wie ging es mir deshalb schlecht, obwohl alle anderen so nett zu mir waren. Ich habe jedenfalls viel verpaßt. In dieser Woche ist mir jede Einzelheit Deines letzten Tages wieder in den Sinn gekommen, und ich habe mir vorgestellt, ich wäre ganz allein mit Dir in einem Raum. Ich würde an Deinem Bett sitzen, mich über Dich beugen, Dir einen Kuß geben und Dir sagen, daß ich Dich liebe, und Du würdest meine Hand drücken. So hätte ich es auch damals gerne gemacht.
Ich habe noch so viele Wünsche, die sich jetzt nicht mehr erfüllen können, weil Du nicht mehr lebst. Das sind viele verpaßte Gelegenheiten und vieles, was ich bedauere. Du hast mir immer beigebracht, daß man versuchen muß, daß Leben so erfüllt wie möglich zu leben, weil man jederzeit sterben kann. Ich weiß, daß Du das geglaubt hast und daß Du auch so gelebt hast. Ich selbst hatte nicht immer so viel Mut. Ich glaube, daß Du vermutet hast, daß ich homosexuell bin, aber Du hast nie etwas gesagt, und ich auch nicht. Heutzutage und in diesem Alter homosexuell zu sein, ist auch eine ständige Konfrontation mit dem Tod, und darüber hätte ich auch gerne mit Dir geredet. Ich habe Freunde, die an Aids gestorben sind, und manchmal fürchte ich mich auch davor. Ich habe Dir nie eine Möglichkeit gegeben, mich so zu akzeptieren, wie ich bin, aber ich glaube, daß Du das getan hättest.
Ich weiß heute, daß ich immer schon homosexuell war, aber ich habe es damals nicht gewußt, oder ich wollte es vor mir selbst erst vor zwei Jahren zugeben. Damals warst Du aber schon sehr krank. Das ist meine Entschuldigung, warum ich Dir nichts gesagt habe.

Ich wollte Dich nicht auch noch unglücklich machen, und ich wollte nicht, daß Du Dir Sorgen machst. Aber heute glaube ich, daß es falsch war, dieses Geheimnis für mich zu behalten, weil mich das davon abgehalten hat, Dir nahe zu sein, und weil mir unsere Liebe zueinander sehr wichtig war, worauf ich auch immer stolz war.
Bin ich glücklich? (Ich weiß, daß Du das gefragt hättest.) Die Antwort lautet ja und nein. Ich war sehr traurig, als Du gestorben bist, aber ich lebe mit einem Mann zusammen, der mir sehr hilft, diese Trauer jetzt zu bewältigen. Ich fange an zu lernen, viel offener zu sein, und das ist auch sehr gut. Wenn ich sehe, wie kurz das Leben sein kann, dann will ich jeden Moment auch wirklich ausnutzen.
Ich liebe Dich. Ich denke an Dich. Lebewohl für heute.
Dein Sohn Barry.«

Barry faltet den Brief feierlich wieder zusammen. »Mir tut es so leid, daß ich ihm das nie gesagt habe«, meint er. »Ich glaube, daß er es akzeptiert hätte. Aber jetzt habe ich beschlossen, daß ich nicht mehr mit dieser Lüge leben will. Ich werde diesen Brief meiner Mutter und meinen Schwestern zeigen und anfangen, ehrlich zu sein.«
»Wie glauben Sie, werden sie reagieren?« frage ich ihn.
»Nun – sie sind eigentlich sehr gute Menschen. Ich glaube, daß sie das ohnehin schon vermuten. Sie sind ja nicht dumm. Bis jetzt wollten sie wahrscheinlich ganz einfach, daß ich glücklich bin, und jeder hat sich große Sorgen gemacht, wie ich auf Vaters Tod reagiert habe. Sie werden erleichtert sein, wenn sie sehen, daß ich mit mir selbst wieder besser zurechtkomme. Das ist ihnen am wichtigsten.«
»Viel Glück«, wünsche ich ihm. »Das klingt ja so, als ob Sie sich über diese Entscheidung ganz glücklich fühlen. Sonst noch jemand?«
»In der letzten Woche haben mein Mann und ich darüber gesprochen, daß wir eines Tages ein Kind haben möchten«, sagt Eileen plötzlich. Ich wende mich ihr zu und sehe, daß sie heute abend einen viel zufriedeneren Eindruck macht – und müde ist, nicht mehr so kämpferisch. »Darüber haben wir uns schon so oft unterhalten, aber, Sie wissen … das habe ich hier schon erzählt, wie viele Sorgen ich

mir mache, in meiner verrückten Familie ein Kind zu bekommen. Aber Frederick will unbedingt ein Kind. Unsere Unterhaltung hat alle diese alten Gefühle in mir wieder aufgewühlt. Ich dachte daran, an meine Mutter einen Brief zu schreiben, oder an meinen Vater, aber worüber eigentlich? Ich habe alles schon millionenmal gesagt, und niemand hat mir bis jetzt zugehört.«

Ich halte dagegen: »Wenn Sie einen Brief an einen toten Elternteil schreiben, dann sagen Sie auch etwas zu sich selbst, und nicht nur zu den anderen. Vielleicht gibt es Dinge, über die Sie sich selbst erst bewußt werden müssen?«

Sie zuckt zusammen. »Worüber zum Beispiel?«

»Nun, Sie wollen in Ihrer Familie alles in Ordnung bringen. Sie fühlen sich dafür verantwortlich, daß alles seine Ordnung hat. Vielleicht sollten Sie sich selbst eingestehen, daß Sie alles einfach so sein lassen sollten, wie es ist. Lassen Sie Ihren Bruder und Ihre Schwester so leben, wie sie leben wollen, und lassen Sie die Vergangenheit Vergangenheit sein ...«

»Darüber werde ich nachdenken«, sagt sie. »Das werde ich machen. Ich komme mir so vor, als ob ich ein tonnenschweres Gewicht mit mir herumschleppe. Aber das ist gar nicht so einfach, wissen Sie das?«

»Das weiß ich.« Ich mache eine kleine Pause, um das Gesagte zu unterstreichen. Dann frage ich: »Noch jemand?«

Richards Gesicht sieht man an, daß er nach all den Sorgen und der Müdigkeit, die ihn geplagt haben, wieder erleichtert ist. »Ich habe etwas Verrücktes gemacht«, erzählt er ganz stolz. »Ich ging in der letzten Woche nach der Sitzung nach Hause und dachte an den Brief und an alles andere, was passiert war. Aus heiterem Himmel heraus erzählte ich meiner Frau und meiner Mutter davon, als wir alle beim Abendessen saßen.« Er grinst. »Meiner Mutter wäre beinahe der Suppenlöffel aus der Hand gefallen! Wir sind alle um sie herumgeschlichen – wir alle –, um sie zu schonen und haben uns nicht getraut, auch nur ein einziges Wort über unseren toten Vater zu sagen, weil wir nicht wollten, daß sie sich aufregt. Aber an diesem Abend habe ich es gewagt. Ich erzählte viel über die Gruppe und über unsere Gesprächsthemen und über diesen Brief, den ich an

Vater schreiben wollte. Zuerst hat sie gar nichts verstanden. Sie sagte: ›Wie kannst du ihm einen Brief schreiben? Er ist tot.‹ Meine Frau und ich begannen zu lachen – das hätten Sie erleben sollen. Meine Mutter hat uns so verblüfft angesehen – und das hat schließlich das Eis gebrochen. Ich bin aufgestanden, zu ihr hingegangen und habe ihr einen dicken Kuß auf die Backe gegeben. Sie hat sich sehr gefreut. Sie hatte aber nicht die geringste Ahnung, wozu das alles gut sein sollte.«

»Haben Sie danach mehr über Ihren Brief erzählt?«

»Nein. Und ich habe ihn auch nie geschrieben – aber das will ich noch tun. Ich bin zu dem Ergebnis gekommen, daß ich so lange nicht richtig um meinen Vater trauern kann, bevor ich mich nicht mit meiner Mutter auseinandergesetzt habe.«

»Das läßt sich nicht trennen«, meine ich. »Erinnern Sie sich an unser Gespräch über Familienbeziehungen?«

»Lassen Sie mich das so ausdrücken: Meine Mutter ist momentan das direktere Problem.«

»Wenn Ihr Vater hier sitzen würde, was würden Sie ihm dann über Ihre Mutter erzählen?«

»Tja!« Er sieht mich ganz erstaunt an. »Das ist eine Frage! Ich würde vielleicht sagen: ›Vielen Dank, daß du mir diese Scherereien gemacht hast.‹ Nein, das wirklich nicht. Ich würde zu ihm sagen ... ich weiß es nicht. Darüber muß ich nachdenken.«

»Das muß auch nicht jetzt sein.« Ich dringe nicht weiter in ihn. »Der Grund, warum das so nützlich ist, ist der, daß es Ihnen helfen kann, laut über Dinge zu reden, die Sie vorher vielleicht nie so offen ausgesprochen hätten.«

»Das sehe ich ein.« Richard gefällt es immer, wenn er über neue Ideen nachdenken kann, und er nickt ganz begeistert mit dem Kopf. »Ich verspreche Ihnen, daß ich das versuchen will. Und, übrigens, wir haben gerade erfahren, daß mein Bruder in den Ferien aus London kommen will. Das wird sehr interessant werden. Wir haben uns seit der Beerdigung überhaupt nicht wirklich miteinander unterhalten. Ich glaube, daß es Zeit ist, daß wir uns von Mann zu Mann ganz offen darüber unterhalten, was wir jetzt mit Mutter tun sollen. Ich habe beschlossen, daß ich mich nicht mehr selbst um alles kümmern

will. Vielleicht habe ich ihm bis jetzt gar keine Möglichkeit gegeben, auch mitzuhelfen.« Er lächelt etwas verlegen. »Ich denke dabei auch an eine Reise, die meine Mutter bald antreten könnte.«
»Das ist ja eine sehr gute Idee.« Ich lache ihn an. Er macht das sehr gut. »Sonst noch jemand?«
Marian meldet sich schüchtern: »Ich bin noch nicht soweit, einen Brief schreiben zu können. Ich kann das sowieso nicht besonders gut. Was soll ich denn schreiben? Mir geht es immer noch so schlecht, und ich will nicht, daß Mutter das weiß.«
»Wie, glauben Sie, würde sie denn darauf reagieren, wenn sie wüßte, wie schlecht es Ihnen geht?«
»Sie duldete nie, daß jemand in ihrem Haus traurig war.«
Das ist sehr aufschlußreich. Ich beschließe, hier ein bißchen weiterzubohren.
»Aber Sie waren doch alle traurig, als sich Ihre Eltern scheiden ließen, oder nicht?«
Sie nickt. »Ja. Aber Mutter wollte nicht, daß es Jack und mir deshalb schlechtgehen sollte. Sie sagte, daß das nur sie und Vater betreffen würde und daß wir deshalb nicht traurig sein sollten.«
»Das vielleicht nicht. Aber Sie waren trotzdem traurig.«
»Natürlich waren wir das. Ich haßte das.«
»Haben Sie Ihrer Mutter oder Ihrem Vater jemals erzählt, wie es Ihnen ging?«
»Das schon. Aber sie waren so mit sich selbst beschäftigt. Kurz bevor sie starb, wurde meine Mutter auch wieder gesprächiger. Ich war alt genug, um mit ihr darüber reden zu können. Aber das ist jetzt auch vorbei.«
Sie sitzt mit halboffenem Mund da, als ob sie noch etwas sagen wollte. »Was noch?« frage ich sie deshalb.
»Es geht um Mrs. Gibson, um Marge«, meint sie verlegen. »Jack und ich haben letzte Woche darüber gesprochen. Er meinte: ›Wenn Marge den Unfall nicht verursacht hätte‹ – Sie wissen, sie hat sie totgefahren –, ›dann wäre sie jetzt hier, um uns zu helfen. Das ist wie ein doppelter Verlust.‹ Das stimmt auch. Das ist alles so verwirrend, wissen Sie. Wir lieben Marge sehr.« Sie sieht mich hilfesuchend an.

»Ein Teil Ihres Heilungsprozesses kann vielleicht darin bestehen, mit Ihrer Nachbarin zu sprechen«, schlage ich vor. »Wenn Sie glauben, daß Sie dazu bereit sind.«

»Ach«, meint sie und scharrt verlegen mit dem Fuß. »Vielleicht bald.«

Ich mag sie sehr gerne. Ihr Verlust geht ihr noch so nahe. »Will noch jemand etwas sagen?«

»Ich bin immer noch dabei, meinen Brief zu schreiben«, entschuldigt sich Irene. »Ich habe damit angefangen, aber es war schwieriger, als ich gedacht habe. Dann ist mir aufgefallen, daß ich auch sehr viel an meine Mutter schreiben könnte, die schon seit 20 Jahren tot ist. Ich würde sie vor allem sehr gerne fragen, warum sie sich damals so gehenließ, warum sie so fett war. Ich verstehe nicht, wie jemand so wenig Selbstachtung haben kann.«

Mir fällt auf, wie fit und durchtrainiert Irene selbst aussieht. »Was, glauben Sie, würde sie auf diese Fragen antworten?«

»Das weiß ich nicht«, meint sie ehrlich. »Ich kann mir wirklich nicht vorstellen, wie jemand sich selbst so wenig im Griff haben kann. Sie konnte sich einfach nicht selbst helfen. Mein Vater hat versucht, ihr zu helfen. Wenn sie etwas gegessen hat, was nicht gut für sie war, dann sagte er ihr das. Aber sie hat nicht auf ihn gehört.«

»Vielleicht war er auch der letzte, von dem sie das hören wollte«, überlege ich. »Viele Leute überessen sich aus vielen Gründen. Das muß nicht unbedingt etwas mit ihrer Selbstbeherrschung zu tun haben. Vielleicht sollten Sie einmal darüber nachdenken.«

Sie schließt die Augen. »Das ist keine sehr schöne Vorstellung, aber ich glaube, Sie haben damit recht.«

»Das kann Ihnen auch helfen, für sich selbst herauszufinden, warum Sie glauben, selbst so kontrolliert und verantwortungsbewußt reagieren zu müssen«, sage ich zu ihr. »Und dann können Sie sich vielleicht auch besser vorstellen, was Sie als nächstes tun sollen.«

»Ich habe genau dieselbe Erfahrung gemacht«, sagt Helen. »Ich meine, so über meine Mutter zu denken. Sie ist jetzt seit 24 Jahren tot, aber ich denke eigentlich öfter an sie als an meinen Vater. Was glauben Sie, bedeutet das?«

»Wichtig ist nur, was *Sie* glauben, daß das bedeutet«, antworte ich.
»Ich weiß, ich weiß. Ich muß noch viel lernen. Aber Sie werden sicher gerne hören, daß mein Mann findet, daß ich in letzter Zeit viel umgänglicher geworden sei. An einem der letzten Abende sagte er zu mir: ›Du bist ja wieder ganz die alte Helen.‹ Ich hatte festgestellt, daß ich nur noch trauerte, weil ich einfach trauern wollte. Das will ich jetzt nicht mehr.«
»Nun«, erwidere ich, »es ist so, daß wir immer die Wahl haben, selbst wenn wir meinen, daß Dinge passieren, die wir nicht unter Kontrolle haben. Aber manchmal hilft es uns auch, Abstand zu gewinnen, indem wir versuchen zu verstehen, was mit uns passiert, was wir hier in der Gruppe versuchen herauszufinden. Vieles, was wir verdrängt haben, kommt jetzt wieder an die Oberfläche. Selbst wenn es schmerzhaft ist, kann man danach trotzdem sehr erleichtert sein.«
Ich sehe, daß Arlene ganz in Gedanken verloren dasitzt und ihren Verlobungsring mit der Hand dreht. »Arlene?« frage ich.
»Ich kann nicht«, meint sie leise mit müder Stimme. »Ich weiß nicht einmal, wo ich eigentlich anfangen soll. Bitte lassen Sie mich aus.«
»Wollen Sie immer noch traurig sein?«
»Es ist nicht die Frage, ob ich das immer noch will. Ich bin es. Ich werde nie aufhören können, traurig zu sein. Ich glaube nicht, daß Sie verstehen können, welch wunderbare Beziehung wir zueinander hatten.« Sie fängt wieder an, über die heilige Allianz mit ihrem Vater in einem salbungsvollen Ton zu sprechen – die anderen in der Gruppe sehen sich schon leicht ungeduldig an. Ich beschließe, sie in Ruhe zu lassen. Sie ist ein Fall für eine Langzeittherapie, nicht für ein kurzes Gruppenseminar. Ich muß die Bedürfnisse von Arlene mit denen der anderen Leute in der Gruppe in Einklang bringen. In gewissem Sinne hat sie nie versucht, sich in die Gruppe zu integrieren. Um voll am Geschehen in der Gruppe teilzunehmen, muß jeder offen genug sein, seine Erfahrungen auszusprechen und den anderen zuhören zu können – weder das eine noch das andere hat Arlene gemacht. Ich wende mich an Matt.

»Ich konnte überhaupt nichts aufschreiben«, gesteht Matt und starrt ganz verzweifelt auf seine Hände. »Die Vorstellung, Lebewohl zu sagen … das war unmöglich. Ich komme mir hier vor wie ein Anfänger im ersten Semester.«
»Das ist ganz in Ordnung.« Ich sehe sein bekümmertes Gesicht und versuche ihm Mut zu machen. »Ein solcher Brief ist nur ein Hilfsmittel. Vielleicht sollten Sie erst einmal etwas anderes machen. Machen Sie immer nur einen Schritt nach dem anderen. Sie trauern erst seit ein paar Monaten. Wer noch? Mary Ann?«
Sie schüttelt den Kopf. »Ich weiß nicht, was ich sagen soll.«
»Gut, wie wär's, wenn Sie sich überlegen würden, was Sie jetzt als nächstes machen sollen?«
Sie denkt über meine Frage nach, aber ihr scheint nichts einzufallen. »Was ist mit Thanksgiving? Die ganze Familie wird zu Ihnen kommen. Das wird eine ziemlich große Veranstaltung werden und wahrscheinlich auch viel Streß, ohne Ihre Mutter. Können Sie versuchen, dabei Ihre Familienbeziehungen zu beobachten? Machen Sie sich das zur Aufgabe. Sehen Sie, ob Sie dabei etwas lernen können. Vielleicht haben Sie nicht das Gefühl, daß das überhaupt etwas mit dem Tod Ihrer Mutter zu tun hat, aber Sie werden viel dabei lernen, wenn Sie alle genau beobachten.«
Dem stimmt sie zu, und sie schreibt sich eine Notiz in ihr Buch, das auf ihrem Schoß liegt.
Ich sehe auf die Uhr. »Wir haben nicht mehr viel Zeit, aber ich glaube, es gäbe noch so viel zu sagen«, meine ich mit Bedauern. »Aber ich möchte noch ein bißchen über die Zukunft reden und Sie auf die Reise vorbereiten, die noch vor Ihnen liegt.
Einige von Ihnen sind vielleicht überrascht, daß das heute unsere letzte Sitzung ist und daß es noch so viele offene Fragen gibt. Ich habe Ihnen schon am Anfang gesagt, daß es so sein wird, aber jeder, der in diese Gruppe gekommen ist, hat damit jetzt seine oder ihre eigenen Erfahrungen gemacht. Sie wußten damals gar nicht genau, was Sie sich von der Gruppe eigentlich versprochen hatten, vielleicht wissen Sie jetzt auch nicht, was Sie als nächstes tun sollen. Die unmittelbare Zukunft macht sie vielleicht auch noch sehr unsicher. Deshalb möchte ich auch, daß jeder von Ihnen – das ist wie

eine Hausaufgabe – sich ganz ruhig hinsetzt und sich folgendes überlegt: Stellen Sie sich vor, wie Sie in fünf Jahren sein werden, was sehen Sie dann? Nehmen Sie sich Zeit, und sehen Sie genau hin. Wie sehen Sie aus? Wo leben Sie? Wie geht es Ihnen? Was machen Sie? Versuchen Sie sich als Person vorzustellen, die nicht mehr jeden Tag um den verlorenen Elternteil oder die Eltern trauert. Wer ist diese Person?
In bestimmter Weise müssen Sie sich, wenn ein Elternteil stirbt, selbst eine neue Identität geben, weil ein lebendiges Verbindungsglied nicht mehr existiert. Wenn Sie diesen Gedanken mit in die Zukunft nehmen, wird es Ihnen vielleicht auch gelingen, klarere Vorstellungen von sich zu gewinnen.«
»Fünf Jahre – das kann man sich nur sehr schwer vorstellen!« meint Amanda.
»Das sieht vielleicht vorher nur so aus, versuchen Sie es erst einmal«, schlage ich vor. »Sie müssen sich vor allem neue Ziele setzen. Sie sagen sich selbst, wie Sie gerne sein würden. Amanda, Sie haben schon oft in der Gruppe erwähnt, daß Sie gerne verheiratet wären. Vielleicht ist Ihr Bild von sich selbst in fünf Jahren, daß Sie eine verheiratete Frau sind.« Ich lache sie an, und sie lacht zurück. »Oder vielleicht nicht. Das hängt von Ihnen ab. Wenn Sie sich Ihr Leben in fünf Jahren vorstellen, dann haben Sie wirklich eine Entscheidung getroffen. Diese Entscheidung zeigt Ihnen, wie Sie wirklich auf Ihren großen Verlust, den Sie erlebt haben, reagieren werden. Dann können Sie wieder in die Gegenwart zurückkehren und sich fragen, welche Veränderungen notwendig sind, damit Sie dieses Ziel auch erreichen.«
»Ich wollte, meine Mutter könnte das für sich tun«, meint Patricia hoffnungsvoll.
»Nun, jeder kann das für sich machen. Aber das geht nicht von heute auf morgen. Wenn ich Sie in der ersten Sitzung gebeten hätte, das zu machen, bevor wir über alles andere, was hier diskutiert wurde, gesprochen haben, dann glaube ich, wäre Ihre Reaktion ganz anders ausgefallen. Und einige von Ihnen werden vielleicht auch heute noch nicht bereit sein, das zu tun ...« Ich höre auf zu reden und sehe Matt an.

Er seufzt ganz laut. »Ich weiß, daß ich in dieser Gruppe wie ein Hemmschuh gewirkt habe«, räumt er ein. »Das war für mich alles sehr schwierig, und mich gegen diese Erkenntnisprozesse aufzulehnen, war wahrscheinlich auch meine Art, mich zu weigern, den Verlust zu akzeptieren.« Er lächelt – das ist sehr selten. »Wie ein unbelehrbares Kind, nicht wahr?«

»Immer wenn Gruppensitzungen zu Ende gehen, habe ich das Gefühl, ich müßte etwas Tiefschürfendes sagen, das die ganzen Erfahrungen wie in einem hübschen Bündel zusammenfassen kann«, gestehe ich. »Aber immer wenn ich mir vorstelle, wie eine solche Bemerkung lauten müßte, fällt mir nur immer wieder ein, was mir schon vor langer Zeit aufgefallen ist: Die eigentlich wesentlichen Erkenntnisse, die in diesem Raum ausgesprochen wurden, kamen von den Teilnehmern selbst und nicht von mir. Das Leben selbst ist verwirrend, oft schmerzhaft und manchmal auch voller glücklicher Momente, das ist die eigentlich wesentliche Erkenntnis. Der Weg, den jeder hier geht, vom Leben zum Tod und wieder zurück ins Leben, ist der Weg, den jeder Mensch zu gehen hat. Das machen wir uns viel zu selten bewußt, aber das ist die große Wahrheit, der wir hier begegnet sind, und das ist die Erkenntnis, die sie von hier mitnehmen können: die Einsicht, daß alle Menschen sterben werden und daß das Leben aus einer ganzen Reihe von Abschieden besteht. Und manchmal folgt auf solche Abschiede auch ein neuer Anfang.«

10 Lektionen zur Heilung

Der Mensch ist von Geburt an eine gebrochene Existenz. Er lebt mit seinen Lügen. Die Gnade Gottes hält dabei alles zusammen.
Eugene O'Neill

Liebe Leserin, lieber Leser, Sie sind auch ein Kind, dessen Elternteil gestorben ist, ein »verwaister« Sohn oder eine Tochter, die mit der Trauer sehr zu kämpfen hat. In vielen von diesen Geschichten dieses Buches haben Sie sich vielleicht wiedererkannt. Wenn das so ist, dann hoffe ich, daß Ihnen das Lesen geholfen hat, sich nicht mehr so allein und so schwach zu fühlen. Ich habe die Erfahrung gemacht, daß es den Leuten immer geholfen hat, zu hören, daß auch schon andere ähnliche Situationen durchgemacht haben und daß sie viel daraus gelernt haben, wie andere damit umgegangen sind, ihr Leben wieder in den Griff bekommen und ein neues Leben begonnen haben.

Jetzt möchte ich Sie bitten, an Ihre eigene Situation zu denken. Die Übungen in diesem Kapitel sollen Ihnen bei der Bewältigung Ihrer eigenen Trauer helfen. Einige davon halten sich genau an die Übungen, die ich auch mit meinen Gruppen in den Sitzungen durchführe, die übrigen an die Arbeit, die ich in meiner privaten Praxis abhalte. Alle fand ich für die Menschen in den verschiedenen Stadien ihrer Trauerarbeit sehr hilfreich. Ich habe sie hier alle aufgeführt, weil ich hoffe, daß Sie auch Ihnen von Nutzen sein werden.

Bevor ich damit anfangen will, möchte ich ganz deutlich herausstellen, daß jeder Mensch anders trauert. Vielleicht sind Sie noch nicht dazu bereit, die meisten oder überhaupt eine von den folgenden Übungen zu machen. Wenn Sie eine Übung zu schwierig oder zu anstrengend empfinden, dann lassen Sie diese bitte aus. Wenn Sie

Angst haben, die Übungen allein zu machen, suchen Sie sich bitte einen Partner, den Ehepartner, einen Freund, eines Ihrer Geschwister, dem Sie vertrauen und der schon einen ähnlichen Verlust erlitten hat. Wenn Sie momentan gerade eine Therapie machen, können Sie diese Übungen auch Ihrem Therapeuten zeigen, bevor Sie damit beginnen. Vielleicht ist er oder sie auch bereit, die Übungen mit Ihnen durchzuführen.

Wenn Ihr Elternteil erst vor kurzem gestorben ist, sind Sie mit dem Trauern vielleicht noch viel zu beschäftigt und noch nicht bereit dazu, sich auf neue Experimente einzulassen. Ich bitte Sie, diese Übungen als Hilfen anzusehen, die Ihren Heilungsprozeß unterstützen sollen – überlegen Sie sich, ob Sie sie heute machen oder das Buch beiseite legen und es in einigen Monaten wieder aufschlagen.

Sind Sie aber bereit, diese Übungen zu machen, dann nehmen Sie sich dafür genügend Zeit. Vielleicht kaufen Sie sich extra dafür ein Schreibheft, um Ihre Gedanken und Gefühle darin zu notieren.

Wenn Sie wissen wollen, ob Sie wirklich schon dazu bereit sind, die Übungen jetzt zu machen oder nicht, dann sollten Sie sich vorher überlegen, ob der Tod Ihres Elternteils schon lange genug zurückliegt und sie schon genügend Zeit hatten, um ihn zu trauern. Das kann Ihnen helfen, nicht in Panik zu geraten. Vielleicht sollten Sie jeden Tag nur eine Übung machen, oder alle paar Tage eine. Das mache ich grundsätzlich auch in meinen Gruppen und in meiner Privattherapie so – wir nehmen uns extra Zeit, um zu trauern. Die übrige Welt soll in der Zeit ausgeklammert bleiben.

Eine Frau, die den Tod ihrer Mutter betrauerte, erzählte mir einmal, wie schwer es ihr fiel, ihr Leben im Griff zu behalten, weil ihre traurigen Gefühle jederzeit auftauchen konnten. Sie war eine extrem zurückhaltende Frau, und es fiel ihr sehr schwer, anderen ihre Gefühle mitzuteilen. Sie beschloß schließlich, daß es das beste sei, wenn sie sich jeden Tag eine Stunde lang hinsetzen würde, um speziell in dieser Stunde an ihre Mutter zu denken. In dieser Stunde konnte sie weinen, zornig sein und auch allen anderen Gefühlen, die sie hatte, freien Lauf lassen. Das machte sie mit sich selbst auch.

Das sollte ihre Zeit sein, und jeden Gedanken an ihre Mutter verschob sie auf diese eine dafür reservierte Stunde.
Bald nachdem sie dieses Abkommen mit sich selbst getroffen hatte, saß sie in einem Bus und hörte, wie zwei Frauen über ihre Mütter sprachen. Sie beschrieb dieses Gespräch sehr eindrucksvoll. »Das war wirklich aufregend«, erzählte sie mir später. »Ich fühlte, wie eine Hitzewelle über mich schwappte, die in meinem Gesicht explodierte. Ich war von ihrem Gespräch so gefesselt und konzentrierte mich voll und ganz auf jede Einzelheit, die sie erzählten. Plötzlich fehlte mir meine eigene Mutter so sehr, daß ich spürte, wie die Muskeln in meinem Gesicht zu zucken begannen und meine Augen sich mit Tränen füllten. Ich wollte sofort aus dem Bus aussteigen und weinend die Straße hinunterlaufen. Aber dann erinnerte ich mich an das Abkommen, das ich mit mir selbst getroffen hatte, daß ich mich zu einer festgesetzten Stunde an meine Mutter erinnere und um sie weinen konnte, eine Zeit, die ich mir extra dafür reserviert hatte. Das half mir, mich wieder zu beruhigen. Ich konnte es aushalten, im Bus zu bleiben und zur Arbeit zu gehen.«
Diese Frau hatte ihre eigene Methode gefunden, wie sie mit ihren mächtigen Trauergefühlen umgehen konnte. Das mag bei Ihnen vielleicht anders funktionieren. Der wichtigste Punkt dabei ist der, daß, selbst wenn Ihnen niemand anderer erlaubt, Ihre Gefühle offen auszudrücken, Sie sich dann trotzdem selbst die Erlaubnis geben können, das zu fühlen, was sie fühlen. Und es kann auch sehr hilfreich sein, wenn Sie sich dafür eine spezielle Zeit und einen speziellen Ort aussuchen, um das zu machen.

Übung 1: Das Erkennen des Verlusts

Erinnern Sie sich daran, daß Trauern Energie kostet. Am Anfang rechnet jeder damit, daß Sie nicht alle Ihre Verpflichtungen erfüllen können. Auch die Religionen berücksichtigen das in ihren Ritualen, und in den Messen werden die Trauernden wie zerbrechliche Wesen behandelt. Überlegen Sie sich jetzt bitte die

Möglichkeiten, die Ihnen gestatten, genügend Zeit und einen Ort zum Trauern zu finden. Wie zeigt sich in Ihrem Leben, daß ein Wechsel stattgefunden hat?
Was machen Sie jetzt, um Trost zu finden? Beispielsweise
- mit anderen zusammensein,
- Musik hören,
- Selbstgespräche führen,
- ein Buch lesen,
- die persönliche Umgebung verändern
- oder etwas anderes?

Was erlauben Sie sich nicht? Beispielsweise
- Arbeiten im Haushalt,
- Arbeit,
- Wohltätigkeit,
- andere trösten,
- mit Freunden reden
- oder etwas anderes?

Übung 2: Üben Sie, nein zu sagen

Viele Leute möchten Ihnen die Trauer erleichtern. Sie meinen das wahrscheinlich wirklich nur gut, oder sie werden mit Ihnen ungeduldig, weil Sie so lange brauchen, um über Ihren Verlust hinwegzukommen. (Für einige Leute ist dabei auch schon ein Zeitraum, der zwei Wochen übersteigt, zu lang!) Denken Sie daran, daß es nicht Ihre Aufgabe ist, daß es den anderen Leuten gutgeht, indem Sie sich an deren Pläne für Ihre Genesung anpassen. Ihre Aufgabe ist es, sich um sich selbst zu kümmern.
Vielen Menschen fällt es sehr schwer, nein zu sagen, vor allem zu Freunden, die versuchen, ihnen zu helfen. Wenn Sie beispielsweise aber eine Freundin zwingen will, zu einer Party zu gehen, weil sie denkt, daß sie das aufmuntern würde, oder daß Sie selbst Gäste einladen, ins Kino gehen oder mit jemandem reden sollten, obwohl Ihnen selbst gar nicht nach langen Gesprächen zumute ist – dann

lernen Sie, nein zu sagen, ohne sich darum zu kümmern, daß Sie die Gefühle Ihrer Freunde verletzen.
So hart es klingen mag, aber Sie müssen auch lernen, manchmal nein zu den Leuten zu sagen, die um dieselbe Person wie Sie trauern – zu Geschwistern oder zum überlebenden Elternteil. Es ist auch nicht Ihre Aufgabe, immer derjenige zu sein, der sich um alle anderen kümmert. Erinnern Sie sich an das Beispiel der Frau, die nie Zeit hatte, selbst ihre Trauer über ihren toten Vater auszudrücken, weil sie sich ständig um ihre Mutter – die sie als »totales Wrack« beschrieb – kümmern mußte. Sie mußte erst lernen, daß sie in erster Linie für sich selbst verantwortlich war. Wenn Sie damit Probleme haben, weil Sie in Ihrer Familie immer der »brave Soldat« waren oder der, der sich immer um das Wohlergehen von allen anderen gekümmert hat, dann hilft es Ihnen vielleicht, wenn Sie sich vorstellen, daß Sie niemand anderem helfen, den richtigen Weg zu finden, wenn Sie selbst nicht wissen, wo Sie sich gerade befinden. Jemand anderen zu unterstützen, kann für Sie nie so viel Erleichterung bedeuten, wie sich um sich selbst zu kümmern.

Übung 3: Bitten Sie um Hilfe

Vielleicht entdecken Sie, daß Sie sich zu jemandem hingezogen fühlen, der Ihnen wirklich helfen kann. Möglicherweise ist das ein Freund, der bereit ist, Ihnen einfach nur zuzuhören, anstatt Ihnen gute Ratschläge zu erteilen. Oder jemand, der Ihnen hilft, neue Erkenntnisse in irgendeiner Form zu gewinnen. Vielleicht denken Sie auch, daß es Sie schwach oder hilfsbedürftig erscheinen läßt, wenn Sie Ihre Last mit anderen teilen. Aber es erstaunt mich immer wieder, wie großzügig andere Leute bereit sind zu helfen, wenn man sie um Hilfe bittet. Versuchen Sie herauszufinden, was Sie tröstet, und suchen Sie Hilfe.
Es kann Ihnen auch sehr guttun, wenn Sie viel Zeit mit Leuten verbringen, die Ihren Verstorbenen gekannt haben – das können

auch alte Freunde aus der Kindheit oder Bekannte Ihrer Eltern sein. Wenn es möglich ist, sollten Sie sich oft mit diesen Personen treffen, um Ihre Erfahrungen austauschen zu können.

Übung 4: Sprechen Sie Ihre wirklichen Gefühle aus

Viele Leute sind der Meinung, daß Tagebuch schreiben die beste Möglichkeit ist, seine Gefühle auszudrücken. Ein Tagebuch ist eine Privatangelegenheit, die man nur selbst zu Gesicht bekommt – niemand sonst soll das Geschriebene jemals lesen. Hier können Sie alles über Ihre Traurigkeit, Ihre Furcht, Ihren Zorn, Ihren Trost oder über Ihre zwiespältigen Gefühle aufschreiben.
Wenn Sie meinen, daß das Niederschreiben Ihrer Gefühle Sie nicht tröstet oder zu sehr erregt, sollten Sie sich eine andere Möglichkeit suchen, Ihre Gefühle auszudrücken. Ich kenne zum Beispiel eine Frau, die anfing, Collagen zu kleben, nachdem ihre Mutter gestorben war. Weil sie nicht wußte, wie sie ihre Gefühle direkt zum Ausdruck bringen sollte, durchforstete sie Zeitungen und Magazine und schnitt Bilder, Worte und ganze Sätze aus, die ihren eigenen Gedanken entsprachen. Als sie diese Collagen klebte, entdeckte sie dabei eine kreative, künstlerische Ader an sich selbst, von der sie bis dahin nichts gewußt hatte.

Übung 5: Verwenden Sie beim Heilungsprozeß Erinnerungen

Wenn Sie dazu in der Lage sind – und das kann erst viele Monate nach dem Tod des Elternteils sein –, können Sie damit beginnen, Ihr Verhältnis zum Toten zu ergründen.
Beginnen Sie damit, in Ihr Tagebuch eine einzelne Erinnerung an Ihren toten Elternteil aufzuschreiben. Das muß nicht unbedingt eine gute, schlechte oder eine wichtige Erinnerung sein. Einmal erzählte

mir eine Frau in meiner Gruppe beispielsweise folgende Erinnerung an ihre Mutter: »Ich schenkte ihr ein wunderschönes, grünes Seidenkleid, das ihr sehr gut stand. Wenn ich an meine Mutter denke, dann sehe ich sie immer in diesem Kleid.« Ein Mann erinnerte sich an seinen Vater mit ganz einfachen, fast schon poetischen Attributen: »Kaugummi mit Pfefferminzgeschmack, Tabak und sein Old-Spice-Aftershave, mit einem Hauch von kalter Winterluft. So war mein alter Herr.«

Wenn Sie möchten, können Sie den nächsten Schritt wagen und vorsichtig versuchen, die Beziehung zu Ihrem toten Elternteil zu untersuchen. Aber machen Sie das erst, wenn Sie denken, daß Sie dazu bereit sind! Es kann dann sehr fruchtbar sein, wie Sie bei den Leuten in meiner Gruppe gesehen haben. Dabei können Sie nicht nur über sich selbst und Ihre Eltern etwas erfahren, sondern auch viel über die Beziehungen aller Personen zueinander in Ihrer Familie herausfinden.

Beschreiben Sie in Ihrem Tagebuch zuerst Ihre Eltern. Dann sollten Sie aufschreiben, wie Ihre Eltern Sie selbst gesehen haben. Beschreiben Sie die Beziehung, die Sie zu Ihren Eltern hatten. Haben Sie zum Beispiel regelmäßig angerufen oder sie besucht? Sind Sie miteinander ins Kino, ins Restaurant, zum Einkaufen oder in die Kirche gegangen usw. – oder haben Sie sie immer nur zu Hause besucht? Hatten Sie gemeinsame Hobbys oder sonstige Freizeitaktivitäten, spielten Sie zum Beispiel miteinander Tennis oder gingen Sie ins Theater? Wie verbrachten Sie die Feiertage? Wie wurden Entscheidungen getroffen? Wie wurden Meinungsverschiedenheiten ausgetragen? Haben Sie Ihre Eltern oft um Rat gefragt, wenn Sie selbst vor einer schwierigen Entscheidung standen?

Nachdem Sie Ihre Beziehung zueinander beschrieben haben, schreiben Sie alle Themen auf, über die Sie sich mit Ihren Eltern einig waren. Das kann alles mögliche sein: Politik, Sport, Religion, Moral, Familientraditionen usw. Dann sollten Sie sich an alle Themen erinnern, bei denen die größten Meinungsverschiedenheiten herrschten. Schließlich sollten Sie aufschreiben, ob der Verstorbene das genauso sehen würde wie Sie oder nicht. Wenn nicht, dann sollten Sie seine andere Meinung dazu notieren.

Sind Sie damit fertig, sollten Sie alles einmal schnell durchlesen und es dann für einige Tage beiseite legen. Lesen Sie Ihre Notizen danach wieder durch, und notieren Sie sich noch weitere Gedanken. Dann legen Sie sie wieder beiseite. Und warten Sie wieder, bis Sie sie erneut durchgehen. Diese Übung können Sie auch mit Ihren Geschwistern machen. Schreiben Sie auf, wo Sie unterschiedlicher Meinung sind. Sie sollten jedoch dazu bereit sein, deren Ansichten eigenständig neben ihren eigenen gelten zu lassen. Ob sie richtig sind oder falsch.

Übung 6: Beschreiben Sie Ihre Familienbeziehungen

Das ist eine weitere Übung, die Sie erst dann machen sollten, wenn Sie nicht mehr jeden Tag übermäßig traurig sind. Sie dient dazu, mehr darüber herauszufinden, wie die Beziehungen in der Familie aussahen – und wie sie sich durch den Tod eines Elternteils verändert haben.

Beginnen Sie damit, jede Person in Ihrer Familie zu beschreiben, auch den toten Elternteil. Nach ihren Namen sollten Sie die Rollen aufschreiben, die sie in der Familie gespielt haben. Zum Beispiel: Wenn Sie in einer »traditionellen Familie« aufgewachsen sind und der einzige Sohn mit zwei Schwestern waren, dann war Ihre klar definierte Rolle »der Sohn«. Ob Sie aber das erste, das mittlere oder das jüngste Kind waren, wird sich ebenso bezeichnend darauf ausgewirkt haben, wie Sie behandelt wurden und welche Rolle und Pflichten Sie hatten. Waren Sie beispielsweise das älteste Mädchen in einer großen Familie, dann hatten sie vermutlich auch viele mütterliche Pflichten. Hilfreich kann es auch sein, eine typische Mahlzeit mit der ganzen Familie zu beschreiben, bei der man sich an solche Einzelheiten erinnern kann.

Beschreiben Sie dann, wie die anderen Mitglieder Ihrer Familie dieses Beziehungssystem zeichnen würden. Beachten Sie dabei die Unterschiede. Warum, glauben Sie, haben Sie unterschiedliche

Wahrnehmungen gemacht? (Besser ist es noch, wenn Ihr oder Ihre Partner die anderen Familienmitglieder in diese Übung mit einbeziehen.)

Übung 7: Erinnern Sie sich gemeinsam mit Ihren Geschwistern

Eine Erinnerung, Ihre Kindheit, haben Sie mit Ihren Geschwistern immer gemeinsam. Als Sie noch Kinder waren, wurden Ihre Rollen im Familiensystem etabliert und Ihre Beziehungen zueinander festgelegt. Diese Beziehungen können Ihnen heute viele Schwierigkeiten machen, oder sie helfen Ihnen, besser mit dem Verlust eines Elternteils umzugehen. Erinnern Sie sich, daß Ihre Geschwister und Sie die einzigen sind, die diese gemeinsamen Erinnerungen haben.

Schließen Sie Ihre Augen und erinnern Sie sich an Szenen in Ihrer Kindheit. Schreiben Sie diese gemeinsamen Erinnerungen auf. Das kann alles mögliche sein, was Ihnen gerade in den Sinn kommt.

Einer meiner Gruppenteilnehmer erzählte mir seine Erinnerung an einen verregneten Samstagnachmittag: »Mama ließ uns normalerweise nicht aus ihren Augen, aber es hatte schon seit drei Tagen geschüttet, und wir saßen in den Schulferien zu Hause. Damals war ich sieben und meine große Schwester elf. Im Kino in unserem Ort gab es jeden Samstag eine Vorstellung mit drei Filmen, und zum erstenmal ließ uns unsere Mutter allein dahin gehen. Ich war so aufgeregt. Laura, meine Schwester, war an diesem Nachmittag zu mir sehr nett – ausnahmsweise, muß ich hinzufügen. Sie holte uns etwas zu trinken und Popcorn, und wir saßen auf dem Balkon. Das Kino war voll, und selbst als Laura ihre Freundinnen nur einige Reihen weiter entdeckte, ließ sie mich nicht eine Minute allein, um mit ihnen reden zu können. Nach diesem Nachmittag mochte ich sie viel lieber, und ich werde ihr das auch nie vergessen – obwohl wir in den folgenden Jahren noch sehr oft Streit hatten.«

Wenn Sie Ihre Erinnerungen aufgeschrieben haben, fragen Sie Ihre Geschwister, ob sie sich auch daran erinnern. Dann vergleichen Sie die Erinnerungen. Was können Sie dabei entdecken?

Übung 8: Stellen Sie Fragen

Wenn ein Elternteil stirbt, ist es normal, daß die Kinder anfangen, Fragen zu stellen, die sie vorher nie gestellt haben – oder die sie nie stellen durften. Eine Frau erzählte mir zum Beispiel einmal, daß es immer ein großes Geheimnis um den Tod ihres Großvaters väterlicherseits gab. Wenn sie danach fragte, erhielt sie immer nur vage Antworten, die sie nicht verstehen konnte. Bald hatte sie gelernt, daß der Tod ihres Großvaters ein Tabuthema war, und sie hörte auf, danach zu fragen. 30 Jahre später wurde sie nach dem Tod ihres eigenen Vaters wieder neugierig und beschloß, dieses lange gehütete Tabu zu erforschen. Sie sprach mit dem jüngeren Bruder ihres Vaters, ihrem Onkel Ray, und fragte ihn erst ganz allgemein nach Ereignissen aus der Kindheit ihres Vaters auf der Familienfarm in Wisconsin. Onkel Ray erzählte ihr alle Geschichten, die sie als Kind immer schon gehört hatte. Jede Familie hat einen solchen Fundus an »gemeinsamen Erinnerungen«, die jeder im Laufe seines Lebens als Bestandteil seiner eigenen Identität mitbekommt. Sportliche Abenteuer, die unrühmlich ausgehen, Unfälle in der Kindheit, Hochzeiten, Geburten, Umzüge, Reisen – sie alle gehören zu einer Familiengeschichte.
Die Frau gestattete ihrem Onkel Ray, diese Geschichten lange auszuspinnen und unterbrach ihn nur gelegentlich mit Fragen, um ihn näher auszuhorchen. Als sie meinte, daß der geeignete Moment gekommen war, fragte sie ihn wie zufällig, ob er wüßte, wie ihr Großvater gestorben sei. Zuerst versuchte Onkel Ray, nur vage darauf zu antworten, aber sie bohrte so lange nach, bis er ihr schließlich ausführlich die brisante Geschichte erzählte: Es schien, als ob ihr Großvater eine Affäre mit einer jungen Witwe hatte, die auf einer Farm in der Nähe wohnte. Er hatte einen Herzanfall, als er bei ihr

zu Besuch war, und in der Landgemeinde verbreiteten sich diese Neuigkeiten so schnell wie ein Feuer. Der Notdienst, der zum Haus der Frau kam, bestand aus lauter Freiwilligen, die natürlich alle aus der Nachbarschaft kamen. Die Familie schämte sich so sehr, daß alle Diskussionen über seinen Tod verboten wurden – sehr zur Verwirrung dieser Frau, deren Kinder die wahren Ursachen dieses Geheimnisses überhaupt nicht verstehen konnten.

Jetzt war dieses große Geheimnis gelöst! Die Frau sagte, daß sie sehr froh sei, ein »kompletteres« Bild von ihrem Großvater zu haben. Durch ihr neues Wissen entstanden jedoch auch neue Fragen, und sie versuchte die Familiengeschichte weiter zu erforschen. Sie erzählte mir folgendes: »Wenn ich die Familiengeschichte der letzten Generationen zusammentrage, dann fühle ich mich nicht mehr so einsam. Obwohl ich ein Einzelkind bin und meine Eltern beide nicht mehr leben, habe ich auf diese Weise starke menschliche Beziehungen zu allen meinen Vorfahren auf beiden Seiten der Familie.«

Übung 9: Schaffen Sie Rituale

Mit der Zeit können Sie auch Dinge, die Sie vorher nicht tun konnten, machen, und sie trösten Sie auch. Sie können beispielsweise ein bestimmtes Photo aufstellen oder Musik hören, die einen bestimmten Zusammenhang mit Ihren Eltern hat, über Ihre Eltern reden, über sie Geschichten erzählen oder ihr Grab besuchen. Eine Frau stellte ein Erinnerungsbuch zusammen, das sie ihrer Tochter zeigen wollte, wenn sie älter sein würde. Aber eigentlich machte sie das vor allem für sich selbst, gestand sie. Mit der Zeit werden Sie diese Dinge trösten, anstatt die Trauer immer wieder neu aufzurühren.

Rituale haben unterschiedliche Funktionen. Sie helfen, den Verlust zu akzeptieren und zu betrauern. Sie symbolisieren, was Sie und andere in Ihrer Familie von der verstorbenen Person mitnehmen. Und sie helfen Ihnen, das Leben weiterzuleben. Viele Leute trösten sich auch bei religiösen Ritualen oder mit Familientraditionen. Aber Sie können sich auch Ihre eigenen Rituale schaffen.

Übung 10: Stellen Sie sich die Zukunft vor

In der letzten Gruppensitzung bat ich die Teilnehmer, sich Zeit zu nehmen, einen ruhigen Ort aufzusuchen und sich vorzustellen, wie sie selbst fünf Jahre nach dem Tod ihrer Eltern sein würden. Oft höre ich dann später von ihnen, daß ihnen diese Übung am besten dabei geholfen hätte, wieder Hoffnungen für die Zukunft zu entwickeln.
Hier sind einige Fragen, die Sie sich stellen können, wenn Sie sich vorstellen, wie Sie selbst in fünf Jahren sein werden:

- Wie sehen Sie aus? Geht es Ihnen gesundheitlich gut? Sehen Sie anders aus oder noch genauso? Sind Sie glücklich, traurig, voller Energie oder müde?
- Wo sind Sie? Sehen Sie sich selbst an einem anderen Ort – vielleicht in einer anderen Stadt? Oder leben Sie noch in Ihrer alten Wohnung? Hat sich etwas sehr Wichtiges verändert, wo Sie leben?
- Was machen Sie? Arbeiten Sie noch in Ihrem alten Beruf, oder haben Sie einen neuen? Oder gehen Sie wieder zur Schule? Haben Sie ein Geschäft gegründet? Haben Sie neue Hobbys oder Freizeitaktivitäten?
- Mit wem leben Sie? Sind Sie verheiratet? Haben Sie Kinder? Haben Sie damit Ihre alte Lebenssituation verändert?
- Wo sind die anderen Familienmitglieder – die Geschwister, der überlebende Elternteil, die Verwandten – auf Ihrem Bild? Welche Beziehungen haben Sie zu ihnen? Was hat sich verändert?

Diese Übung ist wirklich eine Form der Zielsetzung. Das ist Ihr Weg, mit dem Sie sich selbst versprechen, wieder vorwärts gehen und ein erfülltes Leben führen zu können. Seien Sie nicht überrascht, wenn es in Ihrem Wunschbild sehr viele Veränderungen gibt. Der Tod eines Elternteils kann wie ein Katalysator für viele wichtige Veränderungen wirken.

Wenn ein Ereignis wie der Tod eines Elternteils Ihr ganzes Weltbild erschüttert, haben Sie drei grundlegende Möglichkeiten zur Auswahl:

1. Sie können resignieren und sich sagen, daß das Leben eben so ist.
2. Sie können sich sagen, daß Ihnen nie wieder ein solches Trauma passieren wird.
3. Sie können das Leben in seiner ganzen Fülle genießen.

Die Entscheidung, ein neues Leben zu beginnen und Ihre Zukunft zu planen, wird zeigen, welche dieser drei Möglichkeiten Sie für sich gewählt haben.

Nachwort: Ein Jahr später

Mehr als ein Jahr ist vergangen, seit sich die Gruppe, die Sie kennengelernt haben, zuletzt getroffen hat. In dieser Zeit habe ich zwei weitere Gruppen betreut und konnte weitere Trauerprozesse beobachten und mit den Gruppen daraus lernen. Bei den Lektionen, die das Leben lehrt, gibt es immer wieder neue und überraschende Erkenntnisse.

Diese Arbeit bedeutet mir sehr viel – mit dem Tod umzugehen und seinen unendlich vielen Einflüssen, die er auf das Leben hat. Jedesmal wenn ich mit einer neuen Gruppe anfange zu arbeiten, fühle ich mich immer ganz demütig, wenn ich den Leuten zuhöre und wenn ich von den Fragen, die die neuen Teilnehmer stellen, herausgefordert werde, vor allem von der Erwartung: »Wird mir die Gruppe helfen?«

Wie alle Therapeuten suche auch ich immer wieder nach Anzeichen dafür, daß meine Arbeit auch wirklich den Leuten geholfen hat. Das ist kein Beruf, von dem man erwarten kann, daß man sich immer wieder ganz selbstgefällig zurücklehnen kann! Man muß sich seiner Sache sehr sicher sein und Talent mitbringen, aber auch Wissen und viel Erfahrung. Aber es ist auch immer wieder interessant, weil man immer wieder neue Erfahrungen mit den Menschen macht. Vor allem kann man bei diesen sechs Wochen langen Sitzungen nie sagen, was sich daraus entwickeln wird. Die Leute kommen zu mir, wenn sie mit ihrer Trauer gerade begonnen haben, und verlassen mich nach sechs Wochen wieder, wenn sie gerade angefangen haben, die ersten Selbsterfahrungen zu machen und sich selbst Fragen zu stellen.

Nach den Gruppensitzungen wollen einige Leute noch weiter an sich arbeiten und kommen dabei oft zu erstaunlichen, neuen Erkenntnissen. Viele halten auch weiterhin den Kontakt zu mir aufrecht, sie rufen mich an oder schreiben mir, um mir ihre neuesten Erfahrungen mitzuteilen, erzählen stolz von ihren positiven Veränderungen oder fragen mich um Rat. Ich bin immer sehr froh, wenn ich etwas von ihnen höre, und immer auch sehr neugierig und will wissen, wie es den Leuten geht. Manchmal taucht auch einer von ihnen unerwartet bei mir auf. Das ist zum Beispiel erst kürzlich passiert. Vielleicht erinnern Sie sich an den jungen Mann, den ich im zweiten Kapitel erwähnte, der unfähig war, seiner Familie mitzuteilen, wie schrecklich er sich fühlte. Statt dessen sandte er verschlüsselte Botschaften aus, indem er seinen früheren gesunden Lebensstil und sein tägliches Sportprogramm aufgab. Er wurde dick und lebte sehr ungesund. »Ich sah so beschissen aus und fühlte mich auch so«, sagte er selbst. Aber nur so konnte er zum Ausdruck bringen, daß er Hilfe brauchte.

Eines Tages bin ich ihm zwei Jahre später zufällig begegnet. Ich war vollkommen überrascht von seinem veränderten Aussehen. Erinnern Sie sich, daß ich ihn vorher in seiner besten Zeit ja gar nicht gekannt hatte. Der Mann, den ich jetzt sah, hatte kaum mehr etwas mit dem zu tun, der während der Gruppensitzungen immer nur in seinem Stuhl hing. Ich erkannte ihn auch erst, als er meinen Namen rief. Er sah fit, attraktiv und sehr glücklich aus.

Es passiert mir jedoch nicht oft, daß ich solche starken Veränderungen erlebe, die so direkt mit den Erkenntnissen zusammenhängen, die die Leute in den Gruppensitzungen hatten. Meist dauern die Erkenntnisprozesse viel länger, und die Ergebnisse sind nicht so offensichtlich. Aber ich glaube grundsätzlich immer daran, daß die Menschen fähig sind, immer wieder ihr Leben zu ändern, und im Laufe der Jahre konnte ich auch immer wieder beobachten, daß die Gruppenarbeit wirklich den Menschen hilft.

Vor einiger Zeit schrieb ich alle Gruppenteilnehmer an, deren Sitzungen Sie in diesem Buch mitverfolgt haben. Ich wollte wissen, wie es ihnen ging und was sie in dem Jahr, seit wir uns zum letztenmal getroffen hatten, über sich herausgefunden haben. Sie wußten, daß ich dieses Buch schreiben würde, und die meisten von ihnen freuten sich auch sehr darüber. Sie wußten aus eigener Erfahrung, wie schwer es war, sich vom Tod eines Elternteils zu erholen, und sie waren alle der Meinung, daß dieses Buch dazu beitragen könnte, nicht nur ihnen selbst, sondern auch anderen zu helfen. Die meisten von ihnen schrieben zurück oder riefen mich an, um mich wissen zu lassen, wie es ihnen ging. Ich möchte Ihnen einige dieser Resultate mitteilen:

Matt, dessen Tod des Vaters ihn in eine lange Isolation getrieben hatte, schien während der Gruppensitzungen am meisten mit sich zu kämpfen zu haben und nur ganz widerwillig neue Erkenntnisse über sich und seine Familie zuzulassen. Nach den sechs Wochen schien er nicht recht viel weiter gekommen zu sein. Ich hatte immer den Eindruck, daß Matt von der Gruppe enttäuscht war – daß sie für ihn nicht das brachte, was er sich erhofft hatte. Er mochte weder die Fragen, die gestellt wurden, noch die ganz offene und ehrliche Art, mit der die anderen Ereignisse aus ihrem Leben erzählten. Weil das damals so war, war ich auch sehr überrascht, daß er mir meine Anfrage umgehend mit dem folgenden Brief beantwortete:

»Noch lange nach dem Ende Ihrer Gruppensitzungen fühlte ich mich leer und teilnahmslos. Dort, wo mich die Liebe und die Freundschaft meiner Mutter ausgefüllt hatten, existierte nur noch ein riesiges Loch, und ich wußte nicht, wo ich mit diesen Gefühlen hin sollte. Zum erstenmal in meinem Leben war ich nicht mehr für jemanden verantwortlich. Ich lebte in einer Art Schwebezustand, und ich konnte kaum noch jemandem wirklich vertrauen. Ich sah dieses Paar Schuhe, das darauf wartete, daß ich es ausfüllte und mit ihnen vorwärts gehen würde, aber ich war unfähig dazu, sie anzuziehen. Ich wußte, daß ich etwas tun mußte. Ich dachte oft an die Gruppe, und ich bin sicher, daß Sie sehr überrascht sein werden, wenn Sie hören, daß ich sie sehr vermißt habe. Ich war noch nie in einer solchen Situation gewesen, und selbst wenn ich mir immer wieder eingeredet hatte, daß mich das alles nicht berühren würde, bin ich später doch zu dem Ergebnis gekommen, daß ich sehr gerne dorthin gegangen bin.
Ich spreche immer noch nicht mit meinem Bruder, und ich weiß auch nicht, ob ich das jemals tun werde. Aber ich habe das Landhaus

meiner Mutter verkauft und verbringe mein ganzes Leben jetzt in der Stadt. Ich versuche damit zurechtzukommen.
Vor kurzem trugen mich meine Schuhe nach San Francisco zu meiner ersten Geschäftsreise nach dem Tod meiner Mutter. Ich hatte es bis dahin vermieden, reisen zu müssen, aber diese Reise konnte ich nicht ablehnen. Ich fühlte mich einsam, und mir ging es ganz schlecht. Ich konnte niemandem erzählen, was ich jeden Tag tun mußte, ich konnte niemanden anrufen, als ich ankam, um zu sagen, daß ich sicher angekommen war, und ich konnte mit niemandem über meine Erlebnisse sprechen. Aber es gibt auch gute Neuigkeiten: Ich konnte ein sehr wichtiges Geschäftsgespräch führen, das von so viel Erfolg gekrönt war, wie ich es mir selbst nicht zugetraut hätte – oder was ich selbst gar nicht mehr für möglich gehalten hätte. Ich kam mir so vor, als ob ich mir einen Weg durch ein Minenfeld bahnen mußte. Aber ich habe es geschafft! Und danach ging es mir sehr gut. Jetzt versuche ich, diese Schuhe weiterhin auszufüllen und wieder gehen zu lernen.
Vielen Dank, daß Sie mich in der Gruppe ertragen haben. Sie hat mir am Anfang sehr geholfen, und jetzt kann ich den Rest selbst tun. Ich hoffe, daß ich Ihnen in einem Jahr weitere gute Neuigkeiten mitteilen kann.«

Ich mußte richtig weinen, als ich Matts Brief gelesen hatte. Es erinnerte mich an etwas, was ich nur allzugut kannte, aber manchmal wieder vergaß: Selbst wenn Leute mit vielem nicht einverstanden zu sein scheinen und sich von der Gruppe nicht helfen lassen wollen, nehmen sie doch all das auf, was sie hören müssen. Ich meine, daß Matt viel Mut bewiesen hat, die Arbeit an sich selbst allein fortzusetzen, selbst wenn das für ihn sehr schmerzhaft ist.
Irene schickte mir einen kurzen Brief, in dem stand, daß sie wieder am Leben teilnahm und daß es ihr gutging. Ich war sehr froh, ihre folgenden Bemerkungen zu lesen:

»Ich habe begonnen, mehr auf mein Leben zu achten. Ich habe viel gemacht, viel gelesen und mir neue, langfristige Ziele gesetzt. Als mein Vater krank war, hatte ich keine Zeit und auch keine Energie

dazu, an meine eigene Zukunft zu denken. Aber nach den Gruppensitzungen begann ich darüber nachzudenken. Deshalb habe ich auch alles getan, um wieder voll und ganz am Leben teilnehmen zu können. Mein Verhältnis zu allen meinen Freunden hat sich sehr verbessert. Mein Bruder und ich treffen uns jetzt regelmäßig, und in diesem Sommer bin ich mit ihm und seiner Frau in Urlaub gefahren. Er ist immer noch der alte Tom, aber wir treffen uns wenigstens öfter. Im Frühjahr habe ich auch meine Tochter in Kalifornien besucht – das war der erste Flug in meinem Leben, ich kann es noch gar nicht glauben.
Ich bin jetzt fast 70 Jahre alt, und, wenn Gott will, dann bleiben mir noch viele gesunde Jahre. Aber ich denke über den Tod heute viel gelassener. Ich bin viel ruhiger geworden, sehe mit Zuversicht in die Zukunft und habe keine Angst mehr.«

Janes Brief kam aus Portland in Oregon, und sie schrieb, daß sie dort in einem Krankenhaus einen neuen Job angetreten hätte.

»Ja, ich bin mit all meinen Katzen und meiner ganzen Habe auf die andere Seite des Landes gezogen, und ich arbeite sehr gerne hier im Krankenhaus. Sie denken vielleicht, daß das eine sehr große Veränderung ist – und das ist sie wirklich! Aber, liebe Lois, ich war damals so unglücklich, daß ich das einfach machen mußte. Ich glaube, daß schreckliche Ereignisse auch viele positive Auswirkungen haben können.
Ich habe in den Gruppensitzungen viel gelernt, aber danach ging es mir nicht besonders gut. Ich dachte schon, daß ich mich mit dem Selbstmord meiner Mutter abgefunden hätte, aber das Ereignis quälte mich immer noch, und ich hatte viele schreckliche Alpträume. Mein Priester half mir, das durchzustehen, und er hat mir auch vorgeschlagen, ich sollte doch mein Leben ändern. Deshalb bin ich jetzt auch hier. Seit ich jetzt hier lebe, gehe ich auch regelmäßig zu einem Therapeuten.
Lange dachte ich, ich würde das gar nicht schaffen. Aber allmählich habe ich gelernt, daß ich mit dem Verlust meiner Eltern leben und trotzdem ein produktives Leben führen kann. Das ist nur ein winzig

kleiner Schritt, aber ich bin jetzt 43 Jahre alt und will nicht mit 50 aufwachen und erkennen, daß ich eine verbitterte Frau bin, die mit ihren Katzen lebt.«

Ihr Brief bewegte mich sehr. Hier hatte wieder jemand sehr viel Stärke bewiesen!
Amanda schrieb mir auch einen Brief, und ihre Beobachtungen über ihre Mutter stimmten mich sehr nachdenklich. Sie zeigten, daß sie sich sehr damit auseinandergesetzt hatte. In der Gruppe war mir schon aufgefallen, daß Amanda die meisten Erkenntnisse über sich selbst gewinnen wollte. Aber das, was dabei im vergangenen Jahr herausgekommen war, bewies einmal mehr die Wahrheit des Sprichworts: »Wenn man lernen will, dann findet man auch einen Lehrer.« Amanda schrieb:

»Ich habe erkannt, daß ich größtenteils eine Tochter meiner Mutter bin. So hat zum Beispiel ihre Unabhängigkeit meine eigene geprägt, und ich habe ihre Stärke und ihre Hartnäckigkeit geerbt. Sie mußte erst sterben, damit ich erkannte, wie nahe wir uns im Leben standen. Ihr Tod hat mir mehr als alles andere gezeigt, daß das Leben kurz ist, ganz egal, wie alt man auch wird, und daß Beziehungen immer sowohl zerbrechlich als auch unverwüstlich sein können. Ich habe auch erkannt, wie wichtig es ist, sich neue Lebensperspektiven und Aufgaben zu schaffen, damit wir unsere Ziele auch besser erreichen und ein zufriedeneres und erfüllteres Leben führen können. Es gab eine Zeit, in der ich dachte, daß meine Mutter die letzte Person auf dieser Welt wäre, von der ich das lernen könnte. Aber nach ihrem Tod habe ich erkannt, daß ich genau ihr das zu verdanken habe.
Mein Bruder und ich haben kürzlich miteinander besprochen, meinen Vater in ein Heim zu geben. Er ist jetzt fast 82 Jahre alt und braucht mehr regelmäßige Pflege, die ich ihm nicht mehr geben kann. Einige Zeit dachte ich, daß es das beste sei, wenn er zu mir ziehen würde. Aber meine Entscheidung, das nicht zu machen, können Sie entweder als egoistisch werten oder als ein Zeichen sehen, daß ich endlich beschlossen habe, mein eigenes Leben zu leben.«

Richard, der durch den Tod seines Vaters ganz widerwillig zum Beschützer seiner »schwierigen« Mutter geworden war, hatte in dieser Zeit für sich neue Perspektiven entwickelt. Seine Beobachtungen, daß er dadurch erwachsener geworden war, hatten ihn zu sehr interessanten Erkenntnissen geführt. Ich hatte für Richard schon früher großen Respekt empfunden. Mit 28 Jahren schien er die komplexen Verantwortungen mit sehr viel Selbstbewußtsein zu meistern. Vom ersten Moment an, als ich ihn in meinem Büro gesehen hatte und er mir – zu seinem eigenen Entsetzen – gestanden hatte, daß es ihm lieber gewesen wäre, seine Mutter und nicht sein Vater wäre gestorben, wußte ich, daß ich bei Richard auf seine Ehrlichkeit zählen konnte. Er schrieb:

»Der Tod meines Vaters zwang mich, erwachsen zu werden. Eigentlich bin ich auch sehr gerne erwachsen, aber es macht mir auch angst. Zuerst ging es mir nicht sehr gut, weil ich mich um meine Mutter kümmern mußte. Als sie in unser Haus zog, empfand ich das nur als Last. Aber das war dann gar nicht so schlimm. Wir haben uns alle angepaßt. Ich weiß, daß es zum Erwachsensein dazugehört, Verantwortung zu übernehmen. Es ist schwierig, aber man kann es schaffen. Ich habe erfahren, daß es sehr hilfreich ist, wenn man Verschiedenes besser kontrollieren kann. Deshalb hat sich meine ›erweiterte Familie‹ auch angewöhnt, regelmäßig Familienversammlungen abzuhalten und darüber zu reden, was alles bis jetzt schon gut läuft, und was wir noch verbessern können. Mein Bruder hat schon viele gute Ansätze gezeigt, daß er besser mit uns zusammenarbeitet und mehr Verantwortung übernimmt.
Erwachsen zu sein hat für mich auch bedeutet, zu erfahren, daß einige Dinge, wie der Tod, unvermeidlich sind und daß es dafür keine vernünftigen und logischen Erklärungen gibt. Ich wundere mich oft darüber, daß der Tod nicht schon von klein auf ein alltäglicher Bestandteil des Lebens ist. Wenn jeder diese fürchterlichen Trauerprozesse durchmachen muß, warum werden wir dann von niemandem darauf vorbereitet? Ich will, daß meine Kinder verstehen lernen, welche Geheimnisse und Wunder es im Leben gibt – und dazu gehört auch die Tatsache, daß man sterben wird.«

Nicht alle Antworten waren so voller Hoffnungen und neuer Entdeckungen. Arlene sandte mir nur eine kurze Notiz, in der sie mir mitteilte, daß sie jetzt verheiratet sei und daß es ihr selbst ganz gutging. Aber sie gestand auch:

»Ich denke immer noch jeden Tag an meinen Daddy. Sein Bild verblaßt allmählich, was mich sehr traurig macht. Ich glaube, daß es nur sehr selten vorkommt, daß man eine Beziehung gehabt hat, wie wir sie hatten. Das ist ein großes Geschenk, solange man das erleben darf, aber man zahlt auch den Preis dafür, daß es sehr weh tut, wenn es vorbei ist.«

Welchen Preis würde Arlene dafür noch zahlen müssen? Und was zahlte ihr neuer Ehemann dafür? Wie kann dabei eine neue Intimität entstehen, wenn immer noch ein unsichtbarer »Daddy« im Raum anwesend ist? Um es deutlicher auszudrücken: Welche Vorteile kann Arlene aus ihrer anhaltenden Trauer ziehen und ihrer Überzeugung, daß die Intimität, die sie mit ihrem Vater genossen hatte, nie mit einer anderen Person zu erreichen sei? Vorteile und Auswirkungen auf das Verhalten von Menschen gibt es immer, ob man sie nun direkt oder indirekt wahrnehmen kann.
Natürlich habe ich versucht, mir vorzustellen, daß ich Arlene anders hätte behandeln müssen. Bis Arlene soweit ist, nach der eigentlichen Wahrheit zu suchen – und das wird wahrscheinlich nie geschehen –, kann ich nicht recht viel tun. In den therapeutischen Berufen nennen wir das die »Therapiebereitschaft«. Damit meint man die Bereitschaft von jemandem, in einer Therapie überhaupt Erfolge zuzulassen. Therapiebereitschaft heißt auch, daß eine Person bereit ist, neue Erkenntnisse über sich zu gewinnen, die Informationen auch zu benützen, um neue Verbindungen zwischen Worten, Gedanken und Handlungen herzustellen. Arlene war also schlicht und einfach gar nicht therapiebereit. Trotzdem kann sie durch ein neues Ereignis oder mehrere Ereignisse noch neue Wege finden, neue Gedanken und neue Handlungsmuster zuzulassen.
Die Leute kommen aus unterschiedlichen Gründen in die Gruppensitzungen, und nicht jeder profitiert davon in der gleichen Weise.

Einige wollen immer wieder nur ihre alte Geschichte erzählen und gar keine neue Version hören. Sie brauchen dieses Festhalten an der einen »wahren« Version und können nicht einmal für einen Augenblick lang zulassen, daß man die Situation auch noch aus anderen Perspektiven sehen könnte. Diejenigen, die sich am meisten sofort nach dem Tod erregen, sind meistens auch noch ein bis zwei Jahre danach sehr erregt darüber.
Ich habe aber auch die Erfahrung gemacht, daß man überhaupt nie genau vorhersagen kann, was eigentlich passieren wird. Die Menschen stecken immer voller Überraschungen.
Patricias Brief hat mich mehr ermutigt. Sie schrieb, daß sie ihre eigene Familiengeschichte immer genauer untersuchen würde und daß ihr das sehr viel Spaß machen würde. Sie sagte aber auch, daß sie versuchen würde, herauszufinden, warum sie so große Probleme hätte, sich weniger um ihre Mutter und ihre Schwestern zu kümmern. Das schrieb sie über sich selbst:

»Ich habe viel über mich gelernt – wie ich mit tragischen Erlebnissen umgehe, wie ich stark sein kann, wie ich mit Ängsten umgehe und wie groß meine Angst vor Verlusten ist. In diesem Lernprozeß, meine Furcht und meine Ängste besser in den Griff zu bekommen, habe ich auch mehr über meine Familienbeziehungen gelernt, und das hat auch zu erstaunlichen Ergebnissen geführt. Ich versuche zu lernen, das Leben wieder mit vollen Zügen zu genießen und mir diese Lebensfreude von meinen Ängsten nicht mehr nehmen zu lassen.«

Nun muß Patricia lernen, ihre Wünsche nach einem »Leben mit vollen Zügen« auch in die Tat umzusetzen.
Ich habe auch sehr oft an Mary Ann gedacht. Obwohl ihr die Gruppensitzungen zu der Erkenntnis verholfen haben, daß sie und ihre Mutter eine sehr abhängige Beziehung zueinander hatten, habe ich bemerkt, daß sie sich sehr viele Gedanken darüber machen mußte, mit ihrem Ehemann und ihren Kindern wieder eine neue Beziehung aufzubauen. Als ich aber ihren Brief las, den sie mir auf meine Anfrage hin gesandt hat, bemerkte ich, daß sie weitergekommen war und an sich gearbeitet hatte. Mary Ann schrieb:

»Ich habe erkannt, wie stark sich die intensive Beziehung zu meiner Mutter auf meine Ehe ausgewirkt hat und wie ausgeschlossen sich mein Mann gefühlt haben muß. Mit meinen Kindern war es genauso. Jetzt, seit meine Mutter gestorben ist und meine Kinder ausgezogen sind, sind mein Mann und ich uns wieder viel nähergekommen. Wir haben uns oft darüber unterhalten, wie er sich in der Vergangenheit gefühlt hat, und ich habe das Gefühl, daß ich bei ihm viel gutzumachen habe – und auch bei meinen Kindern. Als ich die ersten Schuldgefühle überwunden hatte, wurde ich jedoch sehr optimistisch, und ich freue mich auch sehr über die neue Nähe. Wie Sie uns in der Gruppe immer wieder gesagt haben, muß ich noch viele Fragen stellen, und ich hoffe, daß ich dazu bereit bin, auch neue Antworten zuzulassen.«

Von Marian hörte ich nie wieder etwas, aber vielleicht hat es sie getröstet, mit ihrer Nachbarin, die unglücklicherweise den Tod ihrer Mutter verschuldet hatte, wieder eine neue Beziehung aufzubauen. Dieses Ereignis war ein großer Einbruch in das Leben eines so jungen Mädchens; aber ich versuche trotzdem, mir vorzustellen, daß sie eine ganz glückliche Studentin ist und viele Pläne für die Zukunft hat. Allein schon die Tatsache, daß sie in die Gruppe gekommen war und viele ihrer Erfahrungen mitteilen wollte, zeigte, daß sie bereit zu neuen Erkenntnissen war, die sie aufbauen sollten und nicht zulassen, daß sie mit Verbitterung reagierte. Auch von Helen habe ich nichts mehr gehört, aber auch bei ihr hoffe ich, daß es ihr gutgeht.
Einige Zeit, nachdem ich die Gruppe angeschrieben hatte, erhielt ich einen Anruf von Barry, der sich entschuldigte. Er war nie dazu gekommen, einen Brief zu schreiben, meinte er, erzählte mir aber dann am Telefon, wie sehr sich sein Leben verändert hatte.
Ja, er hatte seiner Familie inzwischen mitgeteilt, daß er homosexuell sei, und sie hätten das sehr gut aufgenommen. Er war sich jedoch nicht so sicher, wie sie reagieren würden, wenn er seinen Freund in den Ferien auch tatsächlich mit nach Hause bringen würde, aber er klang sehr zuversichtlich, und deshalb vermute ich, daß er auch bereit war, sich damit auseinanderzusetzen. Barry erzählte mir, daß

die Gruppensitzungen für ihn eine sehr gute Erfahrung waren, die ihn dazu gebracht hätte, sich mit allen ungelösten Problemen seines Lebens zu beschäftigen. Deshalb ging er jetzt auch regelmäßig zusätzlich noch zu einem Therapeuten.
Der Anruf von Eileen beunruhigte mich dagegen eher. Ich konnte sofort an ihrer Stimme erkennen, daß es in ihrer Familie viel Ärger gab. Sie sagte, daß sie meinen Brief beiseite gelegt und ihn vergessen hätte, aber daß sie in der letzten Nacht durch ein Geräusch aus dem Schlaf aufgeschreckt sei und sich daran erinnert hätte, daß sie mich anrufen wollte.
Sie erzählte mir, daß die Neuigkeiten, die sie berichten könnte, nicht sehr gut seien. Als ich sie bat, mir näher zu erklären, was sie damit meinte, kam eine wahre Schimpfkanonade auf ihren Bruder und wie viele Probleme sie mit ihm hätte. Schließlich erzählte sie mir noch die »große Neuigkeit«, daß sie und ihr Ehemann sich scheiden lassen wollten. »Deshalb brauche ich mir jetzt auch keine Gedanken über ein Kind zu machen.«
Viele Leute handeln immer wieder nach dem gleichen Schema, wenn sie versuchen, eine Lösung für ein altes Problem zu finden. Ich konnte an Eileens Stimme hören, wieviel Energie sie mit ihrem Zorn verschwendete.

Ich mache diese Arbeit, weil ich daran glaube, daß die Menschen dazu fähig sind, sich tatsächlich und grundsätzlich zu verändern. Wer kann jedoch sagen, wie lernfähig manche Leute sind und wen sie sich aussuchen, der ihnen dabei hilft? Das ist ein Geheimnis, das nicht immer gelüftet wird. Es ist, als ob sie auf einer Straße gehen und an eine Stelle kommen, an der ein umgefallener Baum den Weg versperrt. Sie können nicht um ihn herumgehen oder über ihn steigen oder unter ihm durchkriechen. Sie wissen jedoch, daß man die Straße irgendwie wieder frei machen muß, damit sie weitergehen können. Vielleicht braucht man dazu nur eine Schaufel. Oder eine große Hebebühne. Oder manchmal sogar einen großen Traktor.
Da in unseren Sitzungen die Gefühle, die in einer Familie herrschen, zutage gefördert werden, ist es auch gar nicht verwunderlich, daß sich die gleichen Gefühle den Leuten auch oft in den Weg legen.

Aber ich habe immer daran geglaubt, daß, wenn einmal eine Frage oder eine Idee aufgetaucht ist, auch eine Antwort oder eine Lösung dafür gesucht wird – gleichgültig, wie fruchtbar der Boden ist, auf den sie gefallen ist.
Ich glaube daran, daß jeder Mensch glücklich sein will, das ist so wichtig wie das Atmen. Es gibt Leute, die dem Leben immer sehr herausfordernd begegnen, und wieder andere, die sich vor dem Leben fürchten und es als eine Bedrohung sehen. In beiden Fällen ist das Ziel, glücklich sein zu wollen, das gleiche, aber der eingeschlagene Weg und das tatsächliche Ergebnis werden unterschiedlich sein. Glücklicherweise gibt es immer wieder neue Möglichkeiten, neue Wege zu entdecken. Hoffnung gibt es immer.

Literatur

Angel, Marc D.: *The Orphaned Adult: Confronting the Death of a Parent,* New York: Insight Books, Human Service Press 1987

Brooks, Anne M.: *The Grieving Time: A Years's Account of Recovering from Loss,* New York: Harmony Books 1985

Colgrove, Melba/Bloomfield, Harold/McWilliams, Peter: *Liebeskummer ist so schön. Gedanken zum Trost*, Berlin: Ullstein Verlag 1993

Dobrick, Barbara: *Wenn die alten Eltern sterben. Das endgültige Ende der Kindheit*, Stuttgart: Kreuz Verlag, 6. Aufl. 1993

Donnelly, Katherine Fair: *Recovering from the Loss of a Parent,* New York: Dodd, Mead 1987

Furman, Erna: *Ein Kind verwaist. Untersuchungen über Elternverlust in der Kindheit*, Stuttgart: Klett-Cotta Verlag 1977

Grollman, Earl A.: *Mit Kindern über den Tod sprechen. Ein Ratgeber für Eltern*, Konstanz: Christliche Verlagsanstalt 1991

Grollman, Earl A.: *Time Remembered: A Journal for Survivors,* Boston: Beacon Press 1987

James, John W./Cherry, Frank: *The Grief Recovery Handbook,* New York: Harper & Row 1988

Käsler, Helga: *Mit der Trauer leben*, München: Kösel-Verlag 1993

Kübler-Ross, Elisabeth: *Kinder und Tod*, Zürich: Kreuz Verlag 1984

Kübler-Ross, Elisabeth: *Leben bis wir Abschied nehmen*, Stuttgart: Kreuz Verlag 1979 und Gütersloh: Gütersloher Verlagshaus, 3. Aufl. 1991

Kübler-Ross, Elisabeth: *Über den Tod und das Leben danach*, Neuwied: Verlag »Die Silberschnur«, 10. Aufl. 1989

Kübler-Ross, Elisabeth (Hrsg.): *Reif werden zum Tode,* Stuttgart: Kreuz Verlag 1976 und Gütersloh: Gütersloher Verlagshaus, 6. Aufl. 1989

Kushner, Harold S.: *Wenn guten Menschen Böses widerfährt*, Gütersloh: Gütersloher Verlagshaus, 4. Aufl. 1994

Lerner, Harriet Goldhor: *The Dance of Anger,* New York: Harper & Row 1987

Lightner, Candy: *Giving Sorrow Words – How to Cope with Grief and Get On with Your Life,* New York: Warner Books 1990

McGoldrick, Monica: *Living Beyond Loss: Death in the Family,* hrsg. von Randy Gerson, New York: W.W. Norton 1991

Myers, Edward: *When Parents Die: A Guide for Adults,* New York: Viking 1986

Piper, William E./McCallum, Mary/Hassan Azim, F.A.: *Adaptation to Loss Through Short-term Group Psychotherapy,* New York: The Guilford Press 1992

Rollins, Betty: *Last Wish,* New York: Simon and Schuster 1985

Staudacher, Carol: *Men and Grief,* New York: New Harbinger Publications 1991

Stearns, Ann K.: *Und plötzlich ist alles anders. Verluste verstehen und meistern*, München: Kösel-Verlag 1991

Stiles, Norman: *I'll Miss You, Mr. Hooper,* New York: Random House and Children's Television Workshop 1984

Tannen, Deborah: *Du kannst mich einfach nicht verstehen. Warum Männer und Frauen aneinander vorbeireden*, Hamburg: Kabel Verlag 1991 und München: Goldmann Verlag 1993

Vail, Elaine: *A Personal Guide to Living with a Loss,* New York: John Wiley and Sons 1982

Viorst, Judith: *Mut zur Trennung*, München: Heyne Verlag 1989

Viorst, Judith: *The 10th Good Thing About Barney,* New York: Atheneum 1971